脳内汚染

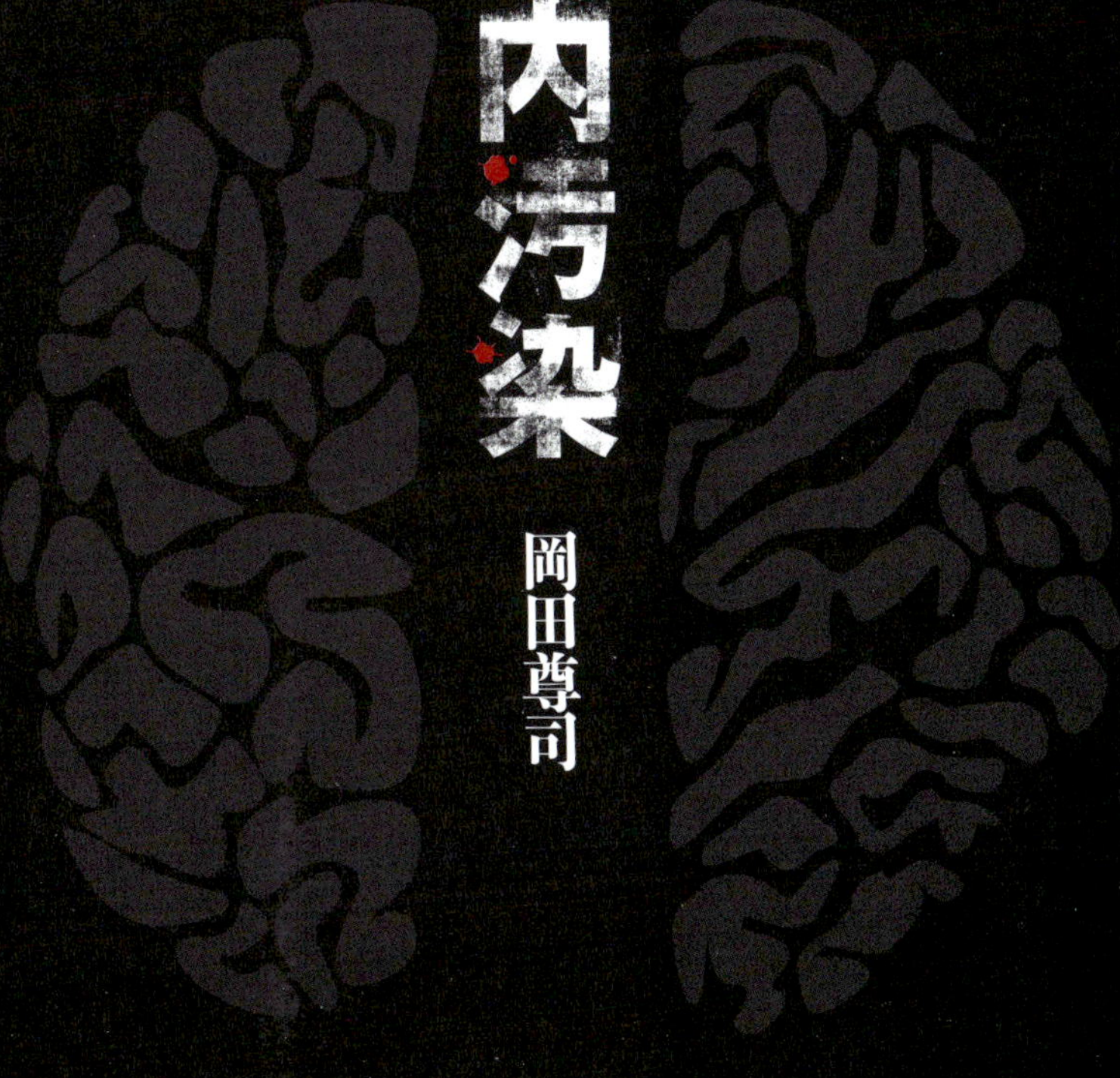

岡田尊司

文藝春秋

脳内汚染●目次

依存症　＋　耐性（さらに楽しくする）刺激をもとめる
治験がない．メディア

学校に行かなくなる．ご飯を食べない
やせる．規制する必要がある

ファイル

脳内汚染

装幀　石崎健太郎
図版製作　精美堂

プロローグ

今、すべての人を襲う危機

窓から赤ん坊を放り投げた少女

まだバブルの残り香が漂う九〇年代初め、ある大都市のマンションの高層階の一室で、信じられないような事件が起きた。突然部屋に上がり込んできた十代の少女が、寝室のベッドで眠っていた赤ん坊を抱きかかえるなり、母親の見ている前で、窓から投げ捨てたのである。母親が止める間もない一瞬の出来事だった。赤ん坊は内臓破裂で死亡。母親はショックのあまり狂乱状態となった。当の少女は他人事のように、落ちた赤ん坊を見下ろしていたという。

この事件を印象的に記憶しているのは、ちょうどこの頃を境に、これまでの「常識」がまったく通用しない、未成年者による想像を絶する事件が次々と起こり始めたからである。不可解な理由から殺人のような凶悪な事件を起こすケースがちらほらみられるようになる。そして、九七年に起きた神戸の事件で、急激に「少年事件」というものがクローズアップされるようになるのである。

同じ頃、よく似た現象が海外でも見られていた。アメリカのフロリダ州で起きた事件では、六歳の少年同士がケンカになり、一人の少年がもう一人の少年をバルコニーから突き落とした。十階から転落した少年は即死。だが、二十分後、警察官が駆けつけたとき、犯人の少年は何事もなかったかのように、テレビでアニメを見ていたという。警察が尋問している間も、至極落ち着いて、テレビを見たり、ピザを食べ続けたという。

こうした事態は、小さな子どもだけに起きているのではない。最近では、もっとも子どもを大切に思っているはずの母親自身が、わが子を窓から投げ捨ててしまうという事件さえ発生している。

絶対起こってはならないことに、ストップがかからなくなっているのである。しかも、引き起こされた結果に対して、驚くほど無感覚になっている。さらに異様なことに、こうした類の事件が、例外的なことではなくありふれたことにさえなりつつある。子どもだけでなく、大人にも同じようなことが起こりやすくなっている。

こうした現象が各地で押し寄せるように起きているというのは、一体、どういうことなのだろうか。

前世紀の最後の十年に兆候が現れた異常現象は、今世紀に入ってからもやむどころか日々加速している。不可解で無惨な事件がラッシュのように続いている。世間もマスコミも騒ぐことに疲れ、半ば感覚麻痺を起こし、以前ほど衝撃を受けることもなく、またかと思うだけで、掘り下げて考えることさえなくなったようにもみえる。だが、本論でも述べるように、深刻な事態が一挙に進んでいくのは、まさにこの「感覚麻痺」を起こした状態においてなのである。

実際、神戸の事件以来始まった凶悪な少年事件のうねりにしても、今や第二波とも言うべき新たな段階に入っているのである。その節目となったのが、二〇〇四年六月一日に起きた佐世保での事件である。小学六年生の十一歳の少女が、同級生の首を切って殺害するという事件が、白昼の教室で起きてしまったのである。

二〇〇五年の二月には、寝屋川市の小学校を訪れた十七歳の少年が、応対した男性教諭を刃物で刺し殺すという痛ましい事件を起こした。さらに、少年は二階職員室に侵入し、栄養士の女性と女性教諭を刺して重傷を負わせた。少年は同校の卒業生であり、元担任の教諭について、「いじめを受けたが先生は何もしてくれなかった」と供述し、かつての傷つきへのとらわれと復讐心が犯行の動機であることを匂わせた。

二〇〇五年六月には、都立高校に入ったばかりの十五歳の少年が、東京板橋区で両親を殺害した上、時限式発火装置を用いて、ガス爆発を起こすという惨劇を起こした。最初に殺害された父親は、頭を鉄アレイで殴られた上、首などを包丁で刺されて絶命。母親は胸などを四十ヶ所も刺されていた。逮捕された少年は「父親が自分をバカにしたので殺してやろうと思った。母親はいつも仕事が忙しく可哀想で、『死にたい』と話したので一緒に殺した」と供述した。周囲の印象は、「礼儀正しい普通の子」だったといい、想像を絶する事件に周囲も言葉を失ったのである。

さらに、同じ六月には、山口県光市の高校で、高校三年生の男子生徒が爆発物を教室に投げ込み、教室内にいた生徒を傷害する事件が、福岡では中学三年生の少年が兄を文化包丁で滅多突きにした上、隣家の浴槽に投げ込んで殺害するという事件が、高知の高校でも同級生をキャンパス内で刺傷する事件が起きている。

こうした現象はこれまで、「少年問題」として扱われてきた。当初、支配的だった論調は、子どもに甘すぎるから、こうした事件が起きるのだというものである。ことにそのやり玉に挙げられたのが、「少年法」であった。子どもだからといって特別扱いするから、図に乗って、いくらでも悪いことをするのだという見方が多かったのである。「厳罰化」を求める声が強まり、そうした流れを受けて、少年法の一部改正が行われ、刑事罰の適用年齢が引き下げられた。

だが、本当に子どもたちは「少年法」に象徴されるような、寛大な扱いによって甘やかされたから、恐ろしい犯罪を引き起こすようになったのだろうか。過保護な環境で、何不自由なく育てられ過ぎたために、暴れ回るようになったのだろうか。ところが、その「寛大な扱い」の下で、少年非行が減り続けていた時期もあったのだ。確かに過保護な環境に問題があるとしても、それだけで、些細なトラブルから同級生の首を切ったり、赤ん坊を窓から放り投げるという行為が起こるだろうか。

しかも、なぜ若い世代に、より強くこうした問題がみられるのだろうか。これまでの犯罪学の常識では、もっとも凶悪で冷酷な犯罪を犯すサイコパスと呼ばれる人たちでさえ、社会適応に行き詰まり、次第に歪みを強めていき、それが犯罪というはけ口を見出すまでには、かなり長い時間の経過を要するというのが普通であった。実際、名だたるシリアル・キラーたちも、本格的な犯罪を犯したのは、三十代くらいが多いのである。もっとも凶悪とみなされる人々でさえ、問題が煮詰まっていくのに、それなりの年月を要するのである。

ところが、今起きていることは、十代も前半の子どもが、突然目を覆うような残酷なことをやってのけるという事態である。中には、十歳未満のケースも数多く報告されている。先に挙げた、友だちを十階のバルコニーから突き落とした六歳の少年のようなケースだ。

養育の問題も当然関係するだろうが、それだけでは理解できないケースがあまりにも多いのである。そうした中で、しばしばスケープゴートにされてきたのは、ある種の「精神障害」や「発達障害」である。ことに子どもの場合、「発達障害」の問題が、急速にクローズアップされるようになったのである。だが、仮に「発達障害」が関与しているとして、こうしたケースが急に増えるとはどういうことなのだろうか。

しかも、この異常現象のもう一つの不思議な点は、日本だけで起きているのではないという点である。寛大な「少年法」の国、日本だけでなく、もっと厳罰で臨んでいるアメリカやイギリスでも、同じような現象が、日本よりも過激に起きているのである。さらに、こうした異常現象は、ほかのヨーロッパの先進国や中国などのアジアの国にもみられる。それぞれ文化的背景や民族、宗教、社会制度、法律などの異なる国々において、同じような現象がほぼ時を同じくして起きるというのは、どういうことなのだろうか。バブルが崩壊して、経済が下降気味の日本だけでなく、経済が絶好調のアメリカや中国でも、同じような悲惨な事件が起きている。

これだけ見てきただけでも、「少年法」をいじるという小手先の対策では、どうにもならない次元の問題を含んでいることは明らかであろう。

実際、少年法の改正後も、若者による異常な事件はやむ気配もなく、先に述べたような惨劇が続発している。「厳罰化」という対症療法ではうまくいかないことは、アメリカの先例からある程度予測されていたことである。アメリカでは、刑務所に収容されている人の数が、一九七〇年代以降、四倍以上にも増えた。大人であれ、少年であれ、どんどん刑事罰が厳しく適用された結果、受刑者数がふくれ上がったのである。ところが、刑務所の収容者が増えても、犯罪は減るどころか鰻登りに増え続けた。

アメリカでは、ここ数年、犯罪対策に国を挙げて取り組んだ結果、最近はやや減少の兆しを見せているものの、小康状態の最大の要因は、もっとも犯罪を犯しやすい若年層の人口比率が減っているためだと言われている。また、増勢に歯止めがかかりつつあるのは、問題の所在がどこにあるかに気づき、それに対する手だてが少しずつとられるようになったことも関係しているだろう。

本当に必要なのは、一体何が起こっているのかを正確に、客観的に分析し、真の原因を突き止めることである。その上で、正しい対処を行っていくことが、今起きている異常事態を、本当の意味で改善していくために不可欠なのである。

今一度、先入観を排し、冷静に、起きている現象に目を注ぎ直す必要がある。感情論や目先の利害ではなく、本当に子どもたちに何がふりかかっているのかを、公正な目で、科学的な根拠に基づいて把握していく必要がある。その場合、別の惑星から、今この地球で起きていることを眺めるような、中立的な客観性が求められる。

そうした目で、今この地球の若者たちに起きている現象を見直していけば、あまりにも慣れきっていて、かえって見えなかったことが、改めて見えるようになってくるはずだ。

脳内環境の危機

こうした異常な事態の背景を探ろうとする試みを、私は続けてきた。京都大学の研究室で、高次脳機能に関する基礎的研究に従事するとともに、臨床医として、犯罪を犯した若者たちに向かい合い、その転落の過程を繙《ひもと》き、回復のプロセスに立ち会ってきた。何が子どもたちを無惨な犯罪へと走らせてしまったのかを考える中で、私の中で日々強まった思いは、脳というハードウェアの問題よりも心というソフトウェアの問題の方が鍵を握っているということであった。脳を絶対視することの危険に、むしろ気づかされたのである。

脳という器に心という現象を生み出しているものが、その子の味わってきた体験である。実際、小さな子どものケースほど、本人自身の素質的問題よりも、環境的要因の影響が強いことを痛感してきた。環境的要因としては、養育の問題や学校、地域社会の問題が重要であるとともに、行動の学習という面で、メディアが大きな影響を及ぼしていることを、ひしと感じてきた。さらに、養育や教育の問題にしろ、メディアや遊びの影響にしろ、それらを根底で左右する価値観やライフスタイルの変化が、子どもたちの育ちを直撃している状況を認めざるを得なかった。それは、現代社会が内包する本質的な問題と深く結びついていた。

これらの点について、私はこれまでの著作の中で論じてきた。特に、自己愛的な社会の価値観やライフスタイルの変化が、養育や子どもの成長に影響を及ぼしているという観点で、この問題を追究してきた。しかし、この問題を追究すればするほど、それだけでは割り切れない剰余のようなものが生じるのを感じていた。なぜこれほど急速に子どもたちの行動だけでなく、親世代の行動までもがおかしくなっているのか。起こるはずのないことが、いともたやすく起きてしまうのか。しかも、世界中の先進国だけでなく、途上国にまで同じ問題が進行しているのか。

そう考えたとき、ただ個人レベルで問題が生じているという説明ではとうてい納得がいかないばかりか、個々の社会で、たまたま同じような問題が生じていると考えることにも無理があるのを強く感じるようになったのである。

世界中で同時進行的に、同じベクトルをもった変化が、しかも急速に生じているとすると、それは、個々の社会さえも超えた超社会的な要因が、どの社会にも、どの個人にも作用している結果だと考えた方が理解できるのである。では、その「超社会的な要因」とは何であろうか。それが本書のテーマであり、情報化社会という人類がその誕生以来初めて体験するゾーンにおいて起きている、脳内環境の危機なのである。それは、人類の心や脳が、ここ二、三十年、まったく未踏の領域に足を踏み入れたがゆえに発生する、不可避的な問題だとも言えるのである。

かつてレイチェル・カーソンは、『沈黙の春』において、殺虫剤使用による自然破壊の危機を訴え、この大地がもとに戻らない状況に陥る前に、薬品による汚染を防ぐ手だてを講じるべきだと主張した。その後、殺虫剤の使用には、一定の歯止めがかけられ、「沈黙の春」の悪夢は、かろうじて食い止められている。

いまＩＴ社会に生きるわれわれが直面している問題は、物質による環境汚染だけではない。もっと深刻な問題となりつつあるのが、非物質である情報による、心の中の環境汚染なのである。これは、殺虫剤の使用をやめさせる以上に手強い問題を含んでいる。なぜなら、情報は、殺虫剤以上に現代文化そのものであり、あらゆるところに浸透しているだけでなく、われわれ現代人自身が、一日たりとも、過剰な情報のシャワーを浴びずには生きた心地がしない「情報依存症」であるからだ。その結果、皮肉にも、もっとも影響を受け、被害をこうむっている存在が、もっともそれを欲しているという状況がある。しかも、そこには巨大な利権がからみ、大勢の人々の思惑が交差している。

そうした事態を前に、一個人が声を上げたところで、どうにもなる問題ではないと諦めて、見て見ぬふりをするしかないのだろうか。問題の所在に気づいていても、危険な利害の渦に巻き込まれないように、沈黙を決め込むしかないのだろうか。原因の一端が明らかとなっていても、そのことに口を閉ざすしかないのだろうか。

しかし、誰かが声を上げなければ、さらに多くの被害が生み出され続けることになる。多くの若者の人生が損なわれ、無惨な悲劇に変わってしまう。わけのわからない憎しみと破壊衝動を持て余し、自分だけでなく、愛するはずの者や無関係な他人の人生さえも破壊してしまう悲劇が、日本の、そして世界の各地で、日々くり返される。

こうした状況を止めるためには、原因について知り得たものが、勇気を奮い起こして伝えなければならないのではないか。それが、人間として、一臨床医としての責務ではないのか。長い逡巡の末に、私はそう考えるようになったのである。

ただ、私は、この問題の責めを誰か一部の人たちだけに負わせようとは思わない。そういうやり方では、われわれが直面している巨大な問題を乗り越えることはできないだろう。なぜなら、われわれがぶち当たっている障碍《しょうがい》は「文明病」とでもいうべき性質のものだからである。社会の誰もが被害者であり、同時に加害者や幇助《ほうじょ》者かもしれないという性質をもっている。誰かを悪者にしただけではすまされない。そうした状況において、まず必要なのは、責めを誰に負わせるかということではなく、何が問題なのかということを客観的に究明し、それを見据えた上で、それを乗り越えるためにはどうするべきかを冷静に考えることである。

利害や思惑の渦に呑み込まれることなく、何が一番大切かという視点を失わないことがもっとも肝腎に思える。まず優先されるべきことは、今危機にさらされているものを救い出すこと、それは、目先の利益や快楽ではなく、子どもたちや若者の心を守り、彼らの未来を守ることである。目先の豊かさや安楽さのために、もっと大切なものを犠牲にすることだけは避けなければならないのである。

なお、本書の成立に当たっては、メディアの若者たちへの影響の実態の正確な把握が不可欠であった。その点において、日本における調査や研究は、大変貧しいものと言わざるを得ない。総務省はじめ、各機関の行った調査が参考になったが、中でも、非常に有益なデータを与えてくれたのは、家庭教育サポーターで、大阪府寝屋川市のスーパーバイザーでもある魚住絹代氏が、寝屋川市教育委員会や長崎県教育庁、東京都の中学校の協力を得て実施した、認知などへのメディアの影響に関する大規模なアンケート調査（以下、「寝屋川調査」）の結果であった。この調査は、寝屋川や長崎で起きた無惨な事件の再発を防ぐためにという意図と願いのもとに行われたもので、従来の調査よりも、はるかに踏み込んだものとなっている（同調査の詳細は講談社より刊行予定）。本書の一部は、この調査結果に負うことを明記するとともに、データを快く提供してくれた魚住氏や調査に協力された多くの方々に感謝を表したい。

また、内容についての理解を深め、身近なものとして実感していただくため、本書にはいくつかの具体的なケースが盛り込まれているが、臨床例については、プライバシー保護のため、実際の事例を参考に細部や設定を変えて再構成したものであり、特定のケースとは無関係であることをお断りしておく。

ファイル　I

頻発するゲーム型犯罪と損なわれる現実感

阿鼻叫喚の四十六分間

一九九九年四月二十日、コロラド州ジェファソン郡リトルトンにあるコロンバイン・ハイスクールの二ヶ所の駐車場に、二台の車がほぼ同時に滑り込んだ。一台は上級生用、もう一台は下級生用の駐車場に停車した。時刻は午前十一時十分。その日のリトルトンは、この季節のコロラドによくみられる、雲一つないアズュール・ブルーが空を覆《おお》っていた。澄んだ空気の向こうには、まだ雪を頂いたコロラド山脈の嶺々を手に取るように見はるかすことができた。

車から降り立ったのは、その学校の生徒、エリック・ハリスとディラン・クレボールドだった。二人ともトレンチ・コートをまとっていた。その日は火曜日で、駐車場にはいつも通り車が並び、校舎一階にあるガラス張りのカフェテリアには、間もなく始まるランチタイムを待つ生徒たちの姿が遠目に見渡せた。コロンバイン・ハイスクールは、学業、スポーツともに優れ、恵まれた環境と設備をもつ、この地区でも屈指の名門校である。

二人はダッフルバッグを持つと、それぞれカフェテリアへと向かった。二人は別々の入口からカフェテリアに入り、提げてきたバッグを入口の近くにさりげなく置いた。二つのバッグの中に何が入っているかは、二人のほかには知るよしもなかったが、どちらも九キログラムのプロパン爆弾が、時限発火装置とともにおさめられており、十一時十七分に爆発するようにセットされていた。その爆発力は、カフェテリア全体を吹き飛ばすだけでなく、上階の図書室の床を崩落させるに足るものだった。

二人は車に戻ると、爆発が起こるのを待った。彼らの計画では、爆発によって大混乱を引き起こし、校舎から逃げ出してくる生徒たちを、片っ端から血祭りに上げる予定だった。計画どおりに実行されていれば、犠牲者の数は五百人に上った可能性もあった。

だが、不幸中の幸いと言うべきか、セットした時刻を過ぎても、爆発は起こらなかった。やむなく二人は、別のダッフルバッグを車から出し、バックパックを背負うと、再びカフェテリアへと向かった。重い装備の中には、ショットガンと九ミリオートマチック・カービン銃、九ミリセミオートマチックの拳銃と補充用の銃弾、それから、鉄パイプ爆弾など手製の爆弾がぎっしり詰まっていた。

二人はキャンパス内が見渡せる西側エントランスの階段の最上段に立った。そこからまっすぐ階段を下りた先に、カフェテリアの入口があり、右手には運動場が広がっていた。

十一時十九分、ハリスの「かかれ。かかれ」のかけ声とともに、二人はショットガンを取り出すと、芝生の丘で弁当を食べていたカップルに向かって発砲し始めた。カップルの一人、レイチェル・スコットは二発の銃弾を受け、最初の犠牲者となった。

それから、まさに阿鼻叫喚の四十六分間が始まった。二人は、カフェテリアから階段を上ってきた三人の学生に向けて発砲。三人を倒すと、今度は体を翻し、芝生の上でランチを楽しんでいた学生たちに銃弾を浴びせかけた。彼らが傷つきながらも命からがら逃げ去ると、二人はカフェテリアの方に下りていった。途中、倒れた三人のうち、逃げようともがいていた一人の頭に至近距離から銃弾を撃ち込んだ。

クレボールドは倒れているもう一人をまたぎ越してカフェテリアに入ると、不発に終わった爆弾をチェックした。その間、ハリスは、階段の最上段から周囲に向けて銃撃を続けていた。

クレボールドがカフェテリアから戻ってくると、二人はサッカー場に向けて銃撃。距離が遠く、命中しなかったため、今度は、鉄パイプ爆弾を屋根や駐車場に向けて投げ始めた。だが、幸い爆弾はすべて不発であった。

そのとき、警官が駆けつけてきたため、二人は校舎内に移動、惨劇の舞台は校舎二階の図書室に移ることになる。後期試験を間近に控えて、そこには、多くの生徒たちが残されていたのである。長年同校の教師を務め、野球のコーチでもあったデイブ・サンダーズは、カフェテリアの生徒たちを避難させた後、自らは危険が迫っていることを告げようと図書室に向かった。ところが、不運にもサンダーズは、図書室前のホールで、犯人の二人と鉢合わせてしまう。慌てて、逃げようとしたが銃弾を胸に受け、およそ三時間半後に死亡した。

二人が図書室に入ってきたとき、中にいた生徒たちは、デスクやコンピュータの間に身を伏せていた。二人はまるでマスゲームでもするように、「白い帽子と野球帽をかぶっているやつは立つんだ！」とか「スポーツオタクのやつは立つんだ！」と叫んでいたという。

誰も相手になってくれないとわかると、隠れん坊の鬼がするように、デスクやコンピュータの間を覗き込み、標的を見つけ出すと、無造作に引き金を引き始めた。「いないいないばぁ」と言いながら、デスクの下に隠れていた女子学生の頭に銃弾を撃ち込んだこともあった。犠牲者を嘲弄し、死の恐怖に怯える者に、「神を信じるか」と質問した上で、命を奪っていった。

図書室で殺害された生徒の中に、ローレル・タウンゼントという女子学生も含まれていた。彼女は、最終試験に備えるため、この日も図書室で勉強していたのだ。聡明で、優しく、容姿にも恵まれていたローレルは、将来は野生生物学者になって、動物保護の仕事がしたいという夢を持っていた。成績も優秀で、ハイスクールを卒業したら、奨学金をもらって大学に進学することが決まっていた。ローレルは、テーブルの下で、他の二人の女子学生を抱きかかえるように蹲《うずくま》っていた。一人はヒスパニックの少女で、犯人の標的にされないように自ら体で覆い、恐怖の余り金切り声を上げているもう一人の少女に、「大丈夫だから」と声を掛け続けていたという。その「大丈夫だから」という声は、彼女の命を銃弾が貫くまでくり返された。二人の殺害者は、ローレルの体に十発もの弾丸を撃ち込んでいた。

後に、斎場でわが娘に再会した母親は、わが娘だとわからず、その場を立ち去ろうとしたという。「どこへ行くのですか」と押しとどめられた母親は、「ローレルを捜さないと」と混乱して答えた。だが、母親が告げられたのは、「これがローレルです」という言葉だった。

図書室だけで十人もの生徒が、極めて残忍な仕方で殺害されたのである。

たまたま図書室にいたクレボールドの知り合いの生徒が、「お前、何やってるんだ?」と訊ねると、「人を殺してるだけだよ」と平然と答えたという。おれも殺すつもりかと問うと、クレボールドは、死にたくなかったらここから出ていけと言い、彼は、その通りにして命拾いした。

その後も、殺戮ゲームは続いたが、二人は次第に、この血なまぐさいゲームに飽きたようだった。図書室を出て、カフェテリアに降り、不発だった爆弾をもう一度爆発させようと試みたが、無駄だった。二人が再び図書室に戻ってきたときには、動けない者以外は脱出して、殺戮する標的がいなくなっていた。

長かった四十六分間は、不意に終わりを迎えた。十二時五分、二人が銃で自らの命を絶ったのである。その間、十三人の命が奪われ、二十四人が負傷した。自殺した犯人の傍らには、傷ついて動けない生徒が、救出されるまでの三時間もの間、血の海の中に横たわっていたという。まさに地獄絵である。

コロンバイン・ハイスクール事件の波紋

事件自体の衝撃もさることながら、その後に続いたさまざまな騒動や論争が、この事件の影響の大きさを物語っている。なぜ、こんな惨劇が起きてしまったのか。二人は、なんのために、こんなことをしなければならなかったのか。その動機と原因をめぐっても、さまざまな議論が戦わされることになった。また、アメリカ社会の向こう脛《ずね》ともいえる銃所持の問題にも一石を投じることとなった。

事件の背景・原因として取り上げられた問題の一つは、彼らがクラスの中で孤立し、いじめを受けていたことである。ただ、その一方で、彼らには友人もいて、完全に孤立していたわけではないとの反論もあった。

また、犯人の少年の一人がＳＳＲＩと呼ばれる薬を服用していたことの影響も取り沙汰された。ＳＳＲＩはうつ状態や不安症状の治療に使用される薬剤だが、ときに軽躁状態や脱抑制を引き起こし、攻撃性や衝動性を強めてしまう場合があることが知られている。だが、ＳＳＲＩを服用していたのは、二人のうちの一人であり、事件との関連性は立証されるに至っていない。

中でも、もっとも論争を巻き起こしたのは、二人の少年が熱中していたゲームの影響である。

二人は、重度のゲームマニアで、膨大な時間をゲームに費やしていた。ことに、彼らのお気に入りだったのが、『DOOM』（「最後の審判」の意）というゲームである。そのシナリオは、次々に人々を血祭りに上げて大量殺人を行うというもので、事件の状況によく似ていた。エリック・ハリスは、ソフトに手を加えて、シチュエーションが近所の景色に似るようにしていたが、そこには、憎々しく思っていた人たちの家まで「完備」されていた。彼らがゲームの中でくり返していた行為を、ついに学校という現実のセッティングにおいて実行してしまったのではないか。そう推測した人は少なくなかったのである。

そうした中で、殺害された教師の遺族らが、ゲームメーカー二十五社を相手取り、総額五十億ドルの賠償を求める訴訟を起こした。被告の中には、日本のゲームメーカーも含まれていた。結局、事件は予見不可能だったとして請求は棄却されたが、ゲームの影響についての議論に大きな関心を集めることとなった。

だが、これだけの惨劇にもかかわらず、根本的な手だては施されないまま、状況は深刻になるばかりである。もはや、コロンバイン・ハイスクール事件は例外的な出来事ではない。一九九六年から二〇〇五年の十年間に、アメリカだけで五十件以上の銃や刃物による殺傷事件が学校内で起きている。同様の事件は、アメリカだけでなく、ヨーロッパやカナダや南米、そして日本でも起きている。その中には、ミシガン州で起きた、七歳の少年が六歳の少年を、三二口径セミオートマチック・ハンドガンで首を撃ち抜いて殺害した事件や、佐世保の同級生殺害事件のように、小学校で起きた事件も含まれている。

年端《としは》のいかない子どもたちばかりが、なぜ、こうも殺人熱に浮かされたように、凶器をふるい、引き金を引かねばならないのか。コロンバイン・ハイスクール事件にしろ、ほかの悲劇にしろ、それらのケースをみていくとき、何よりも異様なのは、犯人の少年たちに共通する、驚くべき「無感覚」さである。その一瞬の行為によって、どれだけ大きな喪失と悲しみと苦悩が生まれるのかということに、まるで想像が及ばないどころか、目の前で起きている無惨な光景にさえ、何も感じないどころか楽しんでいるような「無感覚さ」である。彼らは、まるで殺戮マシーンのように躊躇なく引き金を引き、「殺す」ことに何の後悔も痛みも感じていないように思える。コロンバインのケースのように、自分の命を奪うことさえも、他人の命を奪うことと同様、たいした痛痒も感じることなく無造作にやってのけるのである。

しかも、問題は、この異様な「無感覚」が、決して、特別な青少年だけの現象ではなくっているということである。それは、「不可解な」事件を起こした子どもたちに、広く共通してみられる特徴であるだけでなく、さらには、もっと身近で出会う若者たちにさえ、しばしばみうけられる傾向となっているのである。

振り下ろされた凶器

事件は、ある日の夕方、ごく普通の家庭の居間で起きた。テレビを見ていた兄に、背後から足音もなく近づいた中学生の弟が、兄の後頭部めがけて斧を振り下ろしたのである。「何だよ」と振り返ろうとした一瞬だった。悲鳴と一緒に、斧が頭皮を突き破る鈍い音がした。突っ伏すように倒れ込んだ兄とほとばしる鮮血をしばらく呆然とながめていたが、弟は我に返ると斧を投げ捨て、自ら救急車を呼んだ。

幸い凶器の陥入が浅かったため、兄は一命を取り留めたが、駆けつけた警察官に、弟は殺人未遂の現行犯で逮捕された。

高校生の兄は成績も良く、世間の目には、弟の面倒もよくみる、いいお兄さんだった。あまりケンカをすることもなく、兄弟仲も別に悪くはなかったという。

弟の方は、成績は中位で、友人も数人いて、学校でもそれほど問題なく過ごしていた。ただ最近、学習にあまり身が入らず、その日も宿題を忘れて教師から注意されて、ムシャクシャしていた。帰宅して、テレビで好きなアニメを見ようとしたが、兄が「宿題はやったのか？」と言って、テレビのチャンネルを兄の見たいものに変えてしまった。兄の言葉が、教師から受けた注意と重なった。むっとしたが、その場では逆らえずに引き下がった。

一旦、自分の部屋に行きかけた彼だったが、次第に怒りが込み上げてくる。兄がたてる笑い声を遠くに聞きながら、彼の足は、家の裏にある倉庫へと向かっていた。はっきりどうしようという意図はなかったというが、倉庫に立てかけてある斧が目に入ったとき、彼の手はそれを摑んでいた。

――見たいアニメを見せてもらえなくて、兄を殺そうと思った。

殺人未遂という重大事件に関して、当初、犯行の動機として明らかになったのは、ほとんどそれだけだった。保護された少年は、事件前後のことを「よく覚えていない」と供述していた。そのため、それ以上の動機の解明も困難だったのである。それに、精々追加できるのは、教師に叱られたイライラが加わっていたという事情くらいのものだった。

人ひとりの命、しかも家族の命を奪うには、あまりにも希薄な理由だった。

医学的な検査や心理検査でも、彼の脳に器質的な欠陥や明白な異常を指摘することはできなかった。脳波には、徐波と呼ばれる遅い波がやや多く認められたが、彼の年齢を考えると、明らかな異常というほどではなかった。十代の子の脳波は未完成で、成人であれば異常とされる現象も、子どもでは普通にみられるのである。

事件の前後のことを「よく覚えていない」と供述していたことに注意が向けられた。昔のことや、幼い頃のことについての質問に対しても、「覚えていない」という答えが多くみられた。通常なら、四、五歳の頃からの記憶があるはずだが、彼の場合は、幼い頃は無論、小学校時代の記憶も曖昧なようだった。現実感の乏しさやこうした彼の「症状」を根拠に、とりあえず彼に与えられた診断は、「解離性障害」(記憶や意識やアイデンティティの連続性が損なわれる障害)というものだった。

逆立ちした現実と仮想

実際の少年に出会ってみると、とても大人しく、内気で気の弱そうな子であった。初対面の時は、おどおどして、視線をあまり合わせないことが印象に残った。だが、何度か会ううちに表情も和らぎ、目を見て普通に話すようになった。集団での適応も思いのほかスムーズである。ただ、一つだけ気になることが浮かび上がってきた。

少年は無類のアニメ好きだった。アニメ好きの子は多いし、今、大人でもアニメを見る時代である。しかし、アニメ好きということから、私が当初考えていたのとは、少し意味もレベルも違うことに気づかされた。アニメが好きだからアニメ好きという次元の話ではなかったのである。

その少年にとって、大切なのはアニメの世界の方であり、現実の世界は二番目だった。彼にとっては、アニメのキャラクターの方が、現実の人間よりも存在感を持っていた。彼の最高の気晴らしは、大好きなアニメのシーンを白昼夢のように思い浮かべることだった。あるいは、自分で作ったストーリーに沿って、大好きなキャラクターと想像の中で遊ぶことだった。

彼の中では、空想と現実の関係がすっかり逆転していた。彼にとっては、明らかに空想の方が主役で、現実は脇役でしかないのだ。これが、小学校低学年の子どもであれば、別に問題というほどでもないだろう。だが、彼はもう十代も半ばの若者なのである。こうした仮想と現実の不均衡は、突発的に残虐な犯行を行った少年の多くに通じるのである。

ファンタジーへの没入は、アスペルガー障害などの広汎性発達障害や解離性障害で、よく見られるものだが、この少年の場合も、そうした可能性が疑われた。アスペルガー障害は、対人関係や相互的コミュニケーションの障害、狭く限られた興味やこだわりを特徴とするものである。確かに、興味の限局という点では当てはまるが、相互的コミュニケーションや対人関係については、集団生活で孤立することもなく、仲間と楽しそうに交わる姿もみられ、障害は軽微であった。一方、解離性障害も否定しきれないものの、記憶が飛んだり、人格が入れ替わってしまうような本格的なケースに比べると、ごく「軽症」と言わざるを得なかった。

実際、「ファンタジー優位」で現実感が乏しい傾向にしろ、コミュニケーション能力や共感性の低下にしろ、発達障害や解離性障害などなくても、最近の若者全般に認められる傾向である。それは、「障害」としての側面と「文化と体験の産物」としての側面を持つのであろ。ただ一面的に、「障害」として片づけたところで、問題の本質をとらえていると言えるだろうか。

ファンタジー優位な傾向と表裏一体なのは、現実の体験が非常に乏しいということである。たとえば、小さい頃、どういうことをして遊んだかとか、どういう所に出かけて、どんなことが楽しかったかを聞いても、その反応はとても鈍く、ぼんやりしていて、アニメやゲームのことを話すときには生き生きと輝いていた瞳も生気を失ってしまうのだ。子どもの体験の質自体が変わっているのである。

真面目だった子が、あっと驚くような事件を引き起こす突発型非行の場合、全部が全部と言っていいほど、こうしたファンタジー優位の傾向がみられる。この傾向は、アスペルガー障害のような発達障害のケースに限らず、まったくタイプの異なる境界性や演技性パーソナリティ障害のケースでもみられるのである。さらには、精神障害が見当たらないケースでも、現実感の乏しい若者が、大人の犯罪者も顔負けの犯行を、遊び半分で行うこともある。こうした状況を見るにつけ、「障害」とは別のところに、もっと肝心な問題があるのではという思いが募るのである。

このケースは、われわれを取り巻く環境や体験の変化が、大人より過敏で脆《もろ》さをもった存在を直撃していることを痛感させられたという意味で、私自身にとっても印象深いケースであった。だが、まだこの時点では、本来優しく、思いやりもある彼の身に、なぜ斧を振り下ろすということが起こりえたかについて十分理解できていたわけではなかった。そこには、飛び越えがたい溝が横たわっていたのである。

犯罪の師匠はゲームとビデオ

進学校に学んでいた元優等生が、小学生の女児らに対して、強制わいせつ行為をくり返すという事件を起こした。

毎回周到な準備のもと、被害者を使われていない倉庫に連れ込んで、わいせつ行為を行っていた。威嚇するための武器や手錠などを使い、怯えて無抵抗な女児に、さまざまにシチュエーションを変えて、ゲームの中で見たやり方を試していた。最後の事件の被害者が、路上で騒ぎ出したため、発覚に至ったのである。

犯行の半年ほど前にパソコンを買ってもらい、インターネットやアダルト系のゲームに、ひそかに熱中するようになっていた。両親は本人が深夜そうしたゲームで遊んでいたことを、事件が発覚するまで、まったく知らなかった。

両親はむしろ性的なことや、不道徳なことに対して潔癖で厳しく、子どもがテレビやマンガを見るのにさえ、小さい頃から口やかましく指導していたので、まったく寝耳に水の事態であった。

中学時代までの彼は、勉強だけでなく、運動系の部活動でもいい成績を残し、周囲の憧れの存在であった。だが、高校に進んでからは、成績も頭打ちで、次第に学校がおもしろくなくなり、結局中退。その後は、自分で勉強すると言って、家にこもりがちとなっていた。

その間、両親だけでなく、一流大学に通う姉や兄からも、あれこれ口出しされ、本人は強いプレッシャーを感じていた。そんな鬱憤を、アダルト系のゲームにのめり込むことで解消するようになっていた。彼が好んだゲームは、幼い少女の自由を奪い、嗜虐的な方法でいたぶり、性的行為を強要するものだった。

事件を起こした動機について、ゲームの中のことを実際に試してみたかったと話した。後に彼は、事件を振り返って、性的な満足というよりも、被害者を思い通りにできることが強い快感になっていたと思うと回想した。自分が支配者なのだと思うと、頭が真っ白になり、脳に火花が散るような興奮を覚えたという。その興奮を最初に教えたのは、アダルト系のゲームであった。

こうした犯罪や非行の「ゲーム化」は、なにも性犯罪に限ったことではない。

凶悪な事件では、しばしば「ゲーム」をプレイしているかのような心理がみられる。また、かつての少年非行では考えられないような、知能犯や営利犯罪がゲーム感覚で行われてしまうのである。

車泥棒と覚醒剤の密売に関わった青年は、半年ほどの間に数千万円の利益を荒稼ぎしていた。当時は、帯封をした百万円の札束を、何本か無造作に持ち歩き、アングラカジノで毎晩二、三百万の勝負をしていたのだ。

彼は特別に裕福な家庭の子息ではない。ごく普通のサラリーマン家庭の子どもである。彼女と家出したものの、ホテル代も尽きてきて、仕方なく売春や強請《ゆすり》をして食いつないでいた。そのうち、知り合った男から、偽造した免許証で携帯電話を契約しては、売り飛ばすという手口を教わる。やがて、気がついたら、もっと実入りのいい高級車泥棒や覚醒剤の密売に足を踏み入れていた。おもしろいように金になるので、もう無我夢中だったという。

何の罪悪感も、悪いことをしているという感覚もなかった。今思えば、別の世界にいたような感じだった。そう振り返る彼には、犯罪を犯すことにも、カジノで何百万もの金を一晩ですってしまうのと同じくらいの現実感しかなかったのである。それは、彼が熱中していたゲームさながらに、次々とポイントを獲得するときの快感と大差のないものであった。

立ち直った彼は、どこからどう見ても、むしろ生真面目な好青年にしか見えなかった。そのことが、余計、現代の若者の心に忍び寄る危機を感じさせた。

まるでゲームをプレイするように、一瞬の欲望とスリルのために、人を殺し、物を盗み、幼い娘を陵辱する若者。このタイプの若者に共通するのは、罪の意識の軽さであり、それと表裏一体の現実感の乏しさである。

現実感の乏しさは、感情や痛みに対する無頓着さとも重なる。そして、その根底には、してはいけないことをやめられないという行動のコントロールの破綻がある。

だが、それにしても、これらのケースを検証していくとき、最後まで疑問に残るのは、なぜ、最後の一線が越えられてしまったのかということである。もっとも強い禁止がかかるべき殺人という行為にさえ、なぜストップがかからなかったのか。

ファンタジー優位で、空想好きで、現実感の乏しい傾向は、本来、社会のタブーをやぶって、物を盗んだり、人を傷つけることとは関係のないことである。現実感が乏しいからといって、必ず悪いことをするわけではない。その間には、飛び越えがたい溝がある。それは、人間として最低限身につけているはずの社会性であり、人間同士が暮らしていく上での安全装置である。少しいやなことがあるだけで殺したり、自らの命を絶っていたのでは、とうてい社会も個人の生活も成り立たなくなる。

ところが現実には、こんなにも簡単に、人を傷つけ、命さえ奪うことに躊躇しないということが起きているのである。

なぜ、もっとも強く人々の心を縛っているはずのタブーが、働かなくなってしまったのか。強い禁止がかかっているはずの行動が、なぜいとも簡単になされてしまったのか。絶対にしてはいけないことをなぜしてしまうのか。次章では、この問題を探っていきたい。

ファイル Ⅱ

書き換えられる禁止プログラム

奇妙な事実　なぜ少年は、一度ずつ引き金を引いたのか

ケンタッキー州パドゥカのハイスクールにやってきた、十四歳の少年マイケル・カーニールは、集団礼拝の集まりを終えて、解散し始めていた教師や生徒たちに向けて、ハンドガンを乱射し始めた。銃撃の間、少年は同じ位置に立ったまま一歩も動かず発砲していたが、犠牲者たちは全員が銃弾を一発ずつ受けていた。しかも、その一発は頭部を狙ったものであった。相手が倒れようが倒れまいが、銃弾は標的である犠牲者に向けて、きっちり一発ずつ発射されていたのである。

心理学者であり軍事科学のスペシャリストであるデイヴィド・グロスマンによると、通常、銃で敵を攻撃する場合、狙った標的が倒れるまで発砲を続けようとする。反撃を恐れるため、

本能的にそうした行動をとってしまうのだという。相手を仕留めようが仕留めまいが、標的に向けて一発ずつ引き金を引くことは、非常に「不自然な」行為だという。

なぜ、この少年は本能的な恐怖に反して、標的に一発ずつ発砲するという「不自然な」攻撃を行ったのだろうか。

マイケル少年が発射した八個の銃弾は、すべて標的の頭部か上半身をとらえていた。その後判明したことは、少年は事件当日、ハンドガンを盗み出し、乱射現場までやってきたのだが、驚くべきことに、彼は生まれてからこのかた、その忌まわしい瞬間まで、一度もハンドガンを撃ったことがなかったということである。

彼はその驚くべき射撃の腕前を、生まれつき身につけていたのだろうか。

実は、グロスマンが指摘するように、マイケル少年の奇妙な「癖」と「天賦の才」は、少年がシューティング・ゲームのマニアだったことによるものであった。少年が親しんでいたシューティング・ゲームでは、実際の銃撃と違って、標的は一度しか撃つチャンスを与えられない。そのため、少年は「本能」に反して、標的に一度だけ発砲するという「癖」を身につけたのだ。グロスマンは、マイケル少年が、銃撃の間、一歩も動かずに引き金を引き続けたことも、彼のゲームのスタイルを再現したものだと考えている。ある種のシューティング・ゲームでは、狙撃者はじっと動かず、画面だけが動いて、そこに現れる敵を狙うのである。

それにしても、生まれて初めて手にしたハンドガンを、プロのテロリストさながらに操り、躊躇なく顔見知りの人々に向けて発砲し、銃口から発射した八発の銃弾を、すべて標的に命中させるという驚くべき「冷静さ」と「腕前」が、ゲームによる「訓練」に帰せられるとすれば、若者たちの遊びの世界で、大変な事態が起きているということになる。

実は、マイケル少年の身に起きたことは、彼だけにみられたことではないのである。アーカンサス州ジョーンズボロで起きた二人の少年による銃の乱射事件では、一人の少年はほんの少し銃に触れたことがあったが、もう一人はやはり銃を手にするのは初体験であったにもかかわらず、逃げまどう人々に向けて百ヤード（約九十一メートル）を超す遠距離から発砲し、発射された二十七発の銃弾のうち十五発を命中させている。しかも、犠牲者たちを戦略的に「キル・ゾーン」に追い詰め、おぞましい正確さで次々と撃ち倒していった。軍事アナリストや百戦錬磨のベテラン兵士でさえ、彼らの「射撃の正確さと軍事的な戦略」に、驚愕の色を隠さなかったのである。

しかも、そうした高度な技術を、彼らは家庭で、ビデオゲーム（テレビゲームなどの画像を使ったゲームの国際的な呼称）で遊ぶことによって身につけていたのだ。

前章で述べたコロンバイン・ハイスクールの銃乱射事件でも、二人の少年は巧みにライフル銃を使いこなし、特殊部隊の兵士のような冷静沈着さで、犠牲者を殺害していった。二人は、お気に入りのゲーム『ＤＯＯＭ』で「訓練」した通りのことを、現実の中で実行してしまったのである。一度も本物の戦闘や殺戮を経験したこともない二人の少年が、至近距離から、次々と頭や胸に銃弾を撃ち込むことにさえ、何の躊躇も感じなかったのである。しかも、相手は同じ学校で顔を合わせたことのある生徒や職員であった。

こうした事実を前にするとき、遊ぶための玩具であるはずのものによって、彼らがプロの殺し屋も顔負けの技術と戦略を習得していることに、あっけにとられざるを得ないのだが、実は、もっと危険で憂慮すべきことは、彼らが人間の命を奪うということに、何らの躊躇も見せていないという点である。本来、殺人という行為において、本当に飛び越えがたいのは、殺すための技術ではなく、殺すという意志を行動に移すことなのである。そこに、飛び越えがたい溝があるがゆえに、人々は滅多なことでは人を殺すことなく、安心して暮らせるのである。この少年たちにおいては、人々を殺人行為から隔てている、飛び越えがたいはずの溝が、いとも簡単に飛び越えられてしまったのである。

解除されたタブー

あらゆる動物には、同種のものを殺害することに対する強い抑止がかかる仕組みがプログラムされている。同種間の殺害行為は、人間だけでなく、あらゆる動物にとって強いタブーなのである。

第二次世界大戦中の戦闘員についての軍事心理学的な研究によると、狙撃兵の一割五分から二割のものしか、露出した敵に対して発砲していなかったという。兵士といえども、敵を殺すことに強い躊躇を覚えるという事実は、フォークランド紛争などを対象にした研究でも示されている。また、銃殺刑を執行する際に、銃殺隊のうちの少なからざる者が引き金を引かなかったことも知られている。人を殺害するという行為には、それほど強い抑制がかかるように、そもそも人間はプログラムされているのである。

　ましてや、子どもが些細なことで叱られて親を殺したり、無関係な人々を憎しみさえなく殺してしまうという事態は、まさにこの殺人のタブーという、人間に本来組み込まれているはずの禁止プログラムが働かなくなっていることを示している。唯一考えられる可能性は、この禁止プログラムが変えられてしまい、タブーが解除されてしまったということである。

　人間に本来備わっている行動のプログラムを変えてしまうことができるのだろうか。行動主義心理学は、その問題を長年にわたって研究した。そして、行動のプログラムが変更可能であることを実証した。その方法として知られている一つは、条件付け操作であるが、これには、古典的条件付けとオペラント条件付けと呼ばれるものがある。

　古典的条件付けは、期待される行動が行われたときに報酬を与え、その行動を強化していくものである。たとえば、戦闘訓練で成績優秀、つまり、敵を多く倒した者には、賞賛や休暇という報酬を与えるといったやり方だ。この古典的条件付けは、次に述べるオペラント条件付けと合わせて使われることで、条件付け操作をよりスムーズで強力にする。

　オペラント条件付けは、一定の刺激に対して一定の反応が起こるように訓練することで、思考や感情に影響されない、反射的な反応回路を作ってしまうのである。オペラント条件付けが成功すると、一定の刺激に対して一定の反応が即座に起きるようになる。躊躇《ためら》いや葛藤が入り込む余地がなくなる。考える以前に、すでに反応が起きているのである。

たとえば、第二次世界大戦当時、射撃訓練用に用いられたのは黒い円の標的であった。この訓練が実戦に役に立たないとわかって使われるようになったのが、飛び出し式の人型シルエットである。人型シルエットが立ち上がった瞬間に、狙いをつけ、発砲する訓練を積むと、実戦での発砲率も数倍に上がったのである。フォークランド紛争でアルゼンチン軍とイギリス軍が戦ったとき、アルゼンチン軍は昔ながらの黒い円の標的を用いていたため、発砲率が一〇〜一五％に留まった。それに対して、近代装備のイギリス軍は、ポップアップ式の人型シルエットで射撃訓練を行っていたため、発砲率が九割を超えたのである。

タブーを乗り越えるもう一つの方法は、系統的脱感作というもので、これは、脳に組み込まれた禁止プログラムを解除するのに、ことに有効である。元来は、恐怖症や強迫性障害の改善のために生み出された技法である。たとえば、高所恐怖症の人を治すのに、最初はもっとも軽い段階から始めて、徐々に苦手のレベルを上げた状況に暴露（さらすこと）させていく。これを、ゆっくりと時間をかけて行っていくと、次第に苦手な状況に対しても脱感作（感覚麻痺）が起こり、恐怖や不安を感じなくなっていく。

こうした方法で、薬物による治療でも改善が困難である重度の恐怖症や強迫性障害も、完全に回復してしまうことが可能なのである。

殺害に対する禁忌という、もっとも強力な禁止プログラムの解除は、このオペラント条件付けや系統的脱感作が、長期間にわたって行われた場合においてのみ達成できるのである。

まだ未完成で、可塑性の高い脳をもつ子どもでは、そのための訓練を長期にわたって行えば、いっそうきれいに、殺害行為に対する葛藤や不安を除去することが可能となるに違いない。そして、実際に起きていることも、そのことが可能だということを示している。

そして、ある種のゲームは、こうした攻撃行動を強化し、殺人の禁忌さえも取り去ってしまう条件付け―脱感作訓練として機能している可能性が高い。そうした訓練に、その結果何が起こるかも知らないまま、子どもたちは何時間も、毎日のようにひたすら励んでいるかもしれないのである。

アメリカ軍は軍事訓練にシミュレーション・ゲームを採用している。以前から、航空機や戦車の操縦や電子スコープを使った攻撃などでは、シミュレーターが重要な役割を担っていたが、ごく一般の狙撃訓練にも使われるようになり、それはシミュレーターというよりも、アーケード（ゲームセンターの意）・ゲームそのものになっている。

アメリカ軍に九〇年代に導入されたＭＡＣＳ（Multipurpose Arcade Combat Simulator＝多目的アーケード戦闘シミュレーター）では、実戦で使われるマシンガンＭ16（ただしプラスチック製）で、大画面に映し出された敵を狙撃する。その正式名称にまで、「アーケード」という単語が、ご丁寧にも使われている。また、ＦＡＴＳ（Fire Arms Training Simulator＝火器訓練シミュレーター）は、法執行機関で銃器の訓練用に使われている。最近では、アメリカ軍はゲリラ掃討作戦の訓練にもシミュレーション・ゲームを採用し、新兵のトレーニングに多大な成果を獲得しているという。

その顕著な成果の一つは、こうしたゲームによる訓練を受けた兵士は、敵に対して発砲することに躊躇しないことだという。これまでの訓練では、新兵の半数以上は実際に敵に遭遇しても、相手を殺戮することに本能的なブレーキがかかった。発砲して敵を殺すと、強い吐き気を覚えるなどの反応が起きたのである。ところが、シミュレーション・ゲームにより、敵を殺戮することを訓練すると、九割以上の者が躊躇なく敵に向かって引き金を引き、しかも相手が倒れても、動揺することがないという。

　こうしたゲームによって訓練を積んだ兵士たちが、実際にイラク戦争には投入され、多くのイラク人を殺害したのである。

　アメリカ陸軍は、この成果に意を強くしたようで、シミュレーション・ゲームの訓練への導入をさらに拡大する気でいるようだ。さらには、兵士の志願者不足を解消するために、若者に軍隊の仕事に興味をもってもらおうと、戦争のシミュレーション・ゲームを、二〇〇五年夏から無料で配布している。

　人を殺すことに呵責を覚えなくなる訓練を、多くの若者を相手に、軍自らが率先して行うという驚くべき企てである。

　このシミュレーション・ゲームで訓練を積んだ兵士たちにみられた変化は、非常に重要と言わざるを得ない。彼らは、敵を殺す訓練をシミュレーションすることにより、殺すことに対する心の抵抗をなくしていったのである。本来、人間に備わっている、人を殺《あや》めることへの葛藤を消してしまったのである。

この事実は、仮想的訓練によって、心のあり方、つまり、人間に本来備わっている心のプログラムを書き換えてしまうことができることを意味している。

オペラント条件付けによって、一旦行動のプログラムが形作られてしまうと、一定の刺激に対して即座に一定の反応が起きるようになる。その間考える暇はない。つまり行動にともなう葛藤が入り込む余地がなくなるのである。それに加えて、本来備わっていた同種間攻撃への抵抗が脱感作されれば、幼い子どもが、躊躇なく親しい者に刃物を振り下ろすことも起こりうる。

そして、実際に、異常な犯罪を犯してしまった子どもたちにみられる事態は、殺すことに対する葛藤が消え、本来あるはずの殺人という最大のタブーに対する抵抗が消去されているということである。

サウス・カロライナ州で、ウェズリー・シェーファーという少年が、友だちの少年と一緒に地元のコンビニエンス・ストアに押し入った。二人は小遣い稼ぎと、ちょっとおもしろいことをしてやろうという軽い気持ちだった。シェーファーは三八口径のピストルを、店員の頭に向けた。店員が彼の方を振り返ろうとした瞬間、反射的にシェーファーは引き金を引き、銃弾は犠牲者の両眼の間に命中し、即死させた。

なぜ殺したのかと問われて、シェーファーは困惑した様子で、こう答えたという。「わからないんだ。間違いないんだ。こんなことになるはずじゃなかったんだ」

シェーファーは、シューティング・タイプのビデオゲームのマニアであった。オペラント条件付けされた行動は、一定の刺激に対して、理性や思考の関与する前に、実行に移されてしまうのである。

このように、攻撃的な行動は「学習」されるだけでなく、ゲームという仮想的な訓練によって、人間に本来備わっている攻撃性を抑制する機能さえも解除してしまうのである。ただの遊びと思われていることが、実は、行動の安全装置を外すという深刻な結果を引き起こしていたのである。

ただ、無邪気な子どもたちが、刃物で人を殺めることも躊躇しない殺人鬼にいきなり変貌してしまうわけではない。そこに至るまでには、それなりの長いプロセスがある。

そのプロセスは大きく二つの段階に分けて考えることができる。受動的な学習の段階と、能動的な学習の段階である。前者は、「見る」ことで学ぶ段階であり、後者は自ら「する」ことで学ぶ段階である。

受動的学習の段階は、暴力的な場面を「見る」ことである。実際の生活で目にしたり、ときには被害を受ける場合もあるだろうし、テレビやビデオなどの映像メディアを介して「見る」こともあるだろう。映像化された暴力にさらされることは、現実場面の暴力に劣らない、ときには、それ以上の悪影響を及ぼす。なぜなら、現実場面の暴力に対しては、生理学的な不快感や恐怖感を覚えることで、暴力に否定的なイメージが作られる部分も少なくないが、メディアに描かれた暴力は、しばしば格好いいものであったり胸のすくものとして描かれており、肯定的なイメージを与えることが少なくないからである。

実際、テレビに登場する暴力行為の四割程度が、いわゆる悪役ではなく、魅力的なキャラクターによって行われているとの報告もある。子どもたちは、当然、それを行動のモデルとして真似ることになる。しかも、行われている暴力行為の半分以上は、実際に行われると、人の命を奪うか、再起不能にしてしまう危険のある行為である。結果に対する何らの配慮もなく、ただ格好よさと優越性だけが強調されているのである。

それを見た子どもたちや若者は、暴力的な行為を美化して考え、暴力的なヒーローに憧れと尊敬を抱き、自分もそうした存在になりたいと思う。暴力的なヒーローが活躍する番組や映画を見た後では、ご存じのように、多くの男の子たちは、早速その行動を真似ようとする。

そうした機会がたまにあるだけでも、十分子どもの心に影響を及ぼしうるが、現状はそんな生やさしいものではない。今日の子どもたちや若者たちは、通常の生活では年に一回も目にすることもないような激しい暴力的なシーンを、毎日のように、ときには一日に何度も見せられているのである。

ある調査では、小学校を終える段階で、子どもたちは八千件の殺人と十万件の暴力行為を「目撃」していると言われる。平均的なアメリカ人の子どもは、十八歳になるまでに、少なくとも暴力的なシーンを二十万回、殺人を四万回目撃するという。暴力的な映像に関して、もっと規制の甘い日本では、おそらくそれを上回るであろう。そうした体験は、すべて幼い子どもたちの心に刻み込まれ、蓄積されていくのである。

ロンドンに住む十三歳から十七歳の少年、一千五百六十五人を対象に行われた面接調査では、テレビで暴力的な番組を平均より長時間見る少年は、そうでない少年より約五割多く重大な暴力を行っていた。

受動的な学習で十分に下地ができたところに、あるいはそれと並行して、能動的な学習が加わることになる。その訓練に、もっとも積極的に加担しているのは、言うまでもなく、暴力的で、戦闘的な一部のゲームである。

アメリカで行われた、百五十人の小学四、五年生を対象にした研究では、実生活での暴力と、ゲーム、映画といったメディアで暴力に触れることと、思いやりの欠如や暴力的態度との関係が調べられた。その結果、思いやりの乏しさや暴力的態度にもっとも強く関係していたのは、実生活での暴力でも映画でもなく、ゲームであった。ゲームというもののアクティブな関与が、単に受動的な暴力の目撃や体験以上に、訓練的な効果を強く及ぼしてしまうのである。

加速する仮想現実失調

ゲームの中毒性を加速させると同時に、仮想現実失調（仮想と現実の区別が曖昧になり、混乱した状態）の問題をより深刻化させる上で大きな役割を担ったのが、ゲームの３Ｄ化であり、解像度の向上と高速化であった。これらはすべて、大量の情報を瞬時に処理することができる、ＩＣチップの高度集積化によって可能となったばかりか、さらに高度なリアリティを実現し続けている。
その流れを推し進めたエポック・メーキングな出来事は、九〇年代半ばに登場した三二ビット家庭用ゲーム機の急速な普及であった。どこかまだ素朴さを残していたテレビゲームは、映画のような高いリアリティをもつ、高度なシミュレーターの様相を呈し始めたのである。

射撃訓練の話を思い起こしてほしい。黒い円の標的が、起き上がる人型のシルエットに代わっただけで、兵士の発砲率は一割五分から九割に跳ね上がったのである。現実にわずかに似せるだけで、殺人というもっとも強いタブーを打ち破る上で、それほどの効果が得られたのである。ましてや、映画のようなリアリティの高い画像を用いて、人を殺すゲームをくり返すことは、殺人シミュレーターで子どもたちが、殺人の訓練に日夜励んでいることにほかならないのである。

この驚くべき事実の意味することが正しく理解されたならば、この十年ほどの間に、日本中で、あるいは世界の至る所で、同時多発的に起こっている、子どもによる異常な事件が次々と発生する理由の、少なくとも何割かが納得できることと思う。

ケンタッキー州パドゥカで起きた少年による銃乱射事件にからむ訴訟で、法廷に立ったFBIなどの射撃訓練センターの幹部は、問題とされたビデオゲームが、法執行機関の銃器訓練施設で使われている訓練用装置と基本的に同じものであるとする証言を行った。

高度なリアリティをもつシミュレーターで、瞬時に反応するようにオペラント条件付けされた子どもの脳は、相手が現実の人間であるか、映像上の人間であるかを区別しない。それは丁度、シミュレーターで訓練を受けた兵士が、映像上の人間にしたことを、現実の人間にもできるのと同じことである。しかも子どもたちの脳は、召集されたさまざまな年齢層からなる兵士たちのものよりも、はるかに若く、可塑性があり、吸収力が高いのである。そしておそらくは、兵士たちがシミュレーターで訓練するよりもはるかに長い時間、ゲームの前で過ごしているのである。射撃の腕前は兎も角、引き金を引くことを躊躇しないという点で、兵士に優ったとしても何ら不思議はないのである。

仮想現実失調の一つの例として、しばしば論じられるようになってきたのは、死に対する考えの変容である。佐世保で起きた事件の犯人の女児が、殺害した同級生に、「会って謝りたい」と語ったということが報道で大きく取り上げられた。それと関連して、子どもたちの死に対する意識が変わっていることが、各方面から指摘されている。死んでも再び蘇ると考えている子どもたちが少なくないという事態に、親や教育関係者たちは絶句したのである。死というものが不可逆的なもので、もう二度と回復することはできないのだということが理解できていない子どもたちが少なくなかったのである。

それについては、マンガ、アニメ、ゲームの影響が指摘されている。そうしたメディアの中では、殺されても再び蘇ったり、回復することが当たり前なのである。

この問題と関連して、親や教育関係者が、ゲームについて危惧している点として挙げられるのは、不都合なことが起きたとき、すぐ〈リセット〉してしまうという安易な考えに走りやすくなることである。ＣＥＳＡ（社団法人コンピュータエンターテインメント協会）の実施した調査によると、親たちの四割近くがゲームの影響として、「すぐ〈リセット〉するという安易な考えが生まれる」ことを挙げている。しかも、注目すべきは、ゲームを現在使用している人の三六％の人が、ゲームの影響として、この項目を挙げていることである。

後の章でも述べるが、六〜八歳までの段階では、現実と仮想の区別はまだ曖昧である。だが、九〜十歳頃から両者がきちんと区別されるようになり、仮想に対する批判的な眼も育ってくる。ところが、これまで述べてきたケースのように、十代も半ばになっても両者の境目が曖昧で、仮想で学習したことを、そのまま現実だと鵜呑みにしたり、現実の中でも実行してしまうことが頻発している。それは、年齢相応の現実感の発達が損なわれているということである。

仮想現実失調に陥った子どもたちは、実際の現実とはまったく違う世界に生きているとも言える。それが彼らにとっての現実とさえなっているのだ。現実と仮想の逆立ちが進む中で、同じ人間の生命を破壊することへのもっとも強いタブーさえ失われてしまうのである。

ファイル　Ⅲ

高まる攻撃性と暴力への礼賛

世界同時多発的に起きている現象

凶悪な犯罪の増加という現象において、もう一つの注目すべき事実は、こうした事態がアメリカや日本だけでなく国際的なスケールで起きているということである。それは治安がもともと悪い発展途上国だけでなく、治安がよかった先進国においても、年を追うごとに顕著となっている傾向なのである。

インターポール（国際刑事警察機構）のデータによると、一九七七年から九三年の間に、人口当たりの重大犯罪の発生率が、イギリス、フランスなどヨーロッパ各国で、軒並み二倍のレベルに増え、オーストラリアやニュージーランドでは四倍に、ノルウェーやギリシャでは五倍にも達している。一九六〇年を基準に比べると、その増加幅はもっと大きなものとな

図1　イギリス、オーストラリアの暴力犯罪（傷害）の推移

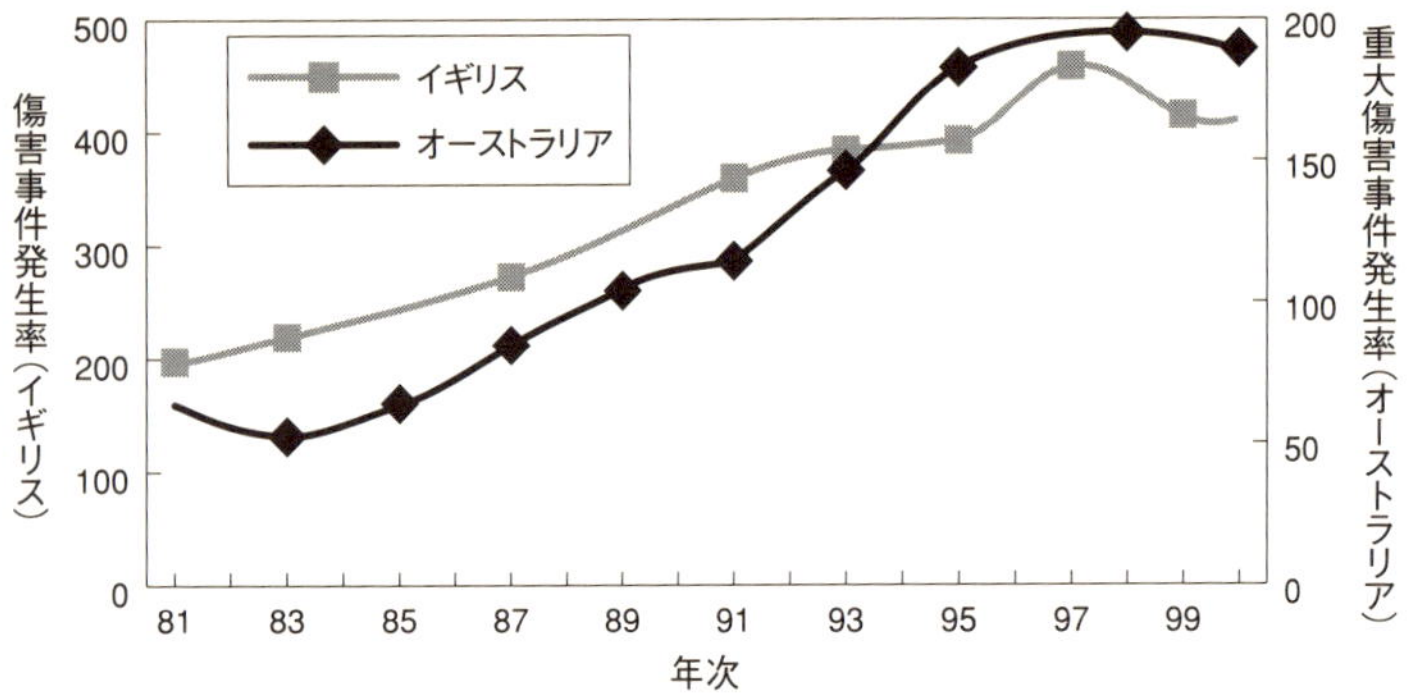

イギリスの統計は傷害事件発生率を、オーストラリアの統計は重大傷害事件発生率を用いているため、オーストラリアの方が犯罪が深刻にもかかわらず、数字は見かけ上小さくなっている。どちらも、人口十万人当たりの発生件数。

る（図1参照）。

アメリカでは、一九六〇年から九〇年代初めまでの間に、暴力的犯罪は六倍に増え、殺人は二・七倍に、強姦は六・二倍に、加重暴行（婦女暴行や意図的な暴行など、通常の暴行より罪が重くなるもの）は、七倍に増加した。少年犯罪の処理件数も四・五倍に増えている（図2a、b参照。ただし、図2aは、人口あたりの発生率に換算してあるため、増加率はやや小さくなっている）。毎年、殺人によって二万人近い人の命が奪われ、報告されているだけで十万人近くの女性がレイプされ、百万人以上もの人が加重犯罪の被害者になるという、目を覆うべき状況となっている。

日本の場合、敗戦の混乱期という特殊事情があり、六〇年代までは犯罪や少年

図2a　アメリカの暴力犯罪の推移

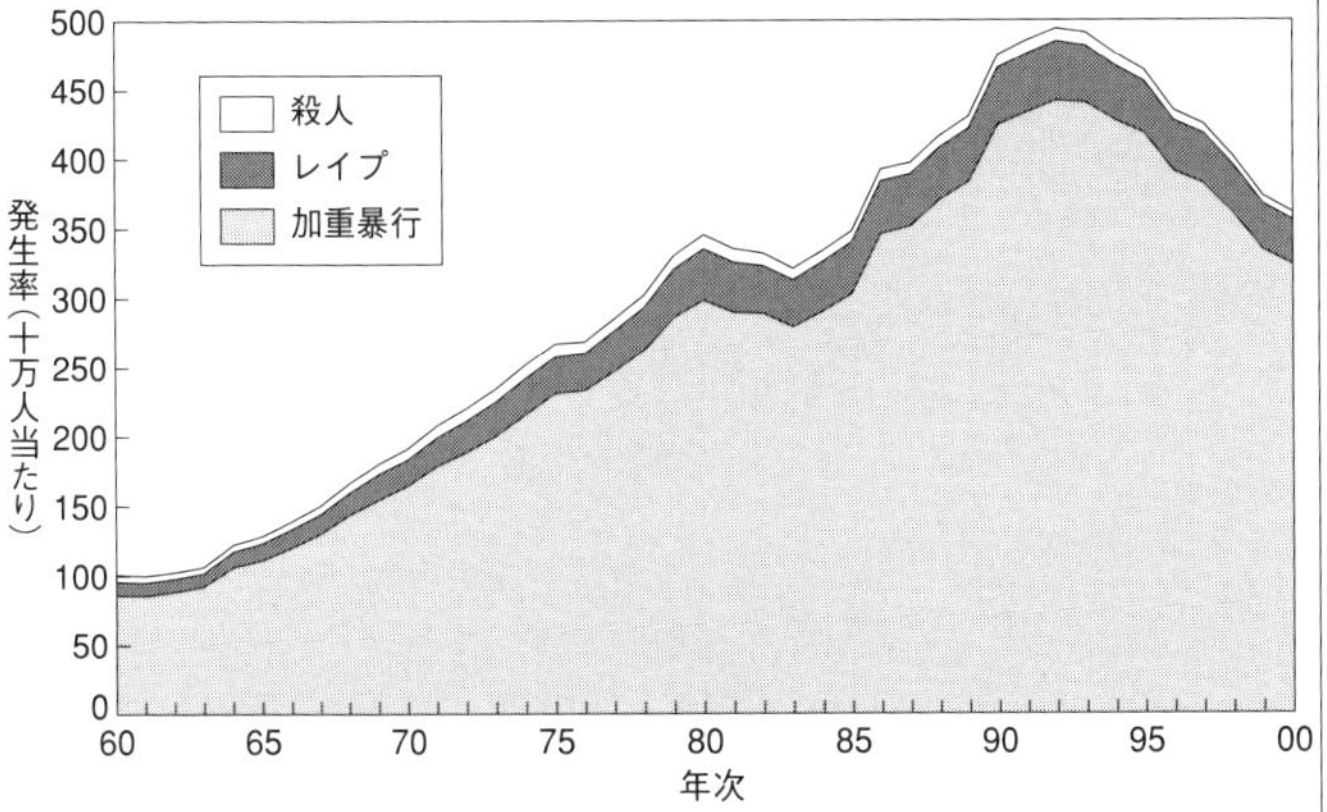

図2b　アメリカの少年事件処理件数

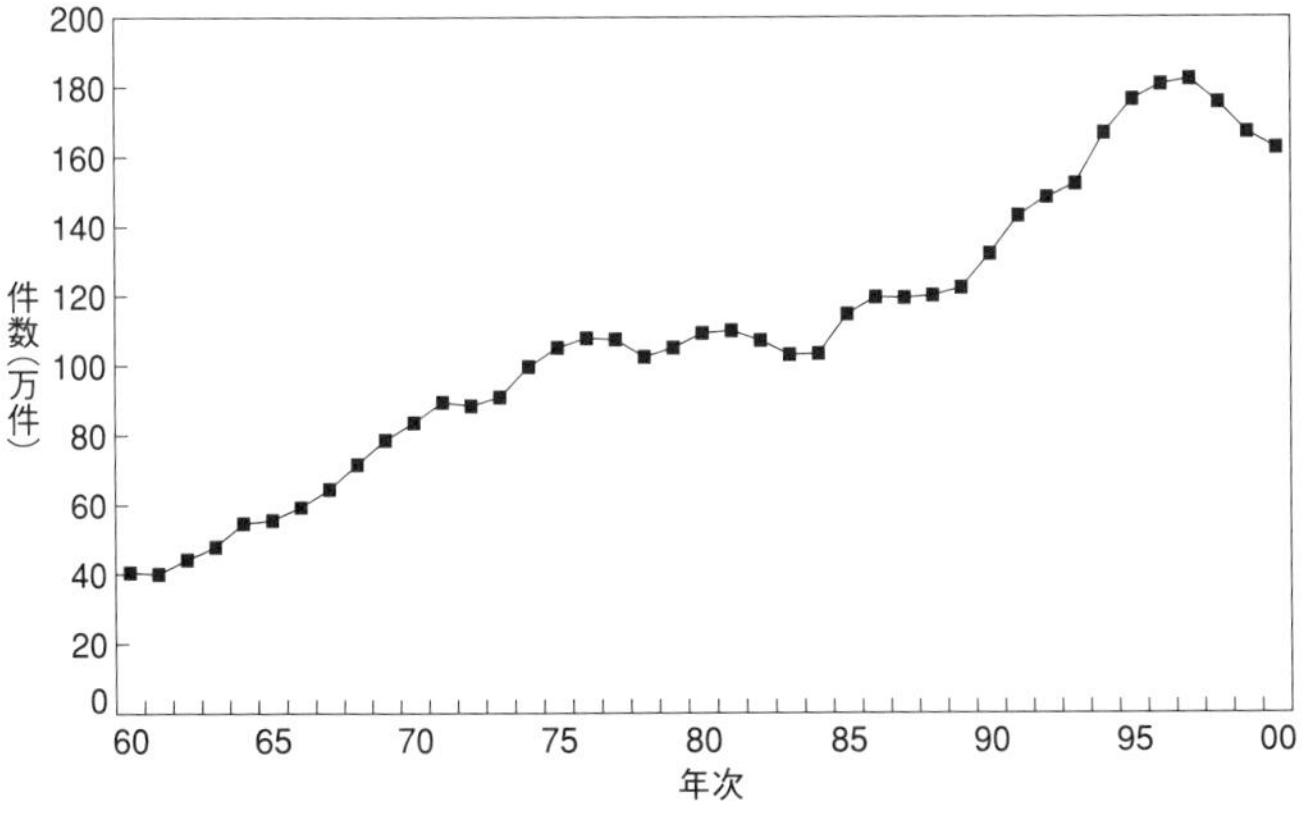

二つの図とも、FBIの犯罪統計のデータよりグラフ化した。2aは、特に凶悪な暴力犯罪として、殺人、レイプ、加重暴行の三つについて、人口十万人当たりの発生率を示している。

図3　一般刑法犯罪と少年犯罪（傷害）の推移

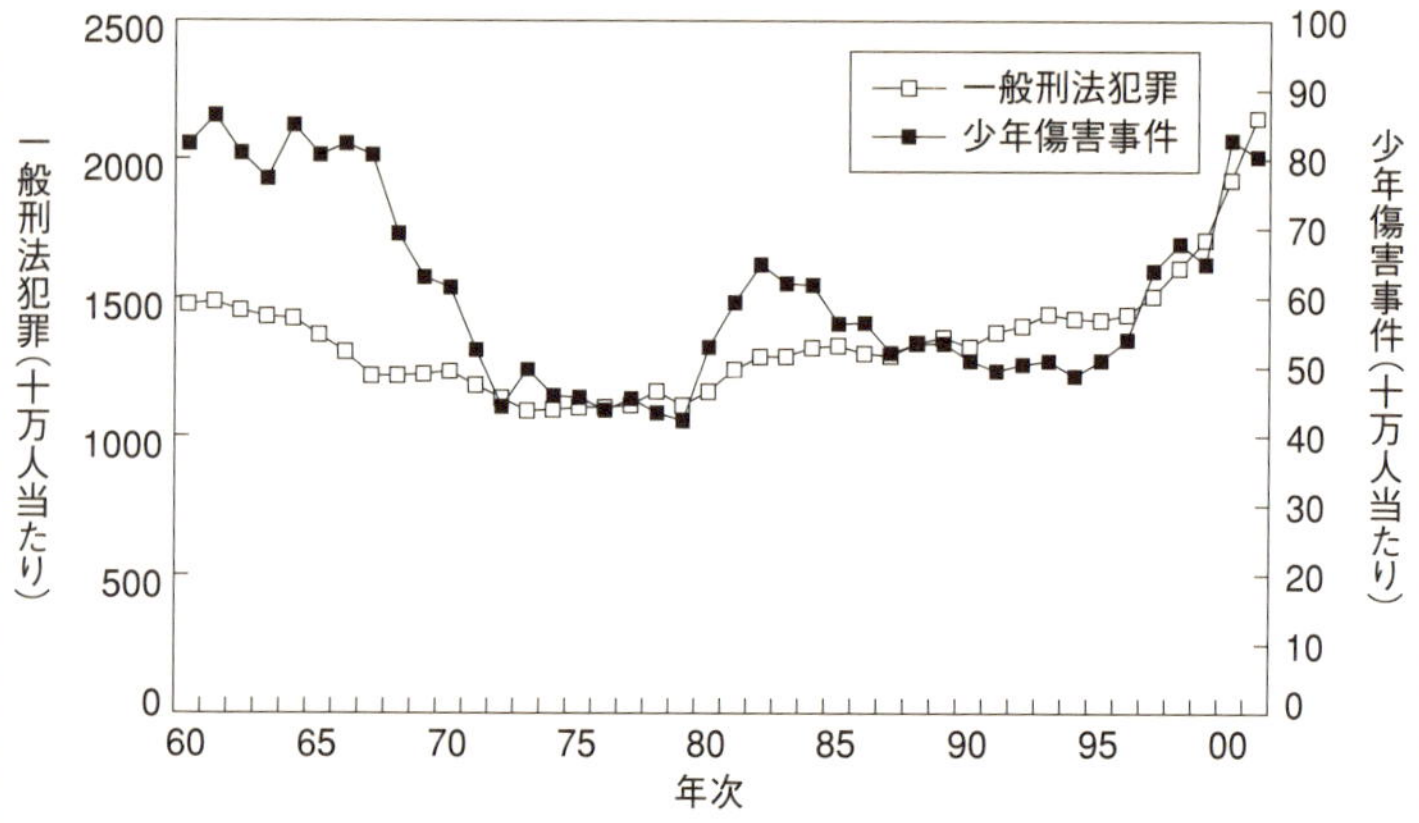

「犯罪白書」（平成14〜16）のデータより、グラフを作製。一般刑法犯罪、少年による傷害事件ともに、十万人当たりの発生件数を示す。一般刑法犯とは、刑法犯から、交通関係犯罪などを除いたもの。

非行も高水準にあったが、七〇年代には治安が非常に安定する。七〇年代半ばから、再び犯罪率が上がり始め、八〇年代から九〇年代初めにかけて緩やかな悪化局面がみられる。ことに、少年犯罪は、八〇年代前半に一つの山を形成する。その後、一旦小康期を経て、九〇年代後半から爆発的な悪化期を迎えるのである（図3参照）。

　アメリカのように、一九六〇年代から凶悪犯罪の増加が始まっていた国と、日本のように、それよりかなり遅れて、凶悪犯罪の増加が目立ってきた国とでは、時間的なズレはあるが、凶悪犯罪や少年犯罪の増加は、世界的な趨勢なのである。これはヨーロッパ、カナダ、南米、中国などでも認められている。

　つまり、世界の別々の地域で、同時進

行的に、これまでみられなかったような残虐で、冷酷な犯罪が急増し、年端のいかない子どもによる凶悪な犯罪が行われるようになっているのだ。これまで、決して子どもがしなかったようなことが、一箇所だけでなく、方々でみられるようになっているのである。

これは、かなり異常な事態と言えるし、こうした犯罪の増加が起きている原因を考える上では、一つの手がかりとなる。民族や人種や文化や社会や歴史的背景の異なる国々において、同じ現象が起きているとすれば、それは、個々の社会の事情や背景を超えた超社会的な要因が作用していると考えねば理解できないからだ。

こうした世界的な規模で起きている現象は、犯罪だけに限ったことではない。犯罪という形に表面化する手前の現象が、さまざまな局面で、やはり世界同時進行的に起きているのである。それは、世界中の人々が、より攻撃的で、思いやりをなくし、冷酷になっているということである。

それは、子どもの世界で起きている現象にも、はっきりとみられる。いじめの増加が、日本で社会問題になったが、実はアメリカやヨーロッパでも同じような現象がみられたのである。アメリカでは少なくとも十六万人の子どもが、いじめのために学校を休んでいるとされる。

また、不登校やひきこもりの増加も、日本だけでなく、アメリカでも問題となっている。さらに深刻なのは、身体的虐待や性的虐待の問題である。たとえば、アメリカでは三人に一人の少女が、十八歳になるまでに性的虐待を経験するという異常な事態になっている。日本でも、ここ十年ほど、小さな子どもによる動物虐待が目立つようになっているが、こうした現象も、日本だけでなく、アメリカやヨーロッパの先進国でも報告されている。

動物虐待は、しばしば異常な犯罪行動の準備段階として行われることが指摘されているが、実際に、動物虐待がどれくらい行われているのかについては、非常にわずかの事実しか知られていない。魚住絹代氏が東京、大阪、長崎の中学生およびその保護者を対象に行った調査では、「小さな動物をいじめたり、傷つけたことがあるか」との問いに対して、中学生の約四%が「よくある」と答え、約九%が「ときどきある」と答え、合計約一三%の中学生が、虐待行為を稀ならず行っていることを認めている。これは、従来考えられていた数字よりもかなり高いものである。

児童虐待の問題についても、日本だけでなく、アメリカ、カナダ、ヨーロッパなど世界各地で深刻な増加が報告されている。

このように、弱い存在への思いやりを失い、逆にそれを痛めつける傾向が、世界的なレベルで広がりをみせているのである。不登校やひきこもりの増加も、子どもたちや社会が思いやりをなくし、より攻撃的になっていることと無関係ではない。世界を無慈悲で冷酷にしている共通原因とは何なのだろうか。

この問題には、さまざまな立場や角度から膨大な研究が行われてきた。そうした中で、この「暴力という疫病」の原因究明に、もっとも客観的に、もっとも中立的に、もっとも徹底的に行われた調査・研究の一つが、米国疫病コントロールセンターの疫学者、ブランドン・センターウォール博士らによるものであった。センターウォール博士らは、少しでも可能性のある、あらゆる要因の候補をリストアップし、この不可思議な現象を説明できるかどうか、一つ一つ検証していったのである。八一年から着手した研究は、十年がかりで一つの結論にたどり着いた。一九九二年、彼らの労苦の賜《たまもの》である論文が『米国医学協会雑誌』に特集として掲載された。

センターウォール博士らが出した結論は、六〇年代以降の犯罪の増加が、テレビの影響に帰せられるというものであった。

センターウォール博士は、次のように述べている。「テレビの技術が発達しなければ、アメリカにおける殺人の件数は、一万件少なくなり、レイプの件数は七万件少なくなり、傷害の件数は七十万件少なくなっていただろう」と。つまり、こうした凶悪犯罪の五割から七割が、テレビの影響に帰せられると結論づけたのである。センターウォール博士らの研究は、六〇年代から八〇年代前半までにかけての犯罪の「第一次増加期」ともいえる時期を対象としたものであった。八〇年代後半以降、映像メディアの世界には、革命的な情報技術の進歩と合わせて、次々と新たなメディアが登場している。

センターウォールの決定的ともいえる結論が出されるまでにも、いくつかの重要な研究がなされている。その中の一つは、ブリティッシュ・コロンビア大学のタニス・ウィリアムズらが八〇年代半ばに行った調査で、彼女らは僻地の田舎の生活に、テレビが導入される前と後とで、人々に起きる変化を調べたのである。テレビがやってきて二年の間に、劇的な変化が起きたのは、大人よりも小さな子どもたちにおいてであった。テレビが入ってくる前に比べて、言葉や肉体の暴力が著しく増えたのである。肉体的な暴力の頻度は、二・六倍にもなった。この傾向は、男の子にも女の子にも等しくみられ、また、もともと暴力的だった子にも、元来は暴力的でなかった子にもみられたのである。さらには、攻撃を、目的を達成するための効果的で正当な手段とみなす傾向も強まったのである。

もう一つの重要な研究は、レナード・イーオンとローウェル・ヒューズマンが行った二十二年間にも及ぶ追跡調査で、八百七十五人の子どもたちが、八歳から三十歳になるまでを追ったものである。その結果わかった驚くべき結果は、八歳の時点で、テレビをどれくらい見ていたかによって、三十歳までに犯した犯罪行為の程度を予測できたことである。三十歳の時点での攻撃性の強さは、今の時点でどれだけテレビを見ているかよりも、八歳の時点でどれだけテレビを見ていたかに大きく左右されたのだ。さらには、八歳の時点でテレビをよく見ていた子どもは、その後自らが父親や母親になったとき、テレビをあまり見ていなかった人に比べて、子どもをより厳しく罰する傾向がみられたのである。

これらの研究は、テレビの影響が、大人より小さい子どもを直撃しやすく、しかも、その影響は二十年後にも及び、犯罪行為や子どもを育てる態度にまで影を落とすことを示している。

これまでに、メディアと暴力的な行動の関係を調べたものだけでも、数千の研究が行われている。それらのうち、およそ九八％の研究は、メディアと暴力的行動に因果関係を認めている。そして、二％足らずの例外的な結論を導き出した研究のうち、半数以上はメディア産業から資金を提供されたものであったという。

無論、テレビのすべてが否定されるわけではない。ここで問題にされているのは、そこに含まれる暴力的な場面や言動、破壊的で自己中心的な考え方に、小さな子どもが知らず知らず影響を受けていることの危険である。

視聴率競争にのめり込む結果、「節度」を失って刺激が追求されると、そうした悪影響に対する配慮は忘れられてしまう。良心的な番組作りに励んでいる制作者は、視聴率という数字のために、逆に苦しい立場に置かれることになる。一般大衆が、「節度」を欠いた刺激の方を選択すれば、より刺激的で、どぎつい番組が作られることになる。

多くの人は、そうした状況にあまりにどっぷり浸かりすぎているために、どれほど異常なことが行われているかに、ほとんど気づくこともない。香水をいつも使っている人が、自分の放っている強烈な匂いに気づかないのと同じことである。番組に溢れている暴力的で、攻撃的で、自分勝手な態度や考え方に、人々はあまりに慣れっこになっているため、それに違和感を覚えることもないのだ。

テレビが及ぼす大きな影響については、かなり早くから指摘されていた。だが、すでに現代文化の一部として、すっかり定着しているテレビに、今さら「危険」だとの意識をもつ人は、一般の家庭ではごく少数派だと言えるだろう。もはや親自体が、そうしたメディアの中で育ってきた世代であるため、そうした危険に対してまったく無頓着になっているのである。

さらに、メディアが多様化した今日、テレビはむしろ大人しい媒体にさえなっている。もっと過激な映像を満載したビデオやゲームやネットのサイトが身近なものとなっている。先のセンターウォールの研究にしろ、そうした多様なメディアが普及する以前の状況を主な対象としたものであった。それとシンクロして起きた、八〇年代末から九〇年代の、もっと深刻で、爆発的な第二次犯罪増加期は十分視野にとらえられていない。この時期、新しく登場したメディアは、テレビの影響が牧歌的と思えるほど過激な仕方で、若者たちの心や行動に深く影響を及ぼすようになったのである。その主役を担ったのは、まず家庭用ゲーム機と、新たな産業として登場したレンタルビデオであった。やや遅れて、インターネットの影響がそれに加わることとなった。

これまでの研究から、暴力的なゲームやビデオに接触する時間が多い子どもは、そうでない子どもよりも、高い攻撃性を示すことがわかっている。

たとえば、アメリカで行われた八、九学年（中二、中三に相当）の生徒六百人あまりを対象にした研究では、暴力的なビデオゲームに接触する機会が多い子どもほど、より敵意に満ち、教師とより頻繁に口論し、肉体的な暴力沙汰に関与しやすく、学校の成績もよくなかった。別の研究は、暴力的なビデオゲームで遊ぶことが多いものには、暴力的な態度だけでなく、思いやりの乏しい傾向が認められた。

アメリカのトレド大学の研究チームは、暴力的な場面の影響を、実生活での暴力、ビデオゲーム、テレビ、映画、インターネットでの暴力シーンに分けて調査し、共感性や暴力に対する態度との関係を調べた。その結果、驚くべきことに、実生活の暴力や他のメディアにも増して、暴力的なビデオゲームでのプレイが、共感性の乏しい傾向と関係していたのである。また、ビデオゲームと映画の暴力シーンへの接触は、暴力に対する肯定的な態度と関係していた。ビデオゲームの暴力的な擬似体験は、実生活や映画の暴力以上に、悪影響があることを示唆する結果である。こうした結果は、他の研究においても出されているが、実生活や映画における受動的な暴力シーンの体験よりも、ゲームにおいては能動的な関与が行われることにより、暴力の学習という点において、より影響が甚大であるとの考察もなされている。

メディア、ことにゲームでの暴力的な体験は、心のありようや行動様式に強く影響するとされてきた。これまで行われてきた多くの研究では、暴力的なビデオゲームでプレイすることが、攻撃的な行動・認知・感情の増加、援助的な行動の減少と関係していることが言われている。

アイオワ州立大学のアンダーソンは、方法論的にしっかりとした研究ほど、その影響が深刻であると報告しているのに対して、方法に問題がある研究ほど、影響が小さいとされる傾向があることを指摘し、暴力的なビデオゲームの影響は過小評価されている可能性もあると述べている。

無慈悲で、攻撃的になる世界

暴力シーンにさらされることの影響は、攻撃性を高め、暴力的な反応や行動を知らず知らず身につけてしまうことだけではない。もう一つの問題は、相手の気持ちや弱い立場のものへの共感や思いやりを失っていくことである。さらには、暴力に対する態度や見方さえも、暴力はいけないものだ、醜い行為だという否定的な見方から、むしろ暴力は強さを示すものであり、格好よく、問題解決の手段としても有効であるという肯定的なものに変わっていくことである。

それには、暴力シーンに多くさらされるだけでなく、その描き方や視聴者（プレイヤー）の関与の仕方にも関係があることが指摘されている。テレビや映画の主人公たちも、暴力をふるうのである。その場合、視聴者は暴力をふるう側に自分を同一化して、悪い敵を完膚無きまでに叩きのめすことでカタルシスを得る。ダーティ・ハリーは犯人をバズーカ砲で吹き飛ばす。ランボーは腐敗した権力の手先の顔面に拳骨をたたき込み、首をへし折る。暴力は悪い敵を叩きのめすためなら、正当で格好よく賞賛すべき行為だとして描かれる。ところが、この「悪い敵」というのが曲者だ。

ユネスコが行った国際的な調査においても、テレビの影響力の強い地域ほど、アクションヒーローが、お気に入りのヒーローとして選ばれた。たとえば、シュワルツェネッガーが演じる映画のスーパーヒーローが、文化的背景を越えて、自分もそうなりたいと思うモデルとみなされたのである。また、その傾向は、攻撃性が高い環境に置かれた子どもほど強くみられた。暴力を行使することは、ヒーローの「美質」とさえなり、ヒーローに自分を同一化した若者は、その暴力性も一緒に取り込むことになる。

ゲームとなると、さらにその関与の仕方は能動的なものとなる。攻撃を繰り出すためには、ボタンを押し続けなければならない。それは引き金を引く行為と同じである。敵やモンスターを攻撃し、倒したとき、「やった！」という達成感と、ゲームを次に進めさせるという大きな報酬を得ることはあっても、その行為への罪悪感や後悔を覚えることは滅多にない。破壊行為は、満足と報酬によってどんどん強化されることになる。暴力は、悪いことどころか、「楽しみ」になっていくのである。

こうした中で起きていることは、被害者ではなく加害者に自分を同一化するということである。被害者の立場に立たされるものは、「悪い敵」として単純化され、被害者の気持ちや事情については、ただ「悪」、「敵」として切り捨てられ、まったく考慮されることもない。

未熟な存在ほど、自分の思い通りにいかない存在を「悪い敵」とみなすのである。子どもや若者はその傾向が強いと言えるし、年齢的には大人でも、バランスのよい成熟が遂げられていない人の場合、たとえば、ある種の人格障害を抱えていると、その傾向が強まる。子どもや未熟な大人が、こうした暴力シーンになじむことは、「悪い敵」を攻撃してもいいという考えを強化し、それは、とりもなおさず、思い通りにならない存在は攻撃すべしという態度や考え方を強めてしまうのである。

そこには、善き存在である自分と、悪しき存在である敵という単純化した物事のとらえ方が顕著となる。そして、攻撃性以上に問題なのは、この敵か味方かという二分法的な思考なのである。

寝屋川調査では、ゲームを長時間する子どもでは、「人は敵か味方かのどちらかだと思う」と答えた子どもの割合が、ゲームをあまりしない子どもでの割合より、約二・五倍多かった。

多くの悲劇は、攻撃性そのものによってよりも、この二分法的な考え方に基づく、単純な善と悪という原理からしばしば由来する。動物行動学者のローレンツが考察したように、動物も攻撃性をもつが、攻撃性は愛と元来、表裏一体のものであり、攻撃性自体が悪なのではないのだ。攻撃性が必要以上に行使され続けることに問題があるのである。

動物には、攻撃性が歯止めなく行使されることを防ぐ、ネガティヴフィードバック機構が備わっている。相手が悲鳴を上げて背中を見せれば、戦いは終わりとなり、腹がくちくなれば、それ以上に獲物を倒そうとはしない。ほとんど人間だけが、攻撃性を過度に行使する。この攻撃性の過剰な行使こそが「悪」だと言えるのだが、この過剰な行使を人間に行わせているのは、攻撃性自体というよりも、先に述べた二分法的な思考なのである。アメリカ先住民であれ、ユダヤ人であれ、イスラム教徒であれ、それを絶対的な悪とみなす思考が、彼らを地上から抹殺しようとする行為を引き起こしたのである。虐殺行為であれ、テロリズムであれ、戦争であれ、その根底には、こうした二分法的な思考が原動力として一役買っている。

もっと身近なレベルでみても、このことは当てはまる。たとえば、いじめという問題にしても、それはまさに、この二分法的な思考の悪しき産物なのである。何か自分たちと違うところがある存在を見つけて、それを「黒い羊」として排斥し、執拗に攻撃を加え続けるという行動は、「単純化された悪」というとらえ方の原初的な形だと言える。いじめが起きているとき、いじめられている側には何の落ち度もないのに、「単純化された悪」がその上に投影され、迫害を行うことがまるで正義を行うことのような錯覚に陥っているのである。そして、悪い存在とみなされた者に対しては、思いやりや共感性も働きを止めてしまう。

こうした二分法的な思考は、まさに現代人に広がっている認知の傾向でもある。思い通りになる存在を「良い存在」、思い通りにならない存在を「悪い存在」とみなし、「良い存在」もひとたび思い通りにならなくなると、「裏切られた」と感じ、攻撃の対象になる。当の本人は、自分こそが裏切られた「被害者」だと思っている。悪いのは、信じていたのに裏切った相手の方なのである。突発型の犯罪では、子どもでも大人でも、こうした構造がみられる。愛している者を殺してしまうという類の事件の増加は、まさに二分法的な思考を抱えた人が増えているということの結果にほかならない。

アクション映画にしろ、ゲームにしろ、二分法的な思考と単純化された悪というとらえ方を、批判能力のない未熟な若者の心に植え付けていく。二分法的な思考を克服することが、本来の意味での心の成熟なのだが、それと逆行する経験を絶えず積むことに、若者たちは多くの時間を費やす。その結果生み出されるのは、少しでも思い通りにならないと相手を「敵」とみなして、攻撃することに何の呵責も覚えない人々の増加なのである。

暴力的な場面に日常的にさらされることによって、人々の心に起きているもう一つの恐ろしい変化がある。そして、この変化が、さらに救いのない状況を生み出すことになる。

それは、暴力に対する「脱感作（感覚麻痺）」と呼ばれる現象である。最初はぎょっとしていた暴力的なシーンにも、次第になんとも思わなくなっていくのである。その結果、人々を興奮させようと思えば、よりどぎつい刺激を用意する必要がある。高い視聴率や高い観客動員を得るために、テレビや映画の内容はどんどん過激なものへとエスカレートする宿命を負っている。

アメリカで行われたある調査によれば、十代向けとされるゲーム三百九十六タイトルにおいて、一時間のプレイ当たり最大で一千二百九十一回、平均で六十一回、人間が死んだ（殺された）という。こうしたゲームをプレイすることが日常となった子どもたちが、人を殺す行為に対してさえ、脱感作されていくのは必然の結果である。

先の調査では、「テレビ、ビデオ、ゲームなどの暴力シーンを見たとき、どう思いますか」という問いに対して、もっとも多い四割の子どもが「何も思わない」と答え、「ややいやである」と答えた、二五％の子どもたちを大きく上回った。さらに、二割以上の子どもが、暴力シーンを見ると「少しワクワクする」「とてもワクワクする」と答えて、肯定的な見方をしている。こうした傾向は、東京、大阪、長崎の順に大都市部ほど強かったという。さらに、ゲームをプレイする時間との関係をみると、図4のように、二時間を超える人では、「とて

図4　ゲーム時間と「暴力シーンを見ると、とてもワクワクする」と答えた子の割合

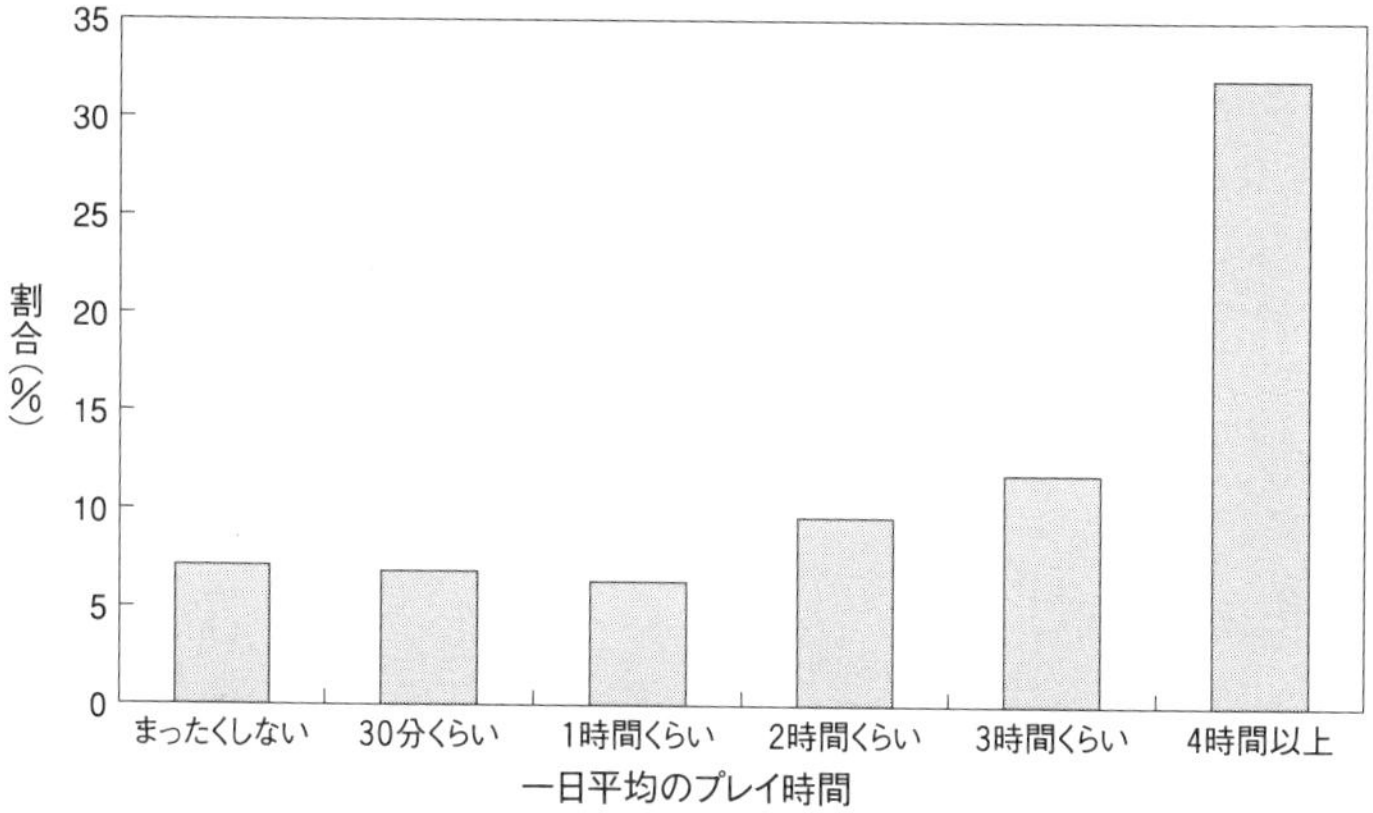

寝屋川調査（2005）のデータよりクロス集計した結果をグラフ化。中学生本人の回答による。

もワクワクする」と答えた人の割合が増加し始め、四時間を超える人では顕著に高くなったのである。

暴力的な映像の洪水には、三つの有害な影響があることがわかっている。

一つは、感覚麻痺によって、暴力に対して無感覚になり、本来感じるはずの暴力に対する嫌悪感や、やめなければという危機感を感じなくなってしまうことである。

たとえば、こういう実験が行われている。子どもたちにテレビで十五分間、野球の試合を見せた場合と、暴力的なシーンを見せた場合とで、その後の子どもたちの様子をマジックミラー越しに観察したところ、暴力的なシーンを見ていた場合には、ケンカが始まっても、無関心で、

仲裁に入ろうとする者がずっと少なかったのである。

暴力は、当事者の攻撃性自体よりも、周囲が止めに入るかどうかによって、致命的な結果になるかどうかが左右される。暴力に対する抑止力というものは、当事者の理性の力だけでなく、集団としてコントロールする力にもかかっているのだ。

かつては、子どもがケンカを始めれば、ほかの子どもがすぐに割って入って、やめさせたものである。弱いものをいじめたりすれば、周囲から囂々《ごうごう》の非難が飛んできたし、誰かがかばいに入ったものである。ことに年上の子どもは、そういう場面では、きちんと指導力を発揮した。

ところが、二十年ほど前から目立つようになったのは、誰かがいじめられていたり、ケンカをしていても間に入ろうとはせず、知らん顔をする子どもたちの姿である。止めるどころか、いじめる側や暴力をふるう側に加勢することもある。

その点は、大人でも大差はない。かつては、ケンカがあれば、すぐに誰かが割って入ったものだが、今では、助けを求める叫び声を聞いても、すぐさま駆けつける人は少ない。

さらに、暴力的な場面にさらされることによって、人々の心に起こる変化は、感じないことを、あたかも優れた美質であるかのようにみなす傾向である。

虐待を受けて育った子どもは、自分の苦痛に対しても他者の苦痛に対しても無頓着な傾向がみられる。そして、冷酷なことを平気でするようになる。こうしたことも、暴力に対する脱感作の結果である。暴力場面にさらされるほど、さらに暴力を、現実の生活やエンターテインメントの中で求めるようになる。

暴力とは、本来、それが直接的なものであろうが、間接的なものであろうが、不快で恐ろしいものである。暴力にさらされることは、それがどういう類のものであれ、心に傷つきを引き起こすのである。そうした不快な体験に過剰にさらされると、心は傷つくことから自らを守るために、次第に感受性を失い、感じなくなっていくのである。

さらには、感じないことに価値を見出すという逆転さえ起きる。ドライでハードボイルドで、人間的な感情に邪魔されないマシーンのような存在であることが、一つの理想型となる。ある時期から、映画やマンガやフィクションのヒーローには、そうしたタイプの主人公が登場するようになり、人々はそうした主人公に強く惹きつけられた。

その原形は、たとえば、七〇年代の初めに出版された、フレデリック・フォーサイスの『ジャッカルの日』に見出すことができる。この小説の特徴は、コードネーム「ジャッカル」という冷酷無比な暗殺者が、きわめて魅力的に描かれていることである。映画『ジャッカルの日』は、世界的な大ヒットとなり、その後のエンターテインメントの世界に、一つのモデルを提供することになったが、それは、裏を返せば、大衆が求める新たなヒーロー像に一致していたということである。ドライで、同情や愛情さえもたず、徹底的に自己中心的で、冷酷であることが、むしろ魅力となっていくのである。逆に、共感性に溢れ、他人の痛みを感じ、思いやりをもつことは、格好悪いことのようにみなす風潮さえ強まったのである。

暴力的な映像に過剰にさらされることによるもう一つの影響は、世界や人間というものを、過度に悲観的に、醜く、危険で、希望のないものとみなす傾向を植え付けてしまうということである。暴力場面にさらされることは、単に暴力を学習させ、攻撃的で反社会的な行動を増加させるだけでなく、自分自身が被害者になる恐怖を増大させ、さらには、対人観や世界観まで変えてしまう。

テンプル大学のジョージ・ガーブナーらは、暴力的な番組を見続けると、子どもであれ、大人であれ、他人を実際よりも危険な存在とみなすようになることを示した。テレビを長時間見る人では、そうでない人より、犯罪の危険を恐れ、用心深く、他人を信用しない傾向が認められたのである。

先の寝屋川調査では、ゲームを三時間以上する子どもでは、ゲームを一時間以下しかしない子どもに比べて、「人が信じられないことがある」と答えた子の割合が二倍強であった。また、「傷つけられるとこだわり、仕返ししたくなる」と答えた子どもも、同じく二倍強の割合でみられたのである。

事件の報道にしろ、サスペンスのドラマにしろ、人間の醜悪さ、卑劣さ、信用できなさばかりが濃縮され、強調された形で伝えられることになる。そんなことばかりが現実に起きているわけでなくても、ニュースバリューがあるものや、人々の興味を惹くものを取りそろえれば、人間やこの世界のすばらしさを伝える内容よりも、悲観的な見方になる材料ばかりが行列をなすことになる。

　ましてや、そうしたおぞましい内容に、小さな子どもたちまでもがさらされるのである。新聞や本であれば、それを読みこなせる年齢になるまでは、目に触れずにすんだことも、テレビとなれば、心の準備ができていようができていまいが関係なく、網膜に視覚信号となって入り込んでくる。

　以前であれば、絶対テレビの画面には登場しなかったようなシーンが、小さな子どもたちが見ているゴールデンアワーの時間帯にも登場する。暴力的な場面だけでなく、事故の瞬間や自殺する瞬間の映像さえ、公共の電波に乗って野放図に垂れ流される。それがどういう結果を幼い心に引き起こすかは、まったく考慮されることもない。

　こうした悲惨な映像のシャワーを浴びながら子ども時代を過ごすことは、悲劇としか言いようがない。大人でさえ食傷し、憂鬱になる映像に、何の抵抗力ももたない、未熟な心がさらされる状況で、子どもはこの世界や人間という生き物について、肯定的で、希望をもった心を養っていくことができるだろうか。

　いくら教育が、学校で人間や世界への肯定的な見方を学ばせ、子どもに希望をもってもらおうとしたところで、日々垂れ流されている映像が、そうした努力を台無しにしてしまう。これは、子どもの心に対する暴力であり、虐待にほかならない。ハーバード・メディカル・スクールのアルヴィン・プゥサン教授は、子どもを暴力的な映像にさらすことは、事実上、肉体的、性的暴力や戦闘地域で暮らすことと大差がない虐待であるとし、その危険に警鐘を鳴らしている。そうしたことが、人々がほとんどその危険を自覚しないままに行われてしまっているのである。「娯楽」であり「遊び」であるという油断が、守りの死角を生んでいるのである。

子どもとは、元来将来に対して非常に楽観的なヴィジョンをもち、希望に溢れているものである。最近の子どもに広まっている、人生や他者や世界に対する悲観的で醒《さ》めた態度は、人間の醜悪さや世界の危うさを示す夥しい映像や情報に、さらされ続けてきた結果だとすると、非常に納得がいくのである。そして、このことは子どもだけの問題でなく、大人たちにも当てはまるように思える。

ただし、ここで「暴力的なゲームや映像にさえ触れさせなければ良い」と短絡的に考えるのは危険である。テレビなどの映像メディアの影響を論ずる場合、暴力的なコンテンツのみが問題なのではない。もっと危惧されるのは、暴力的なシーンによる直接的な暴力の学習だけでなく、長時間ゲームや映像メディアにさらされること自体が、認知や行動に影響を及ぼしている可能性である。これまで行われた研究は、テレビであれ、ゲームやビデオであれ、暴力的シーンへの暴露（さらされること）という観点のものが大部分を占める。だが、それは、メディアの影響の一部に過ぎない。さらに広い影響という観点で行われた研究はまだ少ないが、徐々に増えている。

海外で行われたある研究では、暴力的シーンの多いゲームで遊ぶことだけでなく、ゲームで長時間遊ぶこと自体が、高い攻撃性や敵意、暴力行為と関係があるとされた。先の寝屋川の調査も、そのことを裏付けている。

寝屋川調査の特筆すべき点は、それだけにとどまらず、ゲームやネットなどのメディアの影響を、認知や行動の様式、性格傾向などについても明らかにしたということである。次の章では、メディアが、攻撃性だけでなく、受け手のメンタリティ（物の見方や精神構造）やライフスタイルにまで深く及ぼしている影響についてみていきたい。

ファイルⅣ

メディアが心のスキーマを変える

「ゲーマー」像と重なる子ども全般の特性

平成八年に総務庁が、全国の十二歳から二十九歳の男女六千人を対象（有効回答数三千八百三人）に行った調査によると、テレビゲームで遊ぶ人と、遊ばない人を比べた場合、友人関係の深さのスケール（得点が高いほど、親密さの度合いが深い）が、前者では〇・六四、後者では〇・九一となり、テレビゲームをする人の方が、あまり深い友人関係を好まない傾向があることがわかった。さらには、「ゲーマー」と分類される人では、この数値は〇・五二まで下がり、友人付き合いは表面的なものになる傾向を示した。

また、テレビゲームで遊ぶ人では、次のような質問に「はい」と答える人が統計的有意に多く認められたという。

①「友人が悩みごとを話し始めると話をそらしたくなる」
②「相手の答えが遅いといらいらする」
③「面と向かって話すより電話の方が話しやすい」
④「傷つきたくないから本気で議論をするのは避ける」
⑤「体験がなくても情報として知っていれば十分だ」
⑥「言葉よりも絵や音楽の方が自分の気持ちをうまく表現できる」

これらより、ゲーマーの心理的特性として次の点が指摘された。①共感性が乏しい、②コミュニケーション耐性が低い、③直接対面的な対人関係の回避、④傷つきの回避、⑤現実体験よりも情報重視、⑥言語よりも感覚優位、である。

この結果から浮かび上がったゲームで遊ぶ人の人間像は、対人関係が表面的で、共感性や受容性に欠け、直接的な接触や傷つきを回避し、現実体験よりも情報に価値を置き、言語よりも感覚を志向する若者の姿であった。

さらには、こうした傾向は、年齢が低い人ほど、また女性より男性により強く認められたのである。

海外の多くの研究においても、ゲームで長時間遊ぶ習慣がある人に見られる傾向として、共感性の乏しさ、攻撃性の高さ、現実回避、活動性の低さ、対人関係における消極性などが指摘されている。

ところで、非常に気になるのは、これらの特性が、学校現場で最近の子どもたちの傾向として指摘されている点とオーバーラップしていることである。

ある意味では、子どもたちの心理的特性が、「ゲーマー化」しているととらえることもできる。もちろん、そこにはゲームだけの影響というよりも、もっと広い意味で「ゲーム化」した現代文化全般の特性が影響を及ぼしていると考えるべきなのかもしれない。だが、いずれにしろ、国民の三割、中学生の七割、小学生の八割五分がゲームで遊ぶ状況を考えると、子どもたちの心理特性に対するゲームの影響を無視することはできない。

衝撃的なデータ

魚住絹代氏が寝屋川市を中心に、東京、大阪、長崎で行った調査（「寝屋川調査」、対象四千七百六十二人、有効回答数三千五百五十五人）は、中学生とその保護者を対象に、より詳細に、さまざまな角度から、メディアに依存する子どもたちの実像に迫ったもので、これまで行われたメディアの影響を調べたものとしては、画期的なものと言える。そこで示されたゲームやネット中毒の子どもたちの姿は、総務省の調査結果とも重なる部分も多いが、さらに踏み込んだ認知や行動様式、養育や発達、親子関係の問題、さらには、嗜癖対象となっているメディアの種類による傾向の違いまで明らかにしている。

長時間ゲームやネットに耽る子どもと、あまりしない子どもを比較し、前者の特性としてこの調査結果が指摘している点は、非常に多面的なものであるが、人格の特性、つまり認知や情動、行動の傾向についてみると、およそ次の点に要約できるだろう。

①否定的な自己像と現実的課題の回避

四時間以上ゲームをする子では、「生まれてきてよかったし、自分のことを好きだと思う?」の問いに「いいえ」と答えた子どもの割合が、あまりしない子どもに比べて、約五倍に達した。また、「うまくいくか不安で、行動する前にあきらめてしまう」と答えた子どもの割合が、あまりしない子どもに比べて約三・五倍であった。さらに、「現実の生活よりゲームやネットの方が大切である」と答えた子どもの割合が、あまりしない子どもに比べて、五倍以上に達した。

ネットでも、後二者の質問については同じ傾向がみられたが、最初の質問については有意な傾向は認められず、ゲームとの違いがみられた。

これらの結果は、ゲームを長時間する子では、否定的な自己像をもち、自分に自信がなく、現実よりも仮想世界に価値をおき、回避的な傾向があることを示している。一方、ネットに嗜癖する子では、現実回避的な傾向は強いが、自己像はそれほど悪くないと言える。

②対人関係における消極性

毎日二時間程度かそれ以上ゲームをする子では、「人付き合いや集団は苦手である」と答えた子の割合が有意に高く、四時間以上ゲームをする子では、その割合は、あまりしない子どもに比べて約四倍であった。また、四時間以上ゲームをする子では、友達の数が少ない傾向が顕著であった。ゲームを長時間する子では、非社交的で、内閉的な傾向の子が多いと言える。ただし、意外な結果だったのは、ゲーム時間が長い子ほど、戸外で遊ぶ時間が長い傾向がみられたことである。ゲーム依存の子は、少なくとも中学の段階では、必ずしも家にこもるわけではなく、むしろ外でよく遊んでいたのである。

さらに詳細にみていくと、ゲーム依存の子にも、外でよく遊ぶタイプと、ほとんど自宅で遊ぶタイプがあることがわかる。その比率は、約四対一で、外で遊ぶタイプの方が多い。ただし、外でよく遊んでいる子でも、人付き合いや集団が苦手な傾向がみられた。

ネットを長時間する子でも、同様の傾向が認められた。保護者を対象にした調査では、戸外で遊ぶ時間がもっとも短かったのは、ネットに熱中している子であり、逆にもっとも長かったのは、メールに熱中している子であった。

③二分法的な思考と過度な完璧主義

ゲームを四時間以上する子では、「人は敵か味方かのどちらかだと思う」と答えた子どもの割合は、あまりしない子どもに比べて二・五倍と有意に多くみられた。また、「少しでもダメなところがあると、全部ダメなところがあるように思ってしまう」と答えた子どもの割合が、あまりしない子どもに比べて、約二倍であった。この傾向は、ネットを長時間する子やメールを頻回にやりとりする子でもみられ、ゲーム中毒に特異的なものというよりも、メディア中毒全般にみられる傾向と言えるだろう。

敵か味方か、全か無か、といった二分法的な思考は、先の章でも指摘したように過剰な攻撃や極端な行動を誘発しやすい。また、境界性人格障害や若者たちのキレやすさとも密接な関係を指摘されており、人格障害やその傾向をもった人に特徴的な認知の様式でもある。攻撃か回避かという両極端な反応を生み出しやすい素地となるのである。

メディア中毒の子では、二分法的な思考や完璧主義の傾向がみられたことは、彼らが両極端な反応を示しやすいこととも深く関係している。

④対人不信感や基本的信頼感の乏しさ

四時間以上ゲームをする子では、「人を信じられないことがある」と答えた子どもの割合が、あまりしない子どもに比べて約二倍であった。この傾向は、長時間ネットをする子や頻回にメールをやりとりする子において、一層顕著であった。

メディア中毒の子では、対人不信感が強いことが示された。

⑤傷つきや復讐へのとらわれ

四時間以上ゲームをする子では、「傷つけられるとこだわり、仕返ししたくなる」と答えた子どもの割合が、あまりしない子どもに比べて、約二倍強と有意に多くみられた。

この傾向はメール中毒の子でもみられたが、ネット中毒の子では、それほど顕著でなかった。

この結果は、些細な傷つきや、過去の恨みから、殺人などの重大な犯罪を起こす子どもたちが増えていることと考え合わせるとき、非常に重みをもつと言える。

⑥抑圧傾向と攻撃性、サディズム

「ケンカをしたときどうしますか」の問いに対して、四時間以上ゲームをする子では「がま

図5　ゲーム時間と小動物虐待

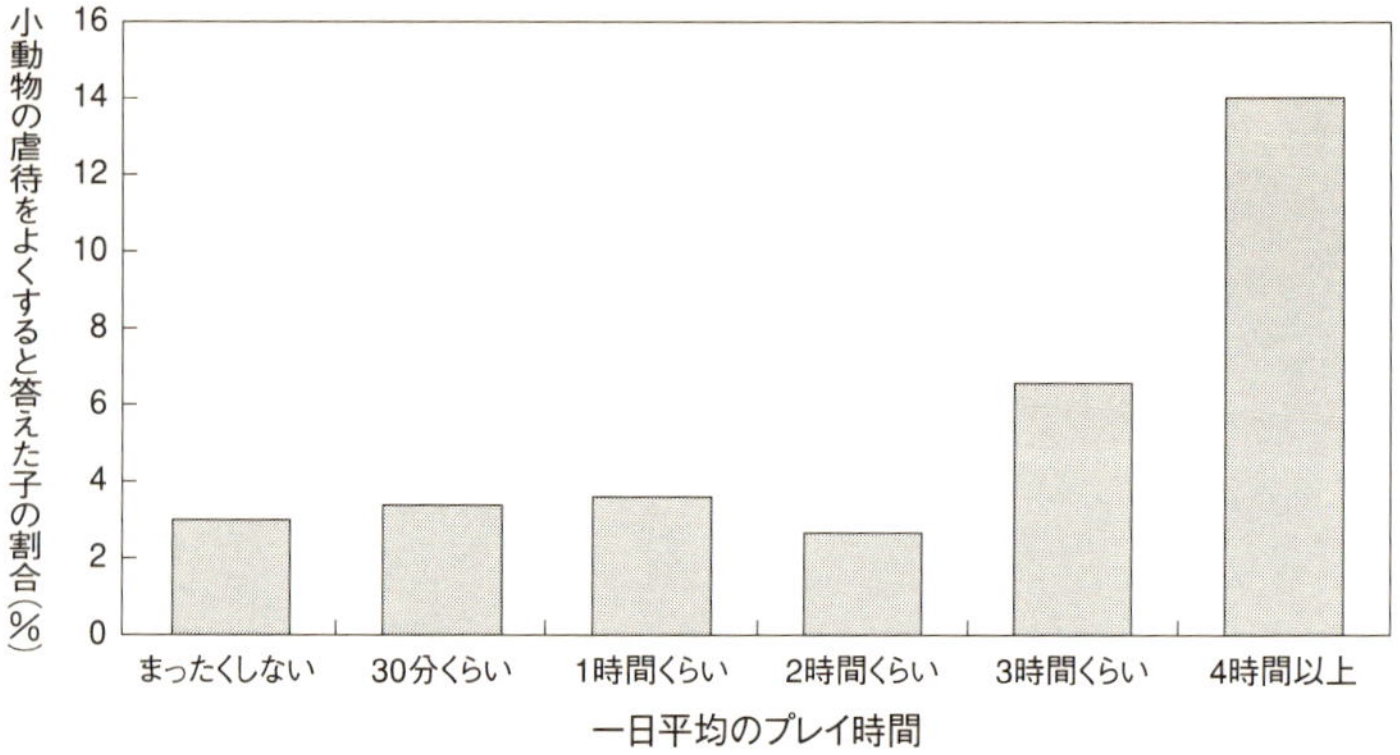

寝屋川調査（2005）のデータよりクロス集計した結果をグラフ化。中学生本人の回答による。

んする」と「相手をやっつける」と答えた子が有意に多かった。抑圧か攻撃かという両極端な傾向と解せる。ネットを長時間する子では「絶交する」が多く、違いがみられた。

四時間以上ゲームをする子では、「小さな動物をいじめたり、傷つけたことがある」と答えた子どもの割合が、あまりしない子どもに比べて、約三倍強であった。この傾向が統計的有意に認められたのは、ゲーム中毒の子においてだけであり、注目に値する。図5は、小さな動物をいじめたり、傷つけたことが「よくある」と答えた子の割合と、ゲーム時間の関係をグラフにしたものである。三時間以上ゲームをする子で上昇し始め、四時間以上ゲームをする子では顕著に高くなる。

三時間以上ゲームやネットをする子では、

「お子さんは、素直ですか、反抗的ですか」との問いに、「とても反抗的である」と答えた保護者の割合が、あまりゲームなどをやらない子どもの保護者と比べて二倍から三倍であった。

これらの結果からは、ことにゲーム中毒の子では、外向きの対人関係においては自分を抑える一方で、そのはけ口を、弱い存在や思い通りになる親への攻撃的態度によって、紛らわしている状況が浮かび上がる。

⑦共感性や状況判断力の不足

「人の気持ちはわかりにくく、周囲とずれてしまうことがある」と答えた子の割合が、ゲームを長時間する子で、有意に高かった。ネットを長時間する子でもその傾向がみられたが、ゲームの方がより顕著であった。

三時間以上ゲームやネットをする子では、「一方的に喋ったり、場違いな発言や行動をしてしまう」と答えた保護者の割合は、あまりやらない子の五倍程度だった。また、「冗談や皮肉をまじめに受け取ってしまうことがある」と答えた保護者の割合は、二・五倍程度であった。

これをさらに、ネットに一番熱中している子と、ゲームに一番熱中している子に分けると、この傾向が強く認められたのはゲームに熱中している子においてだった。

こうした結果は、ゲームで長時間遊ぶ子に、共感性や状況判断力の問題が生じやすいことを示している。まさに、社会的な能力の獲得のつまずきが、長時間ゲームをすることと、深く関係していることが統計的に裏付けられたと言える。

⑧自己特別視の傾向

四時間以上ゲームをする子では、「自分には人と違う特別なところがあると思う」と答えた子どもの割合が、あまりしない子の一・五倍強であった。この傾向は、ネットやメール中毒の子では認められず、ゲームに特異的な傾向であった。

この結果は、誇大な万能感や空想の存在を示唆するとともに、他者に対する違和感の存在とも解することができる。

⑨無気力・無関心な傾向

四時間以上ゲームをする子では、「何事にも気力がなく、興味ややる気がわかない」と答えた子どもの割合が、あまりしない子どもに比べて、約四倍に達し、ゲームを長時間する子では、無気力・無関心な傾向がみられた。ネット中毒の子でも同じ傾向がみられた。一方、メール中毒の子ではそれほど顕著でなかった。

⑩依存心の強い傾向

「お子さんは、自分のことは自分でする方ですか」との問いに、「何でも人に頼る方だ」と答えた保護者の割合が、あまりゲームなどをやらない子どもの保護者と比べて、三倍程度であった。一方、ネットを長時間する子では、逆に「何でも自分でする方だ」と答えた保護者の割合が有意に高く対照的な結果だった。

ゲームを長時間する子では、依存心が強く、自立能力が低い傾向があると考えられる。この結果は、後で触れるが、ゲームを長時間する子では、過保護に育てられた子が多い傾向があるという結果と相応するものであり、非常に意味深い。

⑪多動性、衝動性、不注意

四時間以上ゲームをする子どもでは、「気が散りやすく、よそ見、忘れ物、ミスが多い」と答えた割合が、あまりしない子どもに比べて、約二・五倍であった。ネットを長時間する子でも同様の傾向がみられたが、ゲームほど顕著でなかった。

「じっとしていられず、動きたくなる」と答えた子の割合は、四時間以上ゲームをする子では有意に高かったが、ネットではその傾向はみられなかった。

三時間以上ゲームやネットをする子では、「じっとすわっていることができず、たえず動きたがる」と答えた保護者の割合が、二・五倍程度と有意に多かったが、ゲームに熱中している子と、ネットに熱中している子とに分けて比べると、その傾向がみられたのはゲームに熱中している子においてだけだった。

ゲームを長時間する子では、多動で、不注意で、衝動的な傾向がみられたのである。これは、後の章で扱うが、ＡＤＨＤなどの発達障害とゲーム依存の関係を考える場合、非常に重要なデータだと言える。

⑫気分の変動、爆発性

三時間以上ゲームやネットをする子では、「怒ったり、泣いたり、感情の波が激しい」と答えた保護者の割合が、あまりしない子の保護者の四倍程度みられた。同じく、「イライラしやすく、かっとなると暴言や暴力になってしまう」ことが「よくある」と答えた保護者の割合は、五倍程度であった。これらを、ゲームに熱中している子とネットに熱中している子に分けて比べると、いずれの傾向も顕著にみられたのは、ゲームに熱中している子の方だった。また、メールを頻繁にやりとりする子でも、この傾向が認められた。

ゲームやメール中毒の子では、情緒が不安定で、「キレやすい」傾向がみられると言える。これは、以前から疑われていることであるが、今回の結果は、「キレやすさ」にゲームなどのメディアの長時間の利用が関与していることを、統計的に裏付けたといえる。

さらに、最近若い人の間で増加している、情緒不安定型の人格障害との関連をも疑わせる結果である。

このように、ゲーム、ネットなどのメディアに耽ることが、子どもたちや若い世代に指摘されている多くの問題点と深く関係していることが示されたのである。メディアは、単に外側から影響を及ぼしているだけでなく、心の中に取り込まれ、同化して、心の構造自体を変えているとも言えるのである。物事の受け止め方や感じ方の基本ソフトとでも言うべき、認知スキーマ自体が変化をこうむっている可能性が高いのである。

ただ、これらの傾向が、ゲームなどを長時間使用した結果であるだけでなく、元来こうした傾向をもつ子どもが、それぞれのメディアに引き寄せられやすいのではないかという疑問も生じるだろう。この点については、後でさらに究明していきたいと思うが、どちらか一方が先というよりも、相互に悪循環を形作っているというのが事実に近いように思う。

そして、こうした影響をさらに深刻にしているのは、それぞれのメディアがもつ嗜癖性の問題である。次の章では、その点について解明していきたい。

ファイル V

子ども部屋に侵入した麻薬

嗜癖性の問題

最近、ある若者が三十五時間ゲームをやり続けて、心不全で死亡したというニュースが伝えられた。彼はなぜ、死ぬまでゲームを続けねばならなかったのだろうか。その問いに対する答えは、一九九八年、もっとも権威ある科学雑誌『ネイチャー』に掲載された論文ですでに明らかとなっていたのである。

イギリスの研究者らは、ＰＥＴ（陽電子放射断層撮影）という測定方法を用いて、ビデオゲームをプレイしたときの、脳内（線状体）のドーパミン放出《リリース》を調べ、それが顕著に増加することを報告した。ドーパミン・レベルの上昇は快感を引き起こし、それによってその行動を強化する。つまり、その行動をもっとしたいと思うようになるのだ。その結果、依存形成にも関与することが知られている。たとえば、コカインや覚醒剤の投与はドーパミン・レベルの上昇を引き起こすのである。この実験が示していることは、そうした麻薬の投与を行わなくても、麻薬を投与したときと同じ現象が、脳に起きたということなのである。

その後、ビデオゲームのプレイによる脳内のドーパミン・レベル上昇は、他の研究によっても追試され、その程度は、スピードのような覚醒剤やリタリン（中枢刺激薬）を投与したときの増加量に匹敵するとの報告もある。

若者たちが寝る間も惜しんで、何時間もゲームに夢中になる理由が、これで明らかになったのである。ゲームをやりだしたら止まらなくなり、やめさせようとすると大喧嘩や暴力沙汰にまでなってしまうのも、そのわけが納得できたのである。

毎日長時間にわたってゲームをすることは、麻薬や覚醒剤などへの依存、ギャンブル依存と変わらない依存を生むのである。

どういう活動であれ、通常の活動は、すぐに飽きたり、疲れたりして、やらなくなってしまうのが普通である。楽しい遊びでも、勉強でも、運動でも、続けてやるには努力が必要になる。ことに前頭前野を使うような活動では、すぐに疲れてしまい、長く続けることは困難なのである。逆に言えば、努力もなしに長時間続けたくなってしまう活動は、何らかの嗜癖性があるということである。ことに、それが特別な人にだけ当てはまるというのではなく、何割もの子どもたちに当てはまるゲームは、明白な嗜癖性を示していると言える。やると心地よく、万能感的な欲求が満たされ、苦痛をともなう努力もあまりいらないという構造の中で、次第に精神的・身体的依存が形成されていくのである。考えてみれば、いくらでもやりたがること自体が自然なバランスのとれた活動とはいえず、危険な兆候なのである。

麻薬にしろ、アルコールにしろ、さらには、ギャンブルやゲームにしろ、嗜癖の対象は異なっていても、脳の中で依存が形成されるメカニズムは共通しており、その仕組みが次第に明らかにされつつある。

麻薬やギャンブルの興奮は、快刺激を伝達する伝達物質であるドーパミンの放出を増やし、それがある部位の神経細胞の受容体に結合することによって、神経細胞が活動電位（スパイク放電）を活発に発生させ、めくるめく興奮を生じさせる。そして、一度快刺激の味を覚えた脳は、同じ快刺激を求めるようになる。これが、依存の第一段階だ。

ところが、薬物にしろ、ゲームにしろ、同じ刺激をくり返しているうちに、以前ほど興奮が得られなくなる。日常的な感覚で言えば、それは「飽きる」ということであり、医学的には「耐性」ができたということである。脳の細胞レベルでいうと、神経細胞が入力刺激に対して「脱感作」（感受性を失うこと）を起こしたということである。というのも、神経細胞は興奮しっぱなしの状態になってしまうと、消耗して死んでしまうため、それを避けるための生体の防御反応なのである。

その仕組みの一つは、細胞表面にある受容体（レセプター）の数や性質が変化することによる。たとえば、受容体の数が増えると、一個の受容体に結合するドーパミンの量は減ることになる。それによって、ドーパミンが放出されても、以前ほど興奮しないように調節されるのである。あるいは、ドーパミンの放出自体を抑える物質が作られるようになる。その結果、同じ刺激を行っても、あまり快感が得られなくなる。

それで、「飽きた」とやめてくれればいいのだが、依存が進み始めている人では、そうはならない。一度覚えた快感に固執し、どうにかして同じくらい強い快感を得ようとする。これが、依存の第二段階である。その結果、麻薬の分量を増やしたり、より強い刺激を追い求めるのである。こうした過程が進むと、快刺激に対する著しい飢餓状態が形成され、絶えずそれを必要とするようになる。皮肉なことに、感受性低下は、刺激に対する渇望状態と表裏一体なのである。こうして強い依存状態が作り出されていく。

ゲーム依存でも、薬物依存などと同様に、こうした段階を経て、次第に依存の度合いを増していくと考えられる。あらゆる嗜癖や依存症に通じることだが、最初の段階は比較的ゆるやかで、節度をもって楽しんでいるように見えることが多い。だが、ある時期を過ぎた頃から、取り憑かれたようになり、急に歯止めをなくしていく。最初は夢でも見るような楽しさから始まって、最後には、やるのも地獄やらないのも地獄という状況に陥っていく。それが依存症というものなのである。

ゲームに寛容だった親たち

ゲーム依存が大きな拡大を遂げた理由の一つとして挙げられるのは、保護者の側に、テレビやビデオを長時間見過ぎることに対する警戒心はあっても、ゲームに対しては比較的警戒心がなかったことである。今でも、子どもたちのクリスマス・プレゼントの重要な候補は、ゲーム機器やゲームソフトである。

特に十年ほど前までは、ゲームをすることの危険について、ほとんど知られていなかった。麻薬的な嗜癖性と恐ろしい副作用をもった危険な玩具だという認識がまったくなかったのである。当時はまだゲームも初歩的なもので、何度かやっているうちに飽きてくる類のものが多かったということもあるだろう。だが、一度そこで快体験を味わうと、さらに刺激的なものを求めるようになり、どんどん嗜癖が形成されていくというメカニズムが知られていなかったのである。

ゲームが十年前と同じ技術水準のまま、ほどよく飽きてしまうものにとどまっていれば、その危険も少なかったであろう。だが、コンピュータ技術の急速な発展により、ゲームはみるみる進化して、きわめて高いリアリティと刺激に満ちた仮想世界を現実のものにしてしまった。ずっと飽きが来ないほどに、エキサイティングなものとなったゲームは、逆に極めて危険なものとなってしまったのである。

なぜなら、ずっと飽きが来ないほどにわくわくし興奮するとき、脳で起きていることは、麻薬的な薬物を使用したときや、ギャンブルに熱中しているときと基本的に同じだからである。

子どもにLSDやマリファナをクリスマス・プレゼントとして贈る親はいないだろう。だが、多くの親たちは、その危険性について正しく知らされずに、愛するわが子に、同じくらいか、それ以上に危険かもしれない麻薬的な作用をもつ「映像ドラッグ」をプレゼントしていたのかもしれない。

実は、同じような失敗が、過去にも何度かくり返されている。最初のうち、メリットばかりが知られたため、急速に使用が広まったものの、その後、依存性や副作用の問題が表面化し、社会問題になったというケースである。そうした例としては、古くはアヘン、十九世紀末にはコカインブームがあり、戦後間もない頃に大流行したのが覚醒剤（ヒロポン）である。

コカインがヨーロッパ社会に広まりだしたとき、この魔法の薬は、人々を精神的な苦痛から解放し、万人に無条件の幸福をもたらす福音のように誤解され、歓呼の声とともに受けいれられた。知識人や上流階級を中心に、大きなブームとなる。フロイトがコカインを臨床に用いたのは有名な話である。コカインは、先にも述べたように、神経伝達物質ドーパミンの濃度を高めることで快楽をもたらす。だが、ドーパミン・レベルを高める効果をもつものの通例で、依存を生じ、やがて幻覚や神経過敏などの副作用を示し始める。コカインの正体が麻薬だと気づいたフロイトは、慌てて臨床での使用をやめている。

だが、その後もコカインの使用は根絶されることなく、現在まで世界中でコカインの乱用は続いている。

一方、戦後ヒロポンの名で広まった覚醒剤は、打てば途端に元気になり、眠らなくても活動し続けることができる「スーパーマン」の薬として流行すると同時に、やせ薬として、女性の間でも人気を博した。一般人だけでなく、知識人や医療従事者も抵抗なく手を染めた。

ところが、覚醒剤の作用は、コカインと同様ドーパミンの神経間隙《かんげき》濃度を増やすことによるものである。当然、依存や幻覚などの副作用を生じ、一度覚えてしまうと、断ち切るのが大変困難となる。

そして、今度は高度に進化したゲームが、同じ過ちを犯している危険が高いのである。

公然の秘密

ゲーム制作者のハウランドは、職業的な見地から、ゲームには五つの中毒性の要素があるとしている。①ゲームを終了させる中毒、②競争の中毒、③熟練の中毒、④探索の中毒、⑤高得点の中毒である。ハウランドは、中毒の原理をゲームデザインに採り入れるテクニックについて論じているのであるが、これは裏を返せば、ゲームは最高の叡智を傾けて、中毒を起こしやすく設計された、一種の「合成麻薬」だということである。

『タイム』誌によると、ビデオゲームにこうした麻薬的な依存性があることは、ゲーム開発者の間では公然の秘密だという。タイム誌が接触したあるゲーム開発者は、匿名を条件に次のように語っている。

「ビデオゲームは、すべてアドレナリンを出せるかどうかにかかっている。アドレナリンを出させる一番手っ取り早い方法は、やられると思わせることだ」

医学的にいって、交感神経からアドレナリンがもっとも盛んに血液中に放出されるのは、ファイト・アンド・フライト、つまり、やるかやられるかという危険の中で、必死に戦うか、逃げている瞬間である。そして、敵を倒し、危地を逃れたとき、達成感とともに、脳の中ではドーパミンが放出されることになる。

覚醒剤を打ったときも、ギャンブル中毒の男がギャンブルをしているときも、アドレナリンとともに、ドーパミン・レベルの上昇が起きている。アドレナリンは、心臓をどきどきさせ、ドーパミンは気分を高揚させる。

ゲーム開発者は、今にもやられそうな状況を、できるだけリアルに体験させるシチュエーションを作ることで、体にはアドレナリンを、脳内にはドーパミンを溢れさせる。そのために、日夜知恵を絞っているのだ。

さらに、彼は商売の秘訣として、「瞬目率」なるものに注目するという。これは、昔からある広告代理店業界の秘伝で、広告が目を惹くものであれば、人は瞬きしなくなる。同じことで、ゲームに入り込むと、アドレナリンが放出され、瞳孔が開いて瞬目率が下がるのだ。

ご存じのように、覚醒剤のような中枢刺激性の薬物をやると、瞳孔が開き、驚いたような顔つきになる。ゲームに熱中しているゲーマーに起きることも、薬物中毒でラリっている状態に、この点も似ている。

アドレナリンが溢れるゲームを作ることは、必然的に、ゲームの麻薬性を高めることにほかならない。本来は、人生の特別な瞬間にだけ、報酬として許される快感やカタルシスを、絶え間なく経験できるようにすることに心血を注いでいるのである。

ゲーム依存・インターネット依存の現状

ＣＥＳＡによると、日本のテレビゲームの利用者は、二千七百二十三万人（二〇〇四年、一般生活者）と推定されている。これは現在利用している人の数であり、「以前はよくしていたが今はほとんどしない」人の数は、それをさらに上回り、ゲームに現在または過去において、熱中したことがある人の割合は、一般生活者の六九％に達すると報告されている。

そのうち、三歳から六歳の利用者が九・二％、七歳から十二歳の利用者が一九・三％、十三歳から十八歳の利用者が一四・一％を占めるが、幅広い年齢層に浸透している。

利用者の年齢層の一つのピークは小学生であるが、もう一つのピークは、二十代後半から三十代前半の若者である。この年齢層の利用者は、全体の二二・七％にも達するのである。ゲーム世代の中核は、むしろ、この年代層であると言える。

先のアンケート調査によると、約三分の二の中学生がゲームをしており、平均して一日二時間以上ゲームをする子の割合は二割を超え、そのうち一日三時間以上ゲームをするヘビーな利用者は、八・三％であった。男子生徒だけでみると、その比率はもっと上がり、一日平均二時間以上ゲームをする生徒は、全体の約三分の一、三時間以上ゲームをする生徒も、一二％であった。小学生時代に比べるとゲーム離れが進む中学生においても、なお多くの生徒が、長い時間をゲームに費やしていることがわかる。それに加えて、全体の三割の子が、一時間以上インターネットをしていた。この数字は子ども自身が学校で回答したもので、比較的控えめな数字と考えられる。他の調査では、七％の子どもが、週に三十時間以上ゲームで遊ぶという報告もある。

驚くべきことだが、これほどゲームの問題が深刻な日本において、ゲーム依存についての研究が立ち遅れている。やはりゲームの問題が深刻になりつつあるイギリスで行われた研究では、十二歳から十六歳の三百八十七名を対象にした質問紙による調査では、五人に一人が「依存」のレベルにあると判定された。

ノルウェーで行われた三千人規模の調査では、十二歳から十八歳の少年の四・二％が病的レベルにあり、さらに一四・五％が危険なレベルにあるとされた。合計すると、二割近くに及び、各国とも深刻な状況にあることがわかる。

そうした中で、魚住氏が、四千七百六十二人の中学生と保護者を対象（有効回答数およそ三千五百）に行った大規模なアンケート調査は、メディア依存の実態について詳細に調べたもので、従来の調査に比べて、質、量ともに画期的なものだといえる。メディアの種類や利用時間だけでなく、利用の仕方や依存症状についても踏み込んで調べられている。しかも、本人だけでなく、保護者からも症状の有無や程度についての回答を得ることによって、より客観的かつ奥行きのある把握が可能となっている。

同調査で取り上げられた依存の徴候は、次の八項目であるが、これは、国際的にもゲームやインターネット依存の徴候として、よく知られるようになっているものである。

①ゲームやネットができないことで、イライラしたり、落ち着かなくなる。

②家族や友人と過ごすよりも、ゲームやネットを優先することがある。
③ゲームやネットに熱中しすぎて、学校のことがおろそかになったことがある。
④時間を決めてやろうとして、守れなかったことがある。
⑤やりすぎて、夜が遅くなったり、朝が起きられなくなったことがある。
⑥していることをごまかしたり、ウソをついたことがある。
⑦やりすぎて、手や目や頭や腰などが痛くなったり、体調が悪くなったことがある。
⑧止めさせようとしたら、怒り出し、暴言、暴力になったことがある。

これらの項目に、どの程度該当するかによって四段階に評価し、その平均値を「メディア依存度スコア」として算出した（ただし、本人については⑥⑧を除く六項目）。「0」が依存傾向がまったく見られないことを示し、「3」がすべての症状がよくみられる強い依存状態にあることを示す。図6は、その結果を頻度分布表にしたものである。保護者の回答では依存度スコアのピークが「1～1・5」にあるのに対して、本人の回答では、「0・5～1」にあり、やや甘くなっていることがわかる。しかし、依存の強いケースでは、本人と保護者の評価の頻度はよく一致しており、本人にもかなり自覚があることを示している。

依存度スコアが「2」以上の場合を「依存が疑われるレベル」（以下「依存レベル」）とし、「2・5～3」に該当するものを「重い依存が疑われるレベル」（以下「重度依存レベル」）とした。また、「1・5～2」の段階を「依存の傾向が疑われるレベル」（以下「準依存レベル」）と判定することとした。

その結果、ゲームやネットの依存レベルにあると考えられる子の割合は、ゲームやネットを利用している子の八・二%、そのうち重度の依存レベルにあるのが二・〇%であった。また、準依存レベルにある子は、一三・九%（本人）～一六・五%（保護者）であった。生徒全体で言うと、依存レベルが六・九%、重度依存レベルが一・七%となり、また、準依存レベルが一一・八%であった。

これは、ノルウェー、イギリスの調査結果にほぼ近い水準と言えるが、これは実態よりやや控えめな数字に思える。

図7は、ゲーム、ネットの利用時間と依存度スコアの関係を示している。当然のことながら、利用時間が長くなれば、多くの依存症状が出やすくなる。

依存が疑われる割合が中学生全体の七%弱、重度の依存レベルにある二%弱という数字を高いとみるか、低いとみるかである。全体からみれば、一割にも満たないのだから、ゲームは安全だと言えるだろうか。数%とはいえ、若者全体でみれば、少なく見積もっても数十万人から百万人という数になる。依存傾向をもつ人の数は、この数倍になる。さらに、一人一人の人生という目で見れば、たとえ少数でも重度の依存を生じて、人生を棒に振ってしまう人がいるとすれば、その弊害を見過ごしていいのだろうか。現実には、数十万人の青年が、若い身空の大切な時間を、毎日何時間もゲームに費やさずにはいられないのである。

図6　依存度スコアの分布

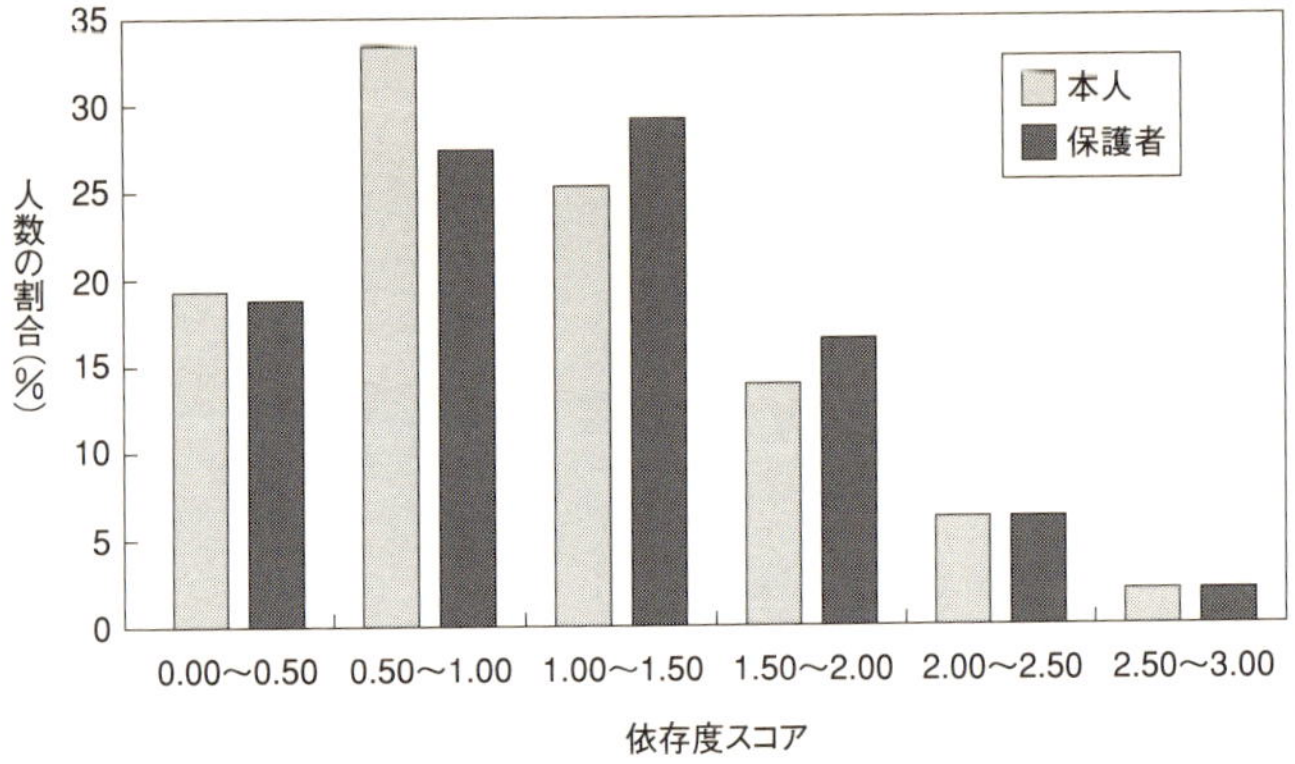

寝屋川調査（2005）のデータより解析した結果をグラフ化。

図7　ゲーム、ネット時間と依存度スコア

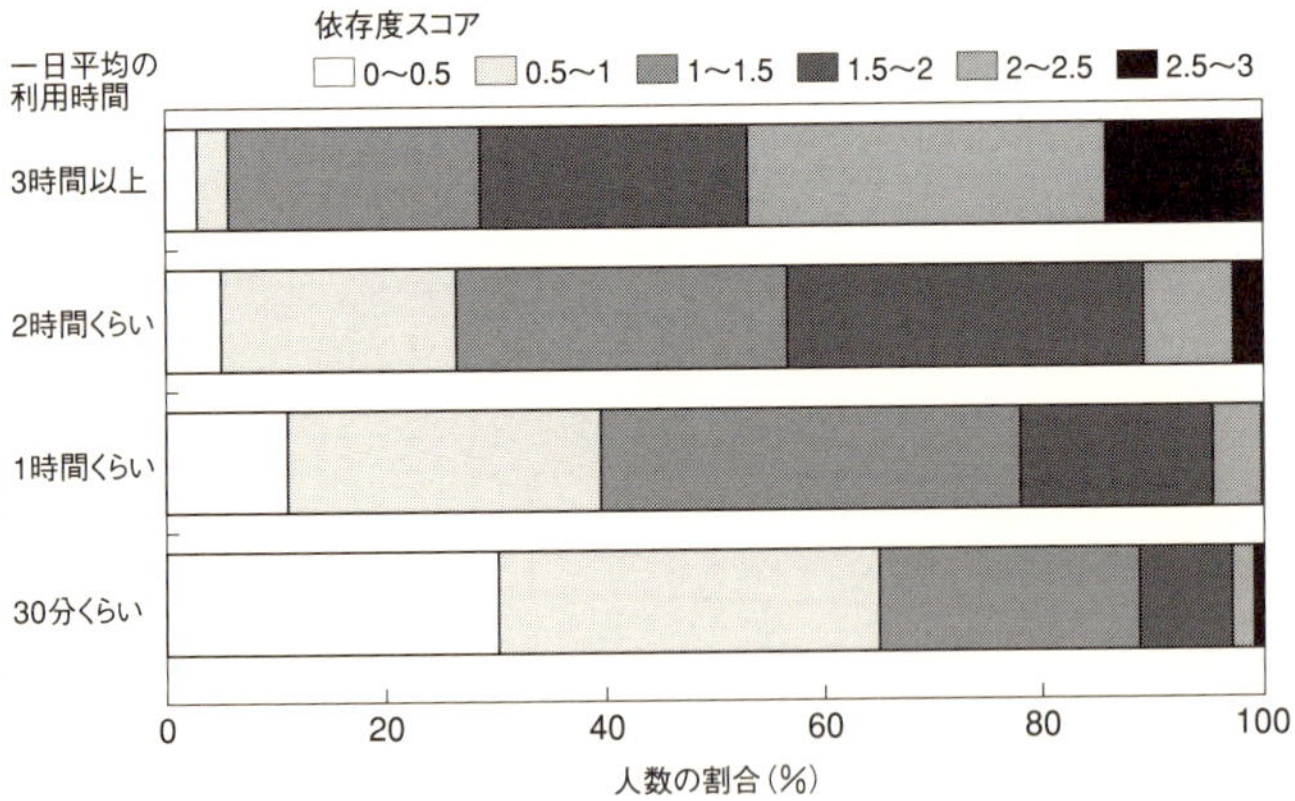

寝屋川調査のデータより解析結果をグラフ化。保護者の回答による。

「時間を守ってやれば大丈夫」は本当か？

ゲームの悪影響を論じる場合、しばしば気休め的に言われる言葉がある。「時間を守ってやれば大丈夫」という意見だ。だが、果たしてそうだろうか。

実際の若者たちと接していると、次のようなケースに頻繁に遭遇する。

C君は、非常に明るくて活発な子どもであった。頭の回転が速く、好奇心旺盛で、さまざまなことに興味を持ち、ユーモアに富んだ冗談を言い、思いやりのある少年だった。運動も好きで、サッカーや野球といったスポーツにも親しみ、外でよく遊んだという。

C君とテレビゲームとの出会いは、小学四年のときと決して早くはない。C君の母親は教育熱心で、C君に対する躾もきちんとしていた。そこで、ゲームを買うに当たっても、毎日時間を守ってやることを約束させて、毎日三十分という枠を忠実に守らせた。C君は小・中学校の間は、その時間枠を守っていた。中学までは、よくスポーツをし、友人も多く、成績も非常に優秀だった。

ところが、高校に進んで、シミュレーション・ゲームと呼ばれるタイプのゲームを始めてから、C君は時間の枠を守らなくなっていく。戦国大名が、領地を広げていくという設定の有名なゲームである。高校生になったC君は、以前のように母親の指導にも従わなくなった。夜遅くまでゲームをしていても、いちいち部屋に立ち入って、注意をすることもしづらくなる。少しでも注意しようものなら、非常に不機嫌になり、逆に、これまでゲームを自由にやらせてもらえなかったことに対して、恨みや怒りを口にするようになる。

ゲームをする時間が長くなるとともに、Ｃ君はまったく外でスポーツしたり、友人と遊んだりしなくなる。勉強にもまったく意欲をなくし、成績は急降下する。遅刻が増え、投げやりな態度が目につく。ただ、ゲームのことにだけは目の色を変えて、のめり込むように熱中していた。ゲームがうまくいっているときは上機嫌だが、うまくいかないと、ひどく怒りっぽくなったり、イライラした。

学校を休む日も増えたが、高校はどうにか卒業し、かなりランクを落とした大学に進学した。しかし、大学に入ってからはまったく講義に出なくなり、一日中部屋にこもるようになる。夜はずっとゲームをして、昼間眠っている。何か言おうものなら、逆ギレして、母親に暴言を吐き、暴力をふるうようになる。母親は、食事だと言いにいくのさえ、びくびくしながら息子の様子をうかがわなければならなかった。ゲームをしているときは、他の物音を嫌うので、足音さえ立てるのにも気兼ねをしている。

高校の頃から運動不足で、急激に太り始め、体重は百キロを超えている。それで余計外に出ることを面倒がる。大学は結局中退して、そのまま家にひきこもった状態が続いている。かつての明るく、快活で好奇心旺盛な少年の面影はまったくなく、無気力で、怒りっぽく、ひどく自分勝手な性格になってしまった。

Ｃ君は、もう三十歳になるが、今も毎日何時間かをゲームに費やしている。ゲームにも以前ほど熱中しなくなったというが、やめる気はまったくなく、ゲームのことで何か言われると、激しく立腹する。

こうしたケースは非常に多いのである。C君のような若者を身近に知る人も少なくないだろう。時間を守ってやっていれば害はないからという言葉を信じ、それを守らせていたのに、ある時期から泥沼の耽溺状態に陥り、社会的な機能をまったく失っていき、人生を半ば棒に振ってしまうということが現実に起きているのである。

しかし、こうした現象は、依存形成のメカニズムというものを知っていれば、何ら不思議はないのだ。依存形成に比較的長期間を要する嗜癖の場合、最初のうちは問題なく使用をコントロールできていることも多い。たとえば、アルコールを例にとればわかりやすいだろう。急速に依存に陥っていく一部の人を除き、大部分の人は飲酒を始めたからといって、すぐにアルコール依存症になるわけではない。だが、少量ずつであれ、長期間にわたって飲用をくり返していれば、確実に依存が形成されていく。最初の数年、ときには二十年以上も、それほど大きな問題もなしに飲酒をしていた人が、ある時期から歯止めのきかない連続飲酒状態に陥るのである。

少量ずつの使用であれ、それが長期間続くと着実に嗜癖が形成され、習慣性、依存性を生じていく。そして、ある閾値《いきち》を超えた瞬間、完全にブレーキの利かない状態に突入する。アルコール依存症の「連続飲酒状態」や「飲酒発作」のように、始終ゲームをし続けていたい願望に支配される「プレイ耽溺状態」へと暴走してしまうのである。

時間を守って使用すれば問題ないという安易な見解は、こうした依存形成に手を貸してきたことになる。「時間を守って使用しましょう」という但し書きをつけたからといって、生じている被害に対する責任を逃れられるわけではない。そうした但し書きは、依存形成の仕組みをまったく無視した、無責任な弁解である。麻薬を売るのに、やりすぎるなよと言っているのと同じことである。所詮、麻薬はどんなに少量から始めようとも麻薬に変わりはなく、手を染めたが最後、悪魔の餌食となるのである。

また、「時間を守る」ということの難しさは、子どもの現状を親が把握することが困難であるという実情を考えれば、ますます実行不可能な絵空事となる。

総務庁の調査（一九九九）によれば、二時間以上ゲームをしている子どもたちの親の半数程度しか、実情を把握していないことが明らかとなった。子ども部屋にさえテレビがある時代、わが子が勉強や宿題をしていると思っていると、実はゲームに励んでいたということも簡単に起きてしまう。嗜癖が強まれば、子どもはどんな手を使ってでも、ゲーム時間を捻出しようとする。

一つのゲームをやり続けるというよりも、熱中するゲームが、大人しいものから、次第にヘビーなものに進んでいくという点で、多剤乱用型の薬物依存に似ているといえる。

多剤乱用型の薬物依存では、最初、マリファナや大麻などから始まり、覚醒剤やスピード、ヘロインなどのより危険なものへと進んでいく。一つの薬物でみると、やらなくなって「卒業」しているわけである。しかし、それはもっと快刺激の強いものへと対象がかわっただけで、全体としてみた薬物への依存傾向はむしろ強まっているのである。

ゲーム依存を論じる場合にも、この点をしっかり押さえておく必要がある。一つのゲームに次第に飽きが生じ、やらなくなるということは、ゲームの依存性を否定することにはならない。もっと強い刺激を与えてくれるゲームに対象がかわり、さらに依存が進行していくのである。

昔であれば、何千円もするゲームソフトは、子どもにはたやすく手に入らなかったであろうから、一本のソフトを飽きるまでやってしまったら、すぐ次に手を伸ばすということは起きにくく、耽溺にもブレーキがかかったといえる。

だが、子どもたちが潤沢なお小遣いを与えられ、普段でも次々とソフトを手に入れられるようになると、一本のソフトに飽きれば、もっとわくわくするようなソフトを試してみることになる。その結果、刺激性の高いゲームを次々と見つけて、それにのめり込むという耽溺サイクルに陥っていく。

ゲーム依存やメディア依存が多剤乱用型の薬物依存に似ている点は、たとえば、ゲームを長時間プレイする人は、マンガやアニメやビデオといった他の視覚的メディアもよく利用しているという点である。

さらに、複合的な依存を推し進めているのは、ゲーム依存が土台になってネット依存に移行しているケースが、中学生くらいから増えていくことである。図8は、ゲームとネットの依存度を同じ時間の利用者で比較したものである。ご覧のように、ネットはゲームより高い依存傾向がみられたのである。これは、単にネットの依存性がゲームより強いということで

図8　ゲームとネットの依存度の比較

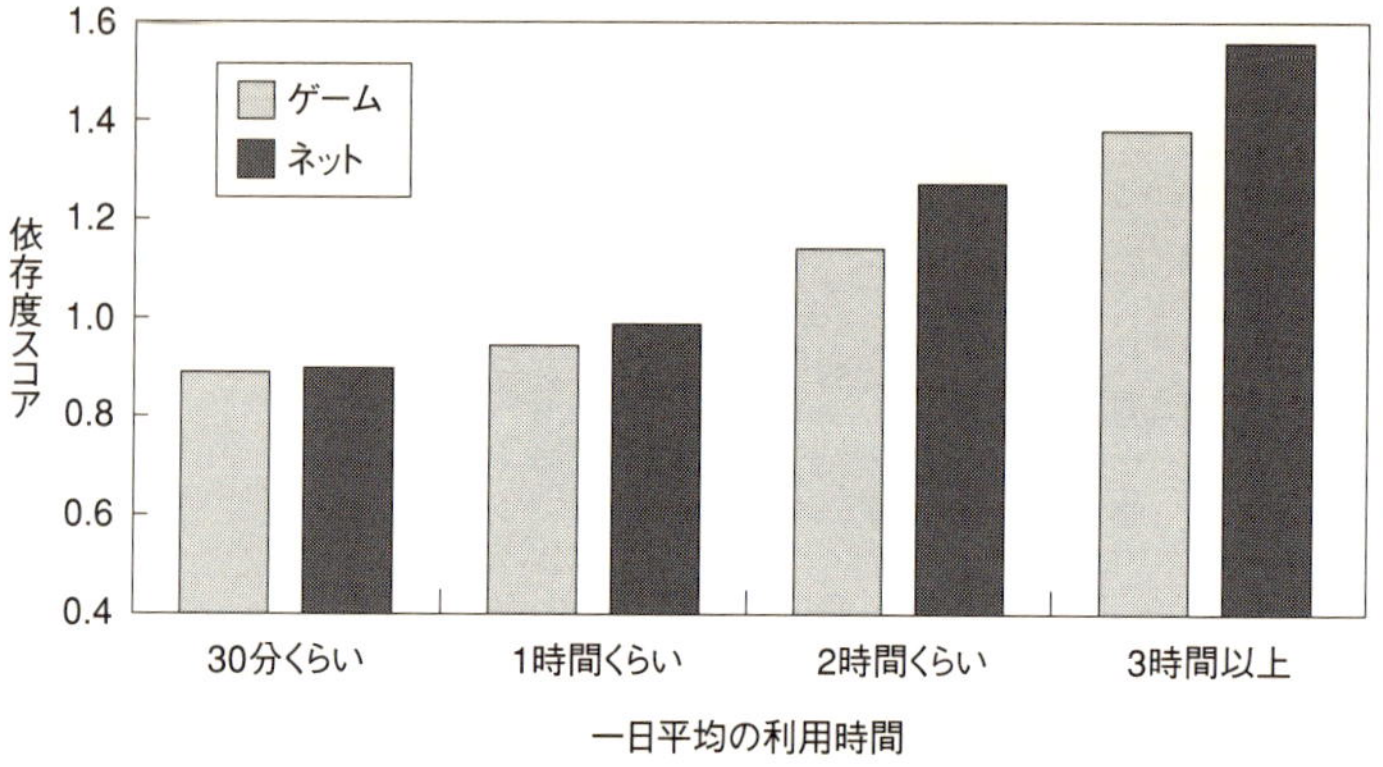

寝屋川調査（2005）のデータより解析した結果をグラフ化。中学生本人の回答による。

はなく、ネットの利用者の多くは、ゲームの利用者から移行していることが多く、メディア依存の段階として、さらに進んでいるとみるべきだろう。その意味で、ゲームの方が依存性が小さいので安心と考えるのは間違いである。ゲームは、幼い頃から触れ始めることで複合的メディア依存の入口となっており、また、後の章で見ていくように、ある傾向をもった子どもたちには、極めて重い依存や影響を生じやすいのである。

寝屋川調査でも、長時間ゲームをする中学生は、マンガやアニメやビデオもよく見ている傾向がみられた。それに対して、ゲームをする時間とメールをする頻度については、あまり相関はみられず、ゲームを好む若者は、メディアの中でも、コミュニケーション的な要素よりも、視覚的な刺激を追求する傾向が強いことがわかる。ゲームへの依存は、他のビジュアルなメディアへの依存と併存することになり、「多重的な」メディア依存を形成しているといえる。

最初の兆候　時間が守れない

ゲーム依存やネット依存が生じている最初の重要な兆候は、時間を守って終えることができないという症状である。たとえば、一時間だけとか約束しても、その時間がくると、もう少しもう少しと、どんどん予定時間を超過していく。家族と、あるいは自分で何時までと決めていても、結局いつまでもやり続けてしまう。そして、さまざまな屁理屈で、周囲や自分を納得させようとする。こうした時間が守れない症状が出始めたら、依存の入口に来ていると考えて、用心すべきだろう。

途中でやめられないのは、ゲームの構造的な問題にもよる。ロール・プレイング・ゲームなどにおいては、一つのステージをクリアして、次の段階に進んでも、データをセーブしなければ、その日の努力がすべて無駄になってしまう。そのため、とにかくセーブできるところまで進まないと、やめるにやめられない。予定の時間はどんどん超過することになる。

実際、先の調査でも、もっとも高頻度にみられる徴候であり、ゲームを三十分以上やる子の二二%が、時間が守れなかったことがよくあると答え、時々あると答えた子も含めると六割に達する。毎日三時間程度ゲームをする子では、約三分の一の子が、よくあると答え、毎日四時間以上ゲームをする子では半数以上に達する。この数字は、生徒自身が答えたものであることを勘案すると、実情はもっと高頻度ではないかと推測される。

ゲーム依存を加速していることが危惧されるのは、携帯用のゲーム機である。ファミコンの登場によって、家庭にまでゲーム機が侵入してきたように、今では、外出先や電車の中にまでゲーム機がついてくる。どこであれ、ゲームができる。だが、絶えずやり続けられる状況は、アルコールや薬物を四六時中常用するようなもので、依存の危険をさらに高めていくことが予想される。親の目をかすめて、トイレの中でゲームをする子も珍しくない。子どもたちの生活は、ゲームによって容赦なく侵食されている。

ゲーム、ネットにもある禁断症状

ゲームやネット依存が進んでくると、ずっとやっていたいという気持ちを抱くようになる。そして、やっているときは、激しいワクワク感と気分の高揚を覚えている。ゲームやネットができないと、すぐイライラしたり、落ち着かなくなったり、愚痴っぽくなったりする。否定的な言葉や攻撃的な物言いをすることが増える。ゲーム以外のことを楽しもうとはせず、「つまらない」とか「退屈だ」とか「早く帰りたい」とかといった言葉を口にする。

ゲームをすることを邪魔されたり、先延ばしにされると、苛立ちが怒りに変わっていく。ゲームなどを止められることが、しばしば暴力的な行為の引き金となることもある。ときには、体の震えといった身体的な「禁断症状」が出現することも報告されている。

こうした「禁断症状」を免れるために、ゲームができない環境に自分がおかれることを徹底して避けるようになる。友達と会ったり、旅行したり、家族と外出したりということもしなくなる。いつでもゲームやネットができるということが、行動の基準になっていく。そして、ゲームやネットに縛られた生活に陥っていく。

まったくできない環境に置かれてしまった場合、重度の依存を生じていると、イライラ感やゲームやネットをしたいという渇望が尋常な範囲を超えて出現することもある。毎日十時間以上ゲームを行っていた少年のケースでは、施設に収容されて、ゲームができなくなり、激しい焦燥感や切迫感とともに、好きなキャラクターの幻覚や白昼夢が出現した。それは、まるで薬物中毒者の禁断症状のようであった。ゲームも麻薬性薬物と同じように、精神的のみならず身体的な依存を生じさせる危険があると言える。

無論、多くのケースでは、これほど著しい「禁断症状」はみられないが、多くのゲーム依存の子どもたちは、それを紛らわす行為として、キャラクターを描き続けたり、ゲームのストーリーを頭に思い浮かべてその代用とする。

ウソをついてでも　渇望と罪悪感の葛藤

さらにゲームやネットへの依存が進んでいくと、病的なギャンブラーがギャンブルをすることに抱くのと同じような強い渇望を抱くようになる。仕事をさぼって、あるいは家族にウソをついてでも、ギャンブラーがギャンブルをしたいと思うように、ゲームやネット依存の若者たちも、仮病をつかい、ずる休みをし、家族や上司の目を欺いて、ゲームやネットに没頭できる時間を増やそうとする。

ゲームソフトを買うために、盗みや恐喝を行う子どももいる。宿題や習い事もさぼるようになる。

しかし、まだ比較的初期の段階においては、そうしてズルをしたり、周囲を欺いて、自分の楽しみに耽っていることに対して罪悪感を抱いている。こんなふうにしていてはダメだとの思いも時々兆し、ネットやゲームに溺れる以前の生活に戻りたいというノスタルジアのようなものを感じるときもある。だが、ゲームやネットへの渇望があまりにも強いので、元の生活を取り戻すことはできない。そして、結局ずるずると渇望のままにゲームやネットに耽る生活が続く。それは、ギャンブラーがギャンブルを、薬物中毒者が薬物をやめられないのと同じ関係にある。やめて元の生活に戻りたいという願いはあっても、もはや自分の意志ではどうにもならないのである。

罪悪感と渇望の間で葛藤する時期がくり返されるうちに、渇望に負け続ける自分というものに対して、一層否定的なイメージをもつようになる。ギャンブラーや薬物中毒者と同様、その状態が長引くにつれ、自分は弱い人間だと心の底でみなすようになるのである。自分に対する自信やプライドも崩れ、投げやりで、刹那的な気分や生活態度が支配するようになる。

学校も仕事も家族も二の次に　現実否認と問題回避

ゲーム依存が進行するにつれ、学校や仕事もどうでもよくなっていく。熱心にやっていたクラブ活動やスポーツや他の趣味にも興味が薄れていく。ただ、ゲームやネットをやり続けたいという渇望がすべてに優先するようになる。そうした自分に対する罪悪感や自分ではどうにもならないという無力感、挫折感から逃れるために、問題に向き合うのを避けるようになる。現実的な問題について考えるのをやめてしまうのである。こうした現実否認による回避的防衛戦略によって、傷つくことから心を守ろうとする。

その結果起きることは、危機感を感じなくなることだ。外の世界で、学校や職場で、今、かつての友達たちや同僚は何をしているだろうかなどと考え始めると、苦しくなってしまうので、そういうことは遠い過去のことで忘れてしまったかのように振る舞いだす。ときには、友達や学校や職場を、無価値で、おもしろくない連中ばかりがいて、最悪のところだったと、全否定することで、自分の状況を肯定しようとする。こうした戦略が、ひきこもりを完成させていくことは容易に理解できる。

さらに、罪悪感に向き合うのを避けるためのもう一つの方法は、躁的防衛と呼ばれるものである。罪悪感から逃れるために、開き直り、自己正当化し、誇大で空想的な万能感に囚われたり、周囲に対して攻撃的になる。強がることによって、罪悪感や自分の非や弱さに向き合うことを避けるのだ。自分が葛藤するのがいやさに、周囲を見下し、非を転嫁するようになる。その結果、もっとも起こりやすいのは家庭内暴力である。

無気力にゲームばかりして過ごす子どもに、現実的な努力を促すことは無論、ただ現実的な問題を連想させることを口にするだけで、子どもはイライラし、些細なきっかけから親や弟妹に暴力をふるうようになる。

朝が起きられない

長時間テレビゲームやインターネットをする人に起こりやすいもう一つの問題は、睡眠障害である。実際、ゲームやネット依存症の重要な徴候の一つは、昼夜が逆転し、朝が起きられなくなることだ。朝のまぶしい光をいやがることも多い。朝が起きられないということは、些細なことのようで、実際には非常に深刻な事態を引き起こす。昼夜逆転の傾向がひきこもりを促進する大きな要因となっていることも少なくない。

こうした睡眠障害が生じるメカニズムは、ただ単に深夜までゲームやネットに熱中して睡眠が不足するだけでなく、もっと生理学的な問題がからんでいることが指摘されている。それは、睡眠覚醒リズムの乱れ、いわゆる「体内時計」の狂いである。

体内時計は、松果体から分泌されるメラトニンと呼ばれるホルモンによってつかさどられている。松果体の「松果」とは、松かさのことである。脳の奥深くにある小さな器官で、形状が似ていることからその名で呼ばれる。

メラトニンは明るくなると分泌が低下し、暗い場所ではよく分泌される。メラトニンの働きの一つは、性的な成熟を抑えることであるが、もう一つは睡眠を促進し、睡眠と覚醒のリズムを維持することである。つまり、夜も明るい環境で過ごす現代人の生活は、性的早熟や不眠を生じやすいと言える。

真夜中まで、テレビやパソコン画面の光を至近距離で浴び続けると、松果体ホルモンの分泌が抑えられ、脳はまだ昼間だと錯覚し、体内時計にズレが生じてしまう。朝が来ても、体内時計の狂った脳はまだ夜中のように感じてしまう。当然、起きづらくなり、どうにか起きて出かけても、午前中一杯、ときには夕方頃まで、体も頭も半分眠っているような状態になる。

ことにカーテンを引いた部屋や日当たりの悪い部屋で生活している場合、外の明るさよりも人工光の方に左右され、体内時計は修正されるどころか、どんどん大きな狂いを生じていく。

体内時計のズレによる睡眠などの生活リズムの乱れる状態を、医学的には概日リズム障害というが、ゲーム依存症やネット依存症の人では、明るい画面を至近距離で、真夜中まで見続ける結果、概日リズム障害を生じやすくなる。この概日リズム障害は、睡眠の乱れだけでなく、日中の眠気や集中力の低下や居眠り、気力や根気の低下にもつながり、ぼんやりしたときが増えたり、些細なことでイライラしやすくなる。ときには、「うつ状態」を呈することもある。

ところが、ゲーム依存症やネット依存症に陥っていると、夜になると、また目が冴えてきて、ゲームやインターネットを際限なくやってしまうという悪循環から逃れられない。

学校や仕事に遅刻したり、休みが増えたりすることも、当然起こりやすくなってくる。勉強にしろ仕事にしろ、本来の能力が発揮できなくなっていく。成績や能率の低下、ぼんやりした表情や集中力を欠いた態度は、評価の低下を招き、よけい学校や仕事がおもしろくなくなる。本人も次第に自信を失い、ついには、不登校や失職という事態にも至ってしまう。

随伴する健康問題

ゲームやネットへの耽溺が引き起こす問題は、日常生活、社会生活の破綻にとどまらない。長時間、同じ姿勢で座り続け、画面に向かい続けることにより、さまざまな健康面の障害を引き起こすことにもなる。視力低下、眼精疲労は非常に多く見られるものである。眼精疲労はあなどれないもので、頭痛や肩こり、さらにはイライラや不眠、うつ状態、意欲や集中力の低下などを引き起こす。

長時間ゲームをやり続けて、著しい網膜充血から重篤な視力障害をきたすこともある。頭痛や肩こり、キーを操作し続けることによる腱鞘炎や座り続けることからくる腰痛も多い。さらには、長時間同じ姿勢でいたため血流が低下し、エコノミー症候群と同じような原理で血栓ができ、肺塞栓で死亡したケースが報告されている。長時間やりすぎて、心不全などで急死したケースも何例か伝えられている。

先の調査では、「やりすぎて、目や頭や手や腰が痛くなったり、体調が悪くなったことがあるか」との問いに、三十分以上ゲームをする子の約五％が「よくある」と答え、一八％の子が、「何度かある」と答えている。その割合は、ゲーム時間が長い子ほど高くなっている。

また最近、いくつかの研究では、ゲームやネット依存と肥満の関係が指摘されている。ゲーム、インターネットに限らず、長時間テレビ画面を見る人は肥満になりやすいとされる。ベルギーで行われた研究では、長時間テレビを見る人は鎮痛剤の使用が多いという結果が出た。テレビやパソコンの画面を見続けることは、当然、神経疲労をきたし、頭痛などが生じやすくなる。

前述のＣＥＳＡの調査でも、ゲームの影響として、当人、親たちがもっとも高率に選んでいるのは、「視力が低下する」ということで、八割にも上る。また、多くの人が、「頭痛・肩こりなどを起こす」（四割強）、「体力の低下や肥満の原因になる」（約三五％）を選んでいる。

映像メディアのもつ依存性

こうした依存性は、ゲームに限らず、テレビなどの他の映像メディアについても早くから指摘されてきた。教育者であり評論家でもあるマリー・ウィンは、一九七七年に出版した『プラグ・イン・ドラッグ』（差し込み式の薬物）という本の中で、テレビがドラッグと同じような依存性をもつことを指摘し、小児科医が「疲労小児症候群」と呼んだテレビ中毒の禁断症状を呈した症例について記載している。このケースでは、著しい多動性を鎮めるために、メジャー・トランキライザーであるクロルプロマジンの投与を必要としたという。受動的な視聴だけで、これほど強い依存を引き起こしうるのである。

テレビなどの映像メディアに視聴者が虜《とりこ》にされてしまう理由の一つは、「定位反応」と呼ばれる本能的な反応によると言われる。定位反応とは、急に動く視覚的刺激に対して、思わず動きを止めて、注意を凝らしてしまう一種の反射である。人間がまだ類人猿だった時代から、外敵から身を守るために組み込まれているプログラムである。ズームやカメラの移動、素早い場面転換、突然の大きな音といった技法は、この「定位反応」を誘発し、見るものを画面に釘付けにしてしまう。テレビであれ、ビデオ（映画）であれ、ゲームであれ、この生理的な反応を巧みに利用し、嗜癖性を高めている。

テレビをはじめとする映像メディアに、人々がどれほど依存しているかは、それに依存することをやめようと思う人がほとんどいないため、まったく意識されないほどである。

だが、映像メディアのない環境に置かれると、依存を形成している人は、しだいに落ち着かなくなり、映像メディアの探索行動を開始する。折角旅行に行ったのに、ホテルに着くなりテレビを見始める人では、そうした依存が疑われる。いつも見ている番組の視聴を遮られると、ひどく不機嫌になり、攻撃的な反応を示す。普段は穏やかな人が、そうしたときだけ血相を変えることもある。ある研究では、一週間テレビの視聴をやめさせる実験を行ったところ、イライラが増え、口論や殴り合いのケンカが起きてしまったという。テレビ依存も、ゲーム依存同様、物質依存と変わらない性質をもっているのである。

恐ろしい慢性中毒の影響

依存や耽溺が起きるとき、脳のレベルで広く共通してみられることは、前頭前野の機能が低下していくことである。コカインやマリファナ、覚醒剤などの慢性使用は、前頭前野機能の低下を起こし、一層理性的判断を失わせ、危険に対して無頓着になっていく。病的賭博の人では、やはり前頭前野機能の低下が認められる。その結果、「魂の抜け殻」になっていくのである。

ゲームの前頭前野機能への影響については、これまで日本で行われている研究では、使用中の脳の機能を調べたものが少数あるだけで、しかも、非常に短いタイムスパンでしか調べられていない。しかし、実際には、子どもたちは一旦ゲームに取り憑かれると、年単位で、ときには十年二十年という長期にわたってゲームをやり続けるのである。こうした長期間の使用による影響こそが恐ろしいのである。短い時間スケールで起きる、ゲームの脳機能への影響だけで、その害を論じることは、もっと重大な問題を見過ごすことになる。

それは丁度、アルコールの害を調べるのに、一回だけ飲酒することによる影響を調べているようなものである。アルコールの害を正当に評価するためには、十年、二十年大量に飲み続ければ、脳や肝臓にどういう変化が起こるかを調べる必要があるし、また、初めはたいした量を飲んでいなくても、いつのまにか大酒し、飲まずにはいられなくなる依存性の問題を抜きにしては語れないはずである。

嗜癖的行動が長期間行われた場合、前頭前野機能の低下が起こり、ますますブレーキがかからなくなる。ゲームの慢性中毒だけが、その悲劇を免れるはずはなく、後の章で述べるように、前頭前野機能の低下を示すデータが出てきているのである。

精神障害や行動障害の危険

さらに怖いのは、ゲームやネットなどの依存的メディアへの耽溺が、生活や学業、仕事に悪影響を及ぼし、身体的な健康面での問題を引き起こすだけでなく、もっと重大な精神や行動の障害を引き起こすリスクを高めたり、社会性や感情・行動のコントロールにかかわる脳の機能低下を招いている可能性があるということである。順調に育っていた子が、学校を休むようになり、ひきこもったり、うつ状態になったり、家族に暴力をふるうことをくり返すようになるというケースは極めて多いが、そうした背景に、ゲームなどのメディアの影響を感じている家族は少なくないはずだ。中には、ゲームにのめり込んだ末に自殺したケースもある。

そうした子どもたちの変質とゲームなどのメディアへの耽溺との間に、なんらかの因果関係があるのではないかと疑いつつも、それについては誰も明確な答えを述べてこなかった。そうした子どもたちは、もともとそうなるべく生まれていたから、病気になったのだろうか。病気を促進する上で、環境的な要因として、ゲームなどのメディアが、彼らの精神を破壊するのに手を貸しはしなかったのか。

こうした問題について、長年疑いを抱きながらも、それを裏付ける明確な根拠が十分でなかったため、誰もそれについてはっきりとしたことを言うことができなかった。だが、本書では、これまで蓄積されてきた多くの研究成果に加えて、寝屋川調査の結果に基づいて、より明白な形で、その影響を分析することができた。この問題については、後の章で詳しく述べたい。

ファイルVI

十代で燃え尽きる脳と無気力な若者たち

慢性中毒後遺症に似た症状

映像メディアによる副作用として、ある意味、もっとも注意すべきは、長期間にわたる連日長時間に及ぶ使用によって生じる慢性的な影響である。

ゲームへの嗜癖が長期間続いている青年に接して感じることは、彼らが非常に幼い心の発達段階にとどまっていて、ささいなことでも思い通りにならなかったり、耳の痛いことを言われるとイライラしやすいことと、また、興味の幅が非常に狭くなっていることである。

もう一つは、無気力で現実的な困難に向かっていこうという気力を失っていることと、そして、その中でも、特に心配なのは、意欲や関心というものが全般的に低下し、無気力な精神になっていくことである。

また、ネットやゲーム依存の重要な症状の一つは、家族や友人との関わりを次第に軽視し、持たなくなることである。家族と話をしてもつまらないとか、友人と一緒にいても楽しくないと、適当に理屈をこねる。その実は、自分の思い通りになり、依存しているゲームやネットに一分でも多くの時間を使いたいだけなのである。

中年のサラリーマンでさえ、そうした人々が今、急増しつつある。帰ってきて慌ただしく夕食を食べると、さっとパソコンの前に座り、あるいはゲーム機を手にとって、深夜遅くまでやり続けるのである。家族との会話も上の空で生返事をするだけで、家族がそれに文句を言おうものなら、逆に怒り出してしまう。

ゲーム依存の若者では、家族が少しゲーム以外のことをするように口出しするだけで激高し、家庭内暴力に及ぶこともよくある。その子にとっては、ゲームをする時間は、ある意味で「聖なる時間」なのである。

実に、こうした症状は、薬物、アルコール、ギャンブルなどへの依存症が長期に続いた場合の症状に非常によく似ている。

たとえば、慢性的な薬物依存症の若者の場合にみられる傾向と比べてみれば、その共通点は一目瞭然だ。彼らにみられる特徴の一つは、快・不快といったレベルの未熟な反応の仕方に退行を起こしていることである。以前は、とても我慢強く、思いやりもあり、リーダーシップを発揮していた人でさえも、嗜癖の期間が長くなるにつれ、次第に性格が崩れてきて、目先の快楽だけを優先し、友人や家族への思いやりを失っていく。ストレスに対する耐性が乏しく、少しでも自分に不都合なことがあると、イライラしたりそれから逃げ出してしまう。そして、もう一つの特徴でもあるが、彼らの行動や活動範囲はどんどん狭くなっていく。興味や関心は薬物にだけ限られていく。何をしていても、心の隅では、また薬物をやることだけを考えている。それ以外のことには上の空になっていく。さらに、慢性の依存症の人にみられる特徴は、徐々に無気力になっていくことである。苦しい思いをしてまで、現実的な困難を乗り越えようとは思わない。自分の問題に向き合うことも避けて、投げやりに暮らすのである。

これらの特徴は、ゲームであれ、ネットであれ、映像メディアに耽溺した若者たちにみられる傾向と酷似しているのである。

「無気力・無関心」の本当の原因は

慢性中毒で「無気力・無関心」が起こるメカニズムを脳のレベルでみれば、神経伝達物質に対する感受性低下ということである。それは、先にも述べたように受容体が変化するなどして耐性を生じることによって起こる。神経細胞に信号を伝える働きをもつドーパミンなどの神経伝達物質が、慢性的に作用し続けた結果、通常の刺激に対する神経細胞の反応性が鈍麻してしまうのである。さらにその状況が続くと、神経細胞自体が変性したり、死んでしまい、その脳の領域が機能低下を起こしてくる。

こうした現象は、薬物などに限らず、強すぎる刺激にさらされ続ければ、何によってでも起きるのであるが、ことに脳が未完成な子ども時代に強すぎる刺激を受けることは、極めて甚大な影響を生涯にわたって及ぼすことになる。強すぎる刺激は、当然神経伝達物質を過剰に放出させ、そうした状態が続くと、それに対して嗜癖が生じるとともに、それ以外のことに対して、興味や意欲を感じなくなってしまう。さらには、脳自体に変化が生じ、「無気力・無関心」が心と行動を支配するようになる。

今の子どもたち、若者たちのことを論ずる際に、決まり文句のように言われる「無気力・無関心」の本当の原因が、これまで考えられてきた満たされすぎた養育や受験のストレスばかりにあるのではなく、刺激の強すぎるメディアにさらされ続けてきたことにある可能性が出てくるのだ。

それを裏付けるように、前述の調査でも、四時間以上ゲームをするヘビーなプレイヤーでは、「何事にも気力がなく、興味ややる気がわかない」と答えた子どもの割合は、ゲームをあまりしない子と比べて、約四倍に達したのである（図9）。この傾向は、ネットについてもみられる。

さらには、ゲームやネットを長時間する子では、「心の中にさびしさや虚しさがある」と答えた子の割合が、あまりしない子に比べて、ほぼ二倍のレベルであった。メディアの過重負荷と、アパシーな状態との関連も強く疑われる。

ゲームや映像メディアの強烈すぎる刺激に、幼い頃からさらされ続けた現代の若者や子どもたちが、そうでなかった世代の人々に比して、現実に対する新鮮な興味や意欲が感じにく

図9　無気力・無関心な傾向とゲーム時間

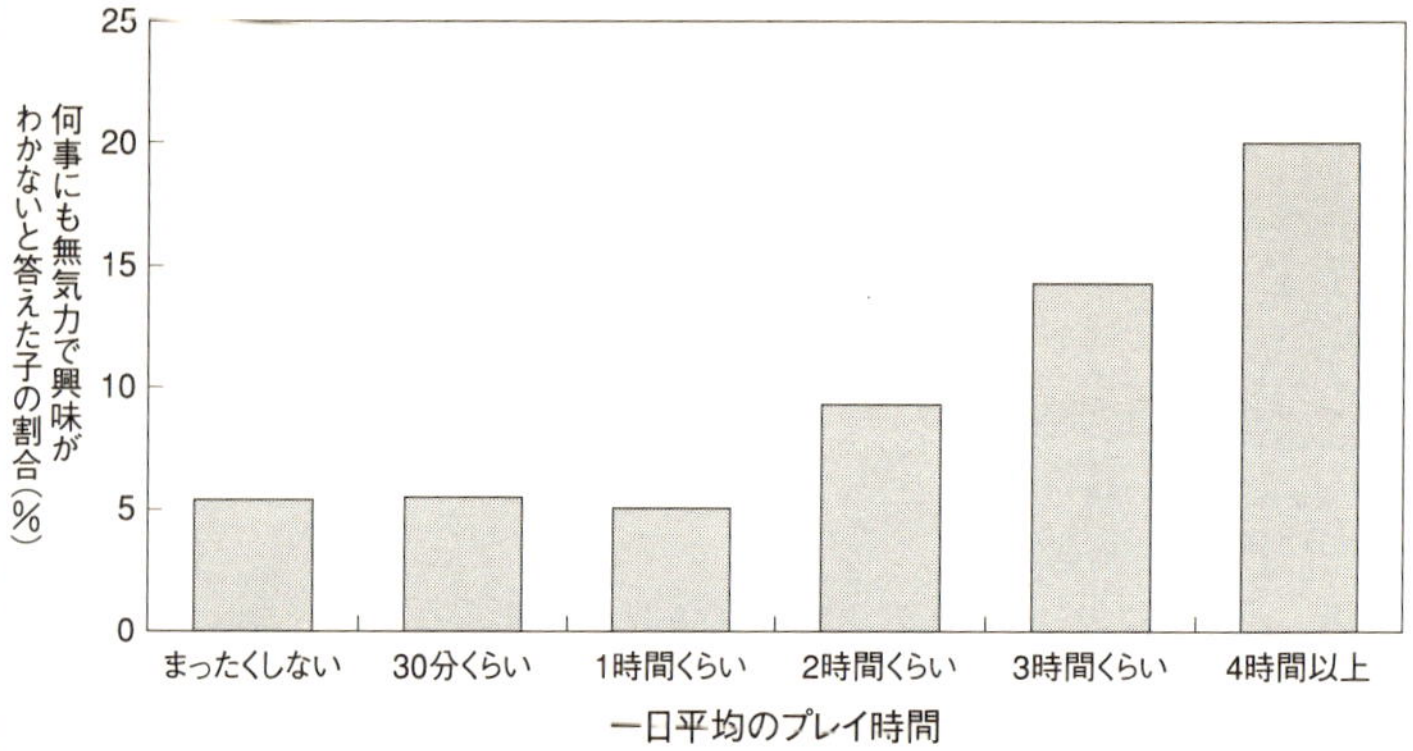

寝屋川調査(2005)のデータより解析した結果をグラフ化。中学生本人の回答による。

いとしても、ある意味で納得できるのである。

燃え尽きる脳と心

興奮性の刺激に慢性的にさらされ続けた結果生じることは、神経細胞の「燃え尽き」である。燃え尽きの第一段階は、感受性低下による感覚麻痺であり、第二段階は無気力・無関心なのである。無気力・無関心の症状が出現するまでには、長い時間を要するのが普通である。五年、十年という期間、刺激を受け続ける中で進行するのである。

しかも、注意を要する点は、「燃え尽き」が生じたときに起きるのは、ただ神経が鈍麻し、無感覚になるだけではないということである。むしろ、ある面においては、非常に過敏で気分が変動しやすく、些細なことに対しても攻撃的で、衝動的な反応が起こりやすい状態をともなう。「感じない」心と「キレやすい」心が同居することになるのだ。

それは、後の章でも詳しく述べるが、意欲やぬくもりのある感情を感じる脳の領域だけでなく、感情をコントロールする脳の領域も、「燃え尽き」を起こし、感情コントロール機能に破綻を生じるためだと理解できる。

その結果、感受性低下による無気力・無関心とともに、過敏で傷つきやすい傾向がみられるようになる。そのため、人付き合いを避けたり外出を面倒がったりといった、内閉的で回避的な傾向が強まっていく。

一旦、燃え尽きが起きると、回復には長い時間を要する。情報・刺激過多の環境におかれる子どもたちの脳は、昔に比べて、はるかに「燃え尽き」を生じやすくなっている。過剰な刺激にさらされ続けた結果の「燃え尽き」症状と、若者世代のさまざまな問題は深く関係しているのである。

ひきこもりとゲーム・メディア依存

今、大きな社会問題になっている若者のひきこもりの問題の背景に、ゲーム、ネット依存や刺激の強いメディアにさらされ続けることが、深く関与している可能性がある。

薬物に依存すると、それまで極めて活発だった非行少年たちも、次第に家に閉じこもるようになり、友達とも遊ばなくなる。人付き合いを避けるようになるのである。人一倍外で仲間と遊ぶことが好きで、家の中にはあまりいたがらないタイプの子どもたちにさえ、そうした変化が起こる。これは、前項で述べたように、過剰なドーパミンにさらされ続けた結果、神経細胞の感受性が低下することによって起こる。

同じように、高度に発達したゲームで遊び続けることは、ドーパミンの過剰な放出に脳がさらされ続け、長期的には、慢性薬物依存に似た状態を作り出すと考えられる。薬物であれば、半年か一年でたどりつく状態に、ゲームであればもっと長い時間を要するかもしれないが、五年十年、ゲームに熱中し続けることによって、同じような変化が起きたとしても何ら不思議はないのである。

これまでなされた研究でも、ゲームで長時間遊ぶことは、社会的にひきこもる傾向と関係があるとされる。前述の調査でも、ゲームを長時間する中学生では、「人付き合いや集団が苦手」と答えた割合が、あまりゲームをしない中学生に比べて、約四倍であった。これはまだ中学生の段階での数字であることに注意して頂きたい。彼らがさらに五年、十年とゲームやネットに熱中し続けたとき、どういう影響が出るか、強い憂慮を禁じ得ないのである。

しかも、複雑な思いにかられるのは、ゲームを好む子どもたちは、最初から、こうした傾向をもっていたわけではないということだ。次章でも述べるように、ゲームに早くから関心をもつのは、むしろ活発で、好奇心旺盛で、友達ともよく遊ぶ子どもたちだとされる。それから何年か経ち、中学生になったとき、「人付き合いや集団が苦手」な傾向が彼らにみられるとすると、その意味するところは重い。

ゲームだけでなく、刺激の強い映像メディアにさらされ続けることは、同じような副作用を生じる。若者たちの「無気力・無関心」も、「傷つきやすさ」も、ひきこもりの増加の背景に見出されるものであるが、それを助長している要因として、ゲームの長期の慢性使用や過激な映像メディアへの長期間にわたる暴露が、感情を鈍麻させ、主体的に行動する意志や現実的な意欲を奪い、一層現実回避に向かわせている状況を無視することはできないのである。

代償的な満足がチャレンジ精神を奪う

勿論、ひきこもりや現実的な課題に対する無気力・無関心を助長している要因は、依存や慢性中毒による影響だけではない。劣らず重要で、現実的なチャレンジを妨げる要因となっているのは、そうしたメディアによって、あまりにも易々と代償的な満足が得られるために、苦労の多い努力をして、現実の中で満足感を得ようとは思わなくなってしまうことである。

現実の課題に向かうことは、相応の努力や忍耐を必要とする。それに比して、ゲームのような代償的な遊びでは、初心者でもその日から夢中になれる。高度にゲーム化された遊びほど、ほとんど努力なしに、大きなスリルと興奮を味わえる。万能感的な欲求が、たいした努力も要さずに、そのまま満たされてしまうのである。しかも、得られる心理的な報酬が、現実的な課題を克服することよりも大きいとしたら、誰が苦労して日々の煩わしい課題に取り組もうとするだろうか。

代理的な満足に過ぎなかったものが、いつのまにか代理ではなく、本命になってしまうこともある。オンライン・ゲームなどに熱中する人の中には、仕事さえ辞めてゲームにのめり込む人もいる。

ネットにのめり込む人では、直接的な対人接触よりも、ネットワークという距離を隔て、匿名化された状況を居心地良く感じている人が多い。そうした場合、ネットが何かの手段やステップになるというよりも、ネット自体が目的となり、ネットより先に進むことはかえって不安を生む。そして、ますますネットの中でだけ自分のアイデンティティと自己充足を追求していくことになる。ネット社会の中では、とてものびのびと、親切で、良識ももって行動するが、現実の生活では臆病で、消極的で、冷淡で、自分勝手になってしまうということは多いのである。

無論、代償的な満足の追求すべてを否定するつもりはない。代償的な満足の追求こそが、文化を生み出してきたともいえるだろうから。

問題は、心や人格を形成する最中の子どもや若者たちが、代償的な満足にあまりにものめり込むことの危険である。それによって、もっと多様で、豊かな経験を積み、多くのことを学ぶ機会が奪われることによる損失である。さらには、現実の困難に立ち向かっていこうとする、現実的なチャレンジ精神を失うことの怖さである。

図10は、「ゲーム」、「ネット」、「マンガ」、「勉強」、「戸外での遊び」について、一日平均の時間と回避的傾向の関係を示している。回避的傾向の指標として、失敗への過度な不安と

図10　各活動の時間と回避的傾向

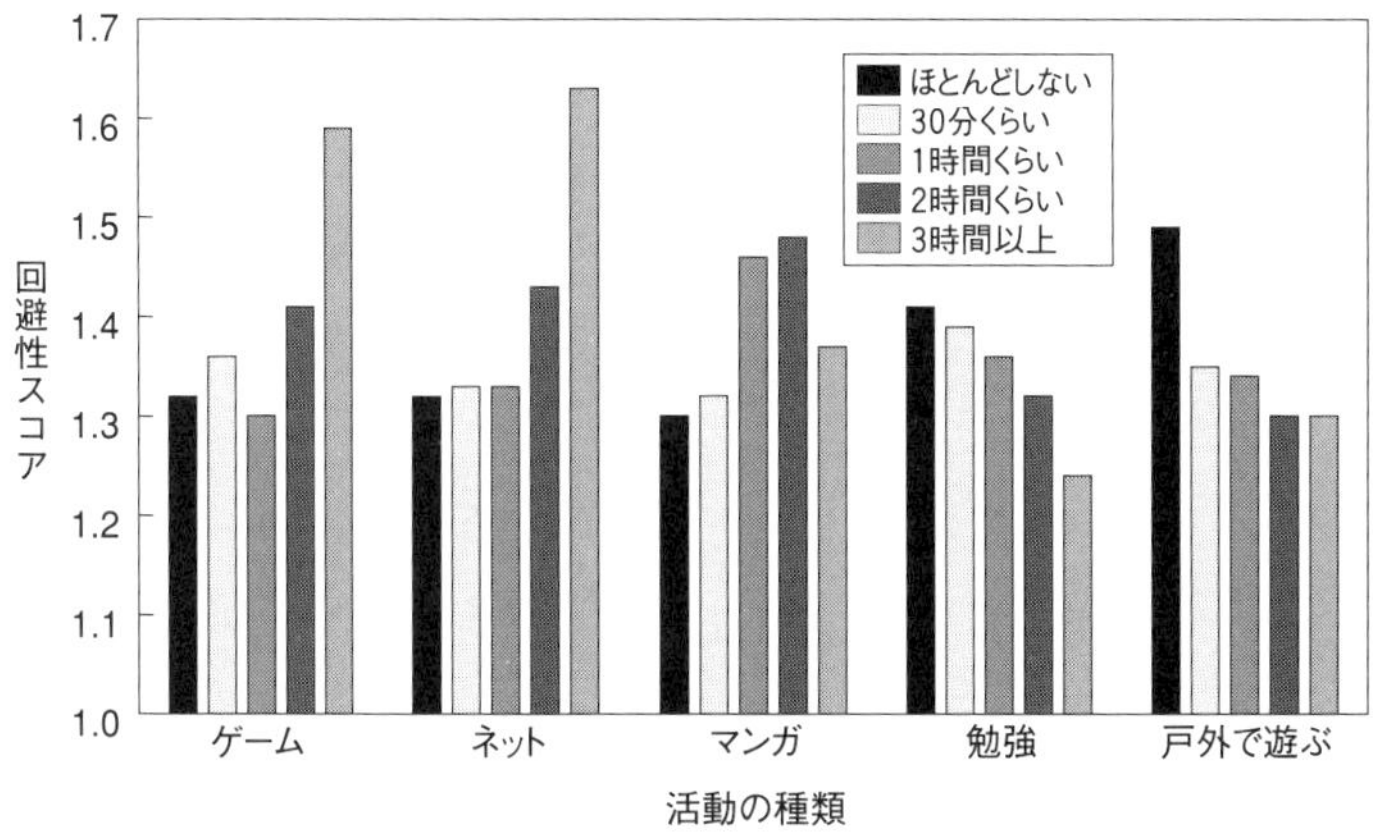

寝屋川調査（2005）のデータより解析した結果をグラフ化。中学生本人の回答による。
回避性スコアは、「うまくいくか不安で、行動する前にあきらめてしまう」「嫌われたら厭なので、相手に合わせる」「人付き合いや集団は苦手である」の3項目から算出。

現実的試みの回避、拒否されることへの恐れ、対人消極性に関する三つの質問項目から算出した「回避性スコア」を用いた。ゲームやネットを長時間する子では、回避的な傾向が顕著である。一方、勉強や戸外での遊びでは逆の関係がみられ、よく勉強し、よく戸外で遊ぶ子は、その傾向が小さい。

若者世代に広がる回避的な傾向は、現実の中で失敗したり、傷ついてもいいから、自分でぶつかっていこうとする体当たりの力が低下していることの現れでもある。いつでもリセット可能な擬似現実の中では、本当に失敗することも傷つくことからも逃れていられるが、そうしたリスクを回避し、仮の現実の中でプレイすることしか知らずに育ってしまうと、現実の傷つきや失敗に対処できなくなってしまう。そうしたリスクを避けようとして、現実のチャレンジ自体をやめてしまうということになりかねないのである。

ファイル Ⅶ

中毒になりやすいタイプと危険因子

依存・耽溺の生じやすさには個人差がある

物質依存では、摂取する物質によって依存の起こりやすさというものが異なっている。ニコチン、アルコール、ハルシオン、マリファナ、覚醒剤、ヘロインを例に挙げれば、覚醒剤やヘロインは一度でも使用すれば、嗜癖を生じる危険が非常に高いのに対して、ニコチンやアルコールでは、一度摂取したからといって、嗜癖を生じる人はまれである。しかし、くり返し摂取していると、比較的短期間で嗜癖を生じ得る。大量摂取が加わると、そのスピードは促進される。依存形成は年齢が低いほど、危険が高いことが知られている。

また、一度依存症になっている人では、たとえ何十年もやめていても、一滴でも、一本でも摂取してしまうと、再びすみやかに依存状態に戻ってしまう。その直後は、コントロールしながら摂取しているように見えても、数日から数ヶ月経つうちに、以前の完全な依存状態に陥っていく。

ハルシオンは、一度使用したからといって依存を生じることはないが、ニコチンやアルコールよりも依存形成が起こりやすい。アルコールと一緒に摂取したりすれば、その危険はさらに増す。マリファナではもっと危険が高くなる。

ゲームやメディアの嗜癖性についても同じことが言える。嗜癖性の強いものとそうでないものがある。高度なリアリティの実現や高速化は、ゲームや映像メディアの嗜癖性を高め、その危険を増している。かつては、アルコール程度の依存性だったものが、今やスピードやヘロイン並の強力な嗜癖性をもつタイトルが現れている。

ゲームや映像メディアの安全性を論じる場合、コンテンツ（内容）の問題だけでは不十分で、嗜癖性の観点でチェックする必要がある。

もう一つ重要な点は、アルコールや薬物、ギャンブルに対して、誰もが同じように依存や耽溺を生じるわけではないことだ。薬物の中でも依存性が極めて強いものでは、連続使用していると全員に依存が生じるようなものもあるが、その場合も、やはり依存の程度には個人差があるのが普通である。ギャンブルやアルコールの依存の場合には、非常に依存が生じやすい人と、比較的生じにくい人がいる。依存を生じにくい人では、得られる快刺激よりも、苦痛の方が次第に大きくなって、やらなくなってしまうのである。

ゲームの場合も、基本的に同じことが言える。非常に依存・耽溺を生じやすい子とそうでない子がいる。何時間も熱中する子から、さほど熱中せず、ときどきゲームを楽しむが、ある時期から次第に遠ざかっていく子どもも少なくない。

したがって、ゲームの安全性を考える場合に、ゲームに惹きつけられやすく、それだけに強く影響をこうむりやすいタイプの子のことを考慮する必要がある。全体の平均値だけで議論することは、有害性を見かけ上薄めることになってしまう。

このことは、薬品や食品の安全性を論じる場合を考えれば、容易に理解していただけるだろう。薬品や食品による副作用や健康被害を論じるのに、摂取してもなんでもない人が百人中九十九人であろうと、一人の人に重篤な問題が生じれば、その薬品や食品は「安全でない」のであり、ただちに回収されるなり、厳重な管理の下でのみ使用を許可されるのである。ゲームであれ他の映像メディアであれ、それらは、脳に対する「薬品」であり「食品」なのである。

この章では、ゲームを長時間する子の特性や生活歴の分析に基づいて、特にどういうタイプの子が、またどういう要因が重度の依存に結びつきやすいかを明らかにし、ゲームの安全性という点での問題や、そうした子どもを守るために必要な対策を考えていきたい。

開始年齢が低いほど危険

子どもたちがゲームに触れ始める年齢は、想像以上に低くなっている。ゲームを開始する年齢は、年上の兄弟がいると、いっそう早くなる傾向がある。

ＣＥＳＡの調査では、三〜六歳の子どもの八割近い家庭（七七・九％）にテレビゲームがあり、ほぼ六割の子どもが自らゲームで遊んでいる。兄や姉、親たちがゲームをしているのを「受動的」に体験している子どもたちを含めると、その割合は、限りなくゲーム機の保有率（七七・九％）に近づいていくに違いない。まだ小学校に上がるか上がらない時期に、子どもたちはゲームに接触しているのである。

寝屋川調査では、小学校に上がるまでにゲームを始めた子の割合は二四％、小学校一、二年に始めた子の割合は四五％で、小学校低学年までに、全体の七割近い子がゲームをするようになるとの結果が出ている。

一般に、依存症は低年齢で嗜癖が形成されるほど、重度の依存に陥りやすく、回復が困難となる。そのことを考えると、この現状は戦慄すべき状況に思える。さらに、危惧されるのは、対象となった中学の三つの学年で比べても、学年が下がるほど、開始年齢が早まる傾向がみられたことである。これは、ゲームに触れ始める時期が、年々早まっていることを示している。

早く始めた子では、中学になっても長時間ゲームをする傾向がみられる。また、ヘビーな依存症状がみられるケースは、小学校に上がる前にゲームを始めた子が多い（図11参照）。ゲームを一日四時間以上する中学生は、小学校に上がる前にゲームを始めたという子が五四％を占め、プレイ時間が一時間程度までの中学生に比べて、開始年齢が有意に早かったのである。ゲームを四時間以上するヘビーなプレイヤーでは、小学校低学年の時期に三時間以上

図11　ゲームの開始時期と現在のプレイ時間

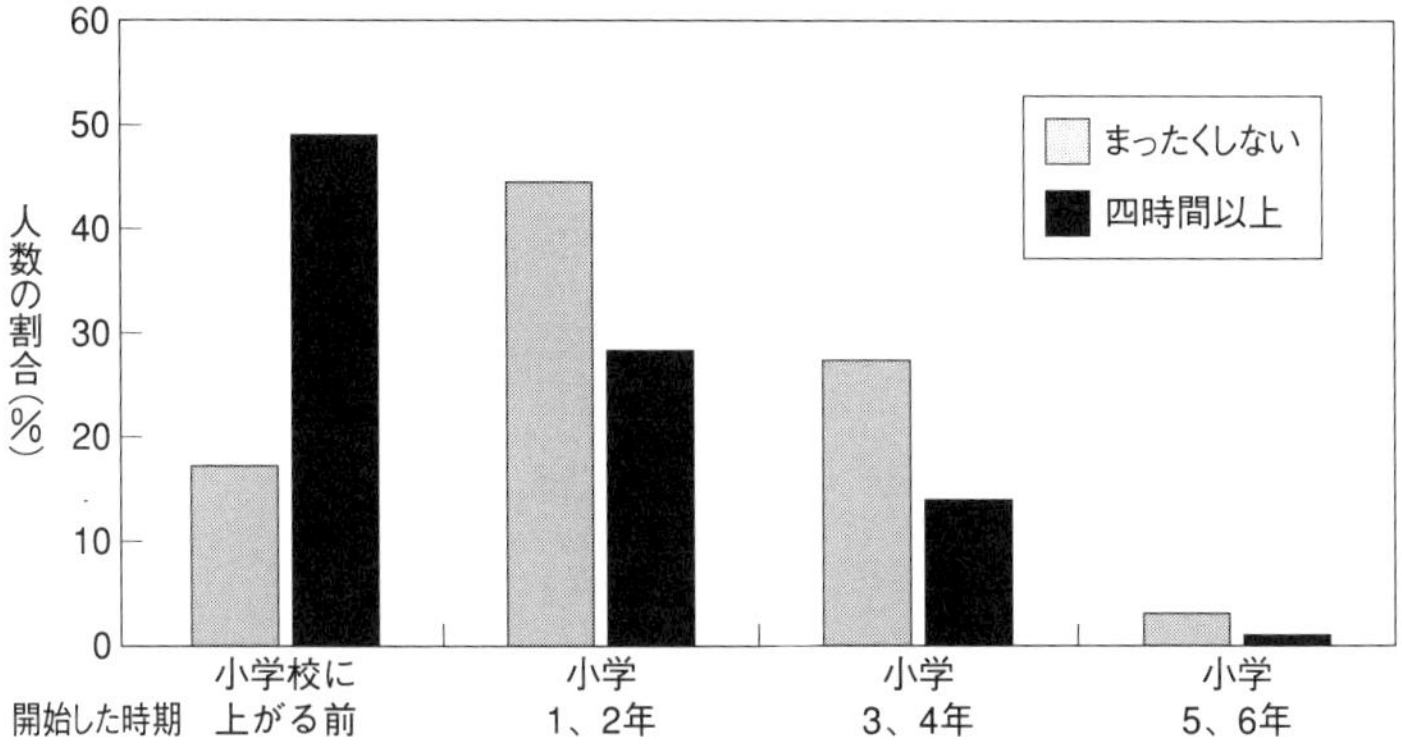

寝屋川調査（2005）のデータをクロス集計した結果をグラフ化。中学生本人の回答による。

ゲームをしていたと答えた子どもたちが半数以上を占める。それに対して、それほどゲームをしない子どもたちでは、小学校低学年の時期においても、ゲームで遊ぶ時間が短かった。

さらに、小学校高学年の時期でみると、プレイ時間が一日四時間以上のヘビーなプレイヤーのうち、三時間以上ゲームで遊んでいた子が八割を占め、ゲームで遊ぶ子と、遊ばない子の分化が進んでいく状況が浮かび上がる。逆に、小学校高学年になってゲームを始めたという子では、少なくとも中学の段階では、ヘビーな使用が認められる割合は少ない。ゲーム依存の危険という観点でいえば、少なくとも、あまり早くゲームに馴染み始めることに保護者は慎重であるべきだろう。

もちろん、早く始めた子のすべてが、重度の依存になるわけではなく、「卒業」していく子もみられる。ただ、その場合も、ネットやメールなどの他のメディアに移行しているケースが多い。ネットの利用時間は、小学校時代のゲーム時間が長い子ほど、長くなる傾向が顕著であり、また、メールをやりとりする頻度が多い子は、ゲームの開始時期が早く、小学校低学年でのゲーム時間が長い傾向がみられた。ゲームはさまざまなメディア依存の入口となっているのである。一方、小学校高学年に開始したケースでも、高校生以降において、重度の依存的使用がみられるケースもあることは注意を要する。

さらに懸念すべきは、ゲームを早くから始めた子では、現時点でのゲーム時間に関係なく、さまざまな問題点がより強くみられる傾向が認められたことである。「あまり考えずに、危険なことをしてしまうことがある」、「危険な真似をしたことがよくある」「何事にも気力がなく、興味ややる気がわかない」「人の気持ちはわかりにくく、ずれてしまう」「注意が散りやすく、よそ見や忘れ物、ミスが多い」「友達とケンカしたり、絶交したりが激しい」などの傾向が、ゲームを就学前に始めた子では、現在ゲームをあまりしない子にも高い頻度で認められたのである。

また、ゲームを小学校に上がる前に始めた子では、現在ゲームをあまりしない子でも、勉強時間が短く、休憩時間以外に友達と遊ぶ時間も短い傾向がみられた。

就学前という人生早期の、脳のもっとも重要な形成段階に、ゲームや刺激の強いメディアに安易に触れることは、後年思ってもみない災いを引き起こしかねないのである。保護者は、お子さんの大切な人生が、その準備段階で損なわれることがないように見守ってほしい。

依存の分岐点

ゲームに依存しやすいタイプと依存しにくいタイプの差がはっきりとしてくるのは、小学校高学年から中学生時代である。ゲームに依存しやすい子では、その時期に徐々に深みにはまる傾向がみられるのに対し、そうでない子は、ゲームから徐々に「卒業」していく。

無論、その分岐点となる時期は個人によって異なり、枝分かれの時期は小学校高学年くらいから高校進学以降にまでわたるが、全体でみると、分岐がはっきりするのは中学生の頃ということになる。

寝屋川調査によると、小学校時代まったくゲームをしない子どもの割合は約一五％で、低学年、高学年で大きな差がみられないが、中学生では、ゲームをしない子の比率は三〇％に上る。ゲームを卒業する子が増えていくのである。学年が一つ上がるごとに、ゲームをしない子の割合が、二、三割ずつ増えていくことがわかる（図12）。受験の影響もあるだろうが、中学生の間一貫してこの傾向がみられることから、受験勉強の影響というよりも、ゲームを「卒業」して、ほかのことに楽しみを見つけ出す子どもが増えていくと解した方が、実情に近いだろう。

ただし、ここで注意を要するのは、減少が顕著なのは、ゲームを三十分から一時間程度するライト・ユーザーの割合であり、三時間以上ゲームをする子どもたちの割合は、ほとんど変わらないか、むしろ増加することである。

図12　学年とゲーム、ネット、メールの利用率

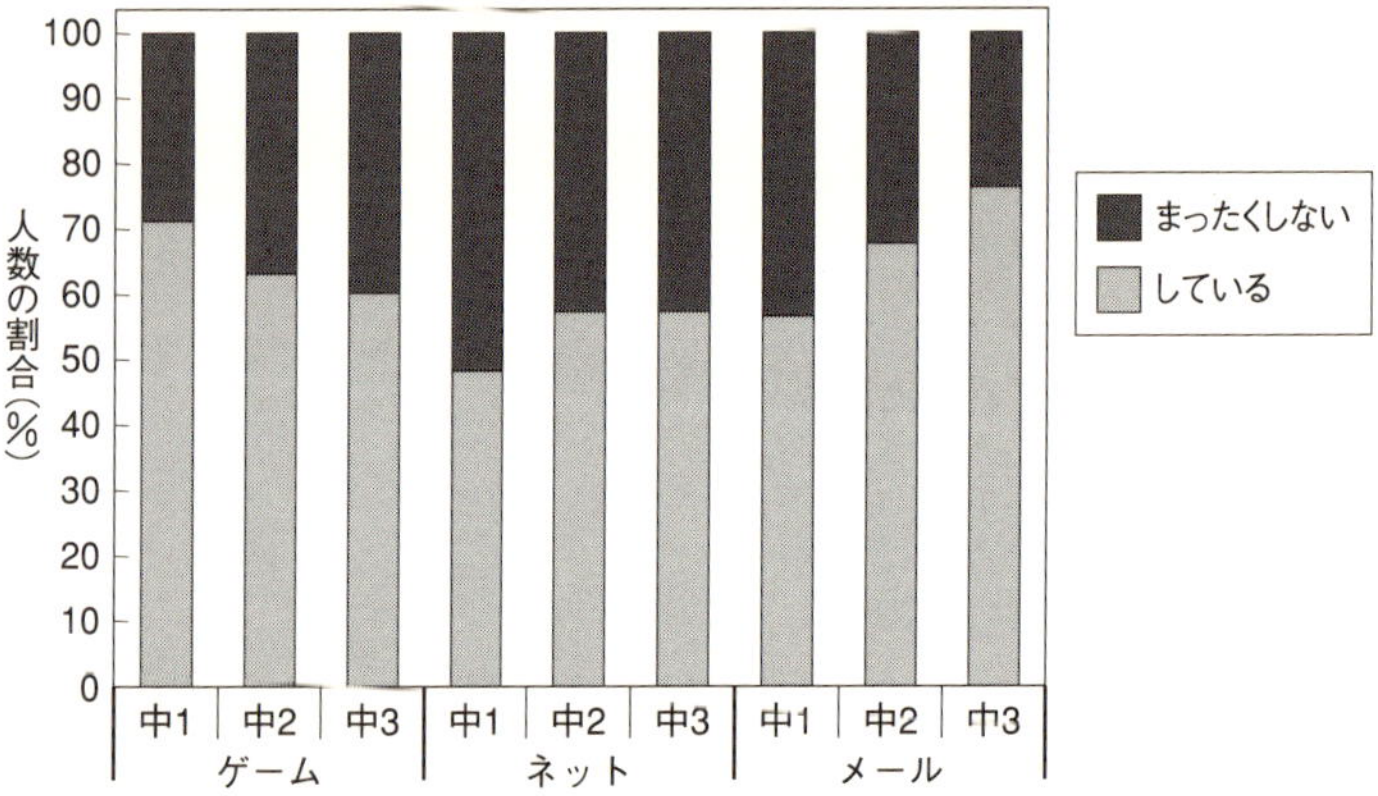

寝屋川調査（2005）のデータをクロス集計した結果をグラフ化。中学生本人の回答による。

このことは、中学の三年間に、軽度なプレイヤーはゲームを卒業していく一方で、重度なプレイヤーは、卒業することなく使用を続けるという分枝が鮮明となっていくことを示している。

総務庁の調査（一九九九）でも、小学生の男子の九割以上がゲームで遊び、四分の三以上が一時間以上ゲームをするが、中学生になると、ゲームをする子の割合は八割五分まで下がり、一時間以上ゲームをする子の割合も七割程度に減少する。ところが四時間以上プレイするというヘビーなプレイヤーの割合は、四％から五％台前半へと増加を示すのである。つまり、ゲームを離れていく子どもが現れる一方で、一群の子どもたちは、ゲームにますますのめり込んでいく。

また、今回の寝屋川調査の結果と比べる

と、この六年間で、全体としてゲーム離れが進んでいると言えるだろう。

女子では、さらに顕著にゲーム離れの傾向がみられる。ただ、中学生の女子でも、二時間以上ゲームをする子どもたちが、一割以上存在することも重要な事実である。

ところで、ゲームを卒業した子どもたちは、どうなるのだろうか。学年が上がるとともに、ゲームに熱中する子の割合が減る一方で、逆に増えてくるのは、ネットやメールに熱中する子の割合である（図12をもう一度参照）。メールは受験を控えた中学三年でさえ、頻回にメールをする子の割合が高くなっていく。ゲームへの依存が、他のメディアへの依存へと移っていくと解せる。

男の子、年上の兄弟がいる子、一人っ子は注意

男性の方が圧倒的にゲームに興味を示し、ゲーム依存を生じやすい。

ＣＥＳＡの推計では、二千七百万人あまりのテレビゲーム人口のうち、六五％は男性で、男女比は約二対一である。総務庁の調査でも、一日平均一時間以上ゲームをする割合が、小学生の男子では四分の三以上であったのに対して、女子では、三割ほどにとどまった。寝屋川調査でも、三時間以上ゲームをする中学生の七割は男子生徒であった。また、男女で開始時期に大きな差があり、男子では就学前に遊び始める子の割合が女子に比べて顕著に高く、女子では小学校中学年頃に始める子が比較的多い。先の項で述べたように、開始時期が早いほど中毒にもなりやすいのである。

そうした差異が生まれるベースには、ジェンダーによる文化的、社会的特性の違いや、いわゆる男性脳と女性脳といった生理学的な特性の違いが関係していると思われる。

言語が優位で、受容的で、コミュニケーションや対人関係の得意な女性脳に比べて、行動優位で、攻撃的で、凝り性で、口下手な男性脳は、社会適応の面で苦戦しやすいとともに、一つの行動に固執しやすい。そうした男性脳にとっては、煩わしい対人関係やコミュニケーションを抜きに、攻撃的欲求を満たせるゲームは、まさに格好の遊び道具である。

女の子にもゲームにのめり込むタイプがいるが、そうしたタイプの女性は、これまでの研究では、男性的な性格傾向の人が多いという。重症の依存も、圧倒的に男子に多い。また、好みのゲームも男性と女性では種類が異なっている。男性では、格闘や戦闘や冒険をテーマにしたものを好むのに対して、女性では、町や庭や生き物を世話したり、育てることをテーマにしたものが好まれる。

また、兄や姉のいる子どもでは、一人っ子や弟や妹がいる子に比べて、早くからゲームに馴染み、長時間ゲームをする傾向がみられた。年上の兄弟がいれば、必然的に開始年齢がさがり、幼い時期に触れることで依存を形成しやすいと考えられる。

二番目以降の子では、最初の子のように目も行き届かなくなり、親も警戒を怠りがちだが、上の子と同じような調子に考えていると、年上の兄などから、とんでもない影響を受けているということもある。後の章で詳述するが、性的なビデオやゲームなどで失敗しやすい問題でもある。また、中っ子などでは、愛情不足が起こりやすく、ゲームやネットなどのメディアが居場所となるケースが少なくない。

一人っ子の場合も、あまり外で遊ばない子どもの場合、兄弟がいる子に比べて社会的な経験の機会が狭まることがあり、対人関係において消極的な傾向などと重なると、悪影響が出やすいようだ。先の調査でも、一人っ子では、メディアが居場所になっていると答えている子の割合が突出しているという結果が出ている。

生育に関する危険因子　過保護、愛情不足、いじめ

寝屋川調査では、親の養育態度や親子関係の質、子どもの成育史上の問題にも踏み込んでいる。ゲームやネットにのめり込みやすい傾向と関係が認められた要素についてみてみよう。

三時間以上ゲームやネットをする子では、「お子さんは、小さい頃過保護に育てましたか」との問いに「とても過保護に育てた」と答えた保護者の割合は、あまりやらない子どもの保護者と比べて約三倍に達した。過保護な傾向は、ネットよりゲームで、より顕著であった。過保護な養育態度が、ことにゲームへの耽溺と強い結びつきを示したのである。

「小学校に上がるまでに、何かの事情でかまって上げられなかった時期がありましたか」との問いに対して、三時間以上ゲームやネットをする子では、「あった」と答えた保護者の割合が、あまりゲームなどをやらない子どもの保護者と比べて、三倍強であった（図13ａ）。

「小学校時代に何かの事情でかまって上げられなかったことがありましたか」との問いに対する答えでは、差はそれほど顕著ではなかった。ことに幼い頃の愛情不足とゲームやネット

への耽溺が結びつきやすいと言える。この結びつきは、ネットよりもゲームで強かった。「お子さんはいじめられたことがありますか」との問いに対して、三時間以上ゲームやネットをする子では、「よくあった」と答えた保護者の割合は、あまりゲームなどをやらない子どもの保護者と比べて、三倍強であり、いじめられた体験とゲームなどへの耽溺が結びつきやすいことを示した（図13ｂ）。

三時間以上ゲームやネットをやる子では、「お子さんのことをよくわかっていると思いますか」との問いに、「いいえ」と答えた保護者の割合が、あまりやらない子どもの保護者と比べて、二倍から三倍の水準であり、メディアへの耽溺が認められる場合、子どもと保護者との間に理解の溝がある傾向がみられた。

このように、過保護、幼い頃の愛情不足、相互の理解不足、いじめ体験は、いずれもゲームやネット依存を助長する要因となると考えられる。このことは、経験的には推定されていたが、統計的にも裏付けられたのである。

高い心理的重圧と不足する適応能力

ゲームやネットに熱中する子どもに問題が生じる、もっとも典型的なパターンは、なんらかの理由で生じた愛情不足や身体的な虚弱さ、社会的能力の不足を補おうと、非常に手厚く過保護に育てられ、保護者から大きな期待や心理的な支配を受けているが、現実的なスキルや適応能力、自立能力が育っておらず、思い通りにならない環境に対して不快さや憤りばか

図13a　就学前の愛情不足とゲーム、ネットの利用時間

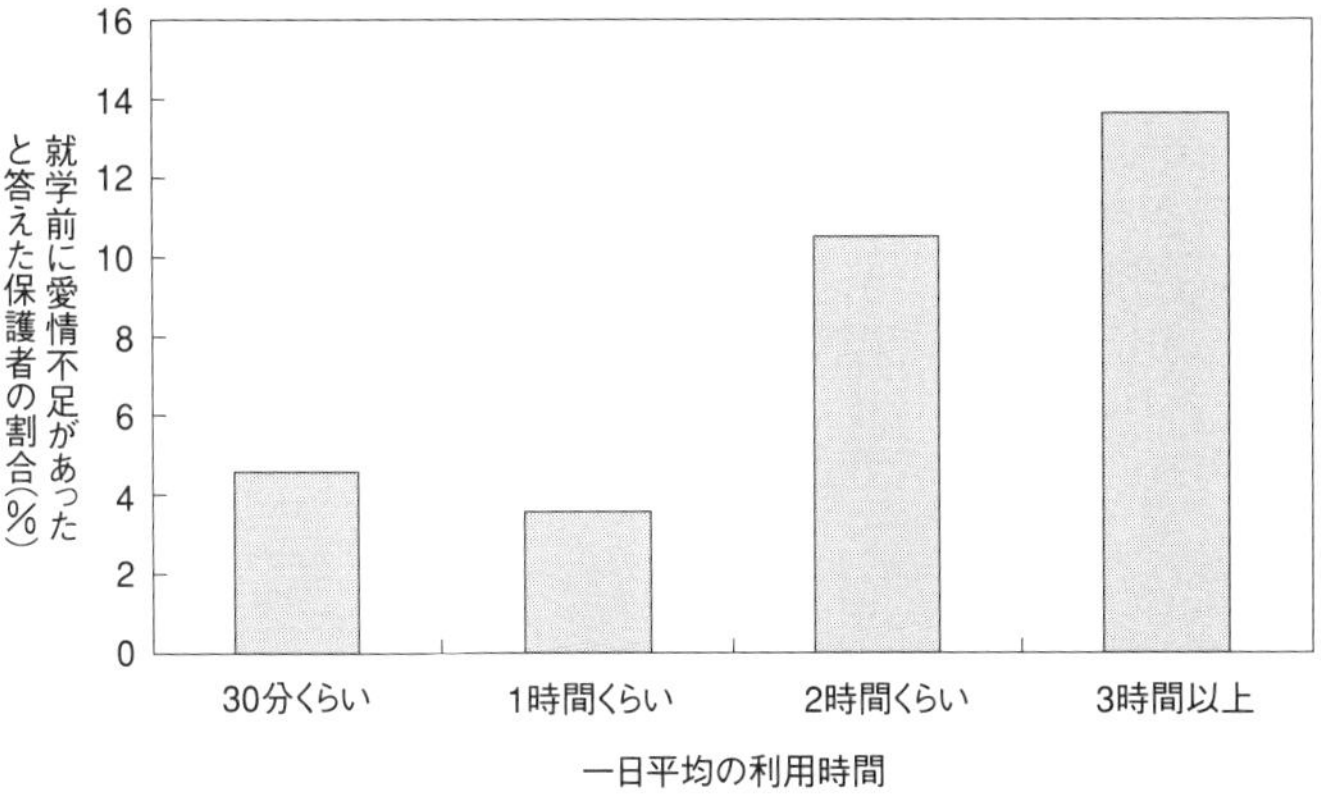

図13b　いじめ体験とゲーム、ネットの利用時間

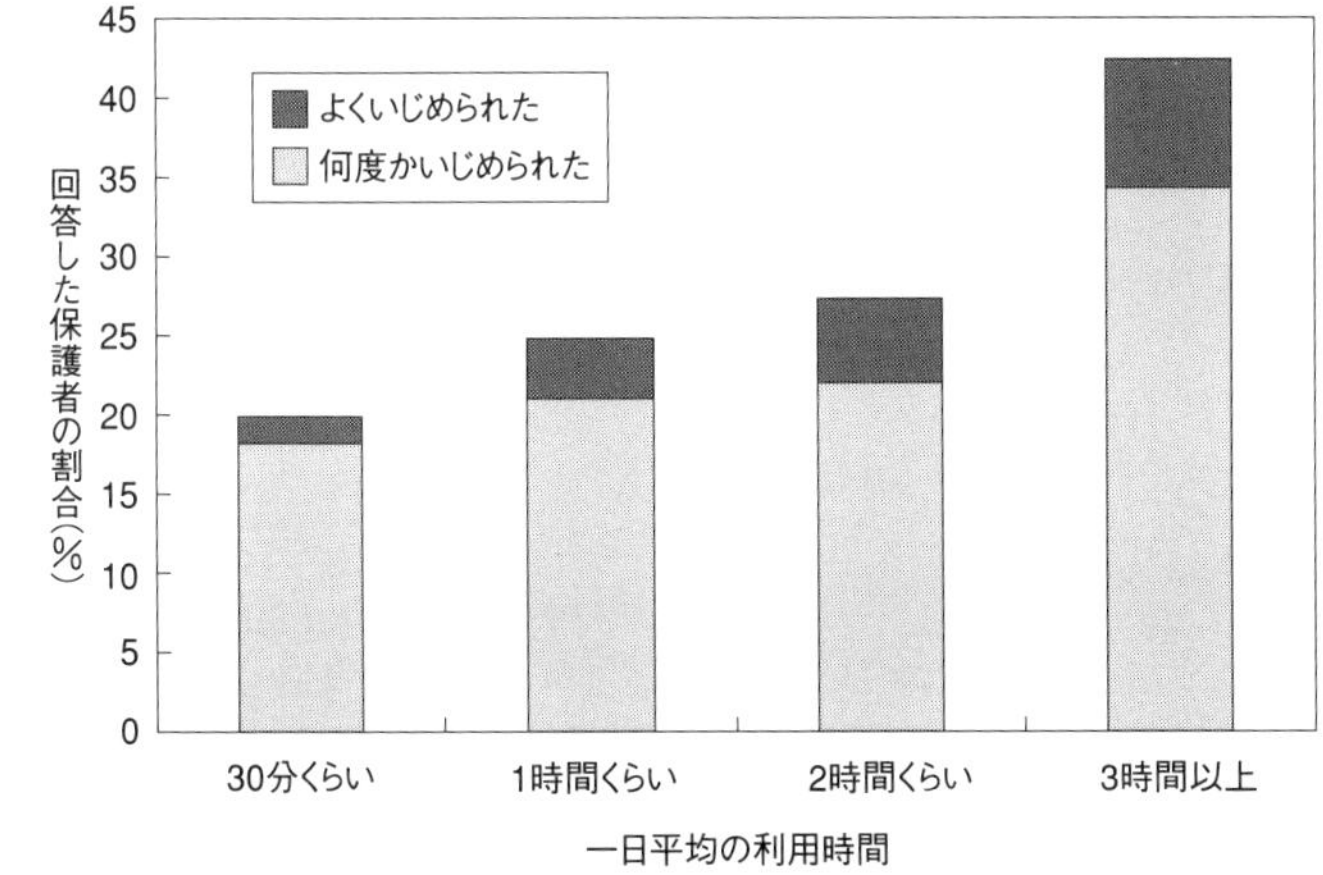

二つのグラフとも寝屋川調査(2005)のデータをクロス集計した結果をグラフ化したものである。保護者のうち、お子さんがゲーム、ネットを利用していると答えた人を集計対象とした。

りを感じやすく、不適応を起こしてしまい、それをゲームなどで紛らわしている状況である。子どもは、ゲームやネットやアニメといった自分だけの世界に砦を築こうとし、そこに安寧と充足を見出す。

佐世保の同級生殺害事件を起こした女児のケースでも、そうした状況が指摘され、女児が自分のホームページに書き込みをされたことを「荒らされた」と受け取り、過剰な怒りから犯行に至ったと考えられている。

現代っ子全般にみられる特徴は、自己承認欲求は強いが、現実的な適応能力やねばり強く試行錯誤しながら問題を解決していく力が不足していることである。両者の乖離が子どもたちをしばしば危険な方向に向かわせている。

そのギャップを埋める一つの補償手段として、多くの子どもたちが依存するようになっているのが、メディアというヴァーチャルな世界をはけ口とすることである。

海外には、メディア中毒専門の部門を擁する医療機関があるが、その一つであるハーバード大学医学部のマックリーン病院コンピュータ中毒部長であるオルザック博士によると、社会的重圧や社会的スキルの欠如も、ビデオゲーム中毒の原因となりうると述べている。ビデオゲーム中毒の人は、社会の中に自分の居場所をうまく見つけられず、それをゲーム世界の中に見出しているのである。それはバランスをとる上で、有効な手だてのように思えて、実は問題の根本的な解決というよりも、問題の解決をさらに困難にしていることが多い。

なぜなら、メディアという仮想現実に居場所やはけ口を見出すことで、ますます現実に向かい合う機会やモチベーションも奪われてしまうからである。実際、子どもたちの居場所や安寧の場所は、現実の世界からどんどん仮想的なメディアの中へと移っている。そして、そうした子どもたちは、さらに現実的なスキルの低下を起こすという悪循環に陥りがちなのである。

実際、事件を起こしたケースで、ゲームやメディアの影響が疑われるケースを見ていくと、ある時期まではあまり問題のない利用だったのが、現実の生活で躓《つまず》くとともに、急激に「問題のある利用」の状態に変わっている。そのきっかけには、学業、職業での躓きやプレッシャー、家庭や友人関係など本人の「支え環境」の悪化が見出される。重圧の増加と支持基盤の脆弱化という状況の中で、逃げ場所として、有害性の高いゲームやメディアへの耽溺を深めるという構図がある。

否定的養育態度と低い自己評価

仮想現実の中で、満足やカタルシスを見出しながらも、そうした子どもたちや若者たちも、本当に自分の生活や現状に心から満足しているわけではない。自分が得ている満足が、代償的な満足に過ぎないことを、心のどこかで自覚している。ただし、そのことを親などから指摘されると、猛烈に反発し、認めようとしないのであるが。それはある意味では当然なことで、そのことは本人にとっては一番の弱点であり、急所であるからだ。

いくつかの調査で、ゲームで長時間遊ぶ人には、低い自己評価がみられるとの結果が出ている。現実における自信のなさが、逃避的な満足を求め、現実的な体験を一層貧しくさせ、さらに自己評価を下げるという悪循環に陥っている状況は、よく出会うものである。

これと関連するのは、ゲームを長時間する子では、「親にほめられるよりも叱られることが多かった」と答えている子の割合が有意に高かったことである。四時間以上ゲームをする子では、その割合が、あまりしない子どもに比べて二倍以上であった。否定的な養育態度と、ゲーム中毒が結びつきやすいことが示されたのである。

低い自己評価の背景には、その子の能力不足というよりも、親の接し方や態度も影響している。回避的な傾向をもつ人には、大人であれ、褒められたことが一度もないと答える者が多いが、その子に対する親の否定的な態度が、自己評価を下げ、回避的な傾向を強め、ゲームなどへと現実回避し、さらに状況を悪化させるという悪循環がよくみられる。

こうした負のスパイラルを断ち切るためにも、ただゲームを制限するということではなく、子どもに対して普段から肯定的な態度で接し、何事であれ自信をつけさせるように導くことが重要になってくる。現実の中で、もっと自分の有用性を発揮できることが見つかれば、自然とゲームやネットにのめり込むことにも歯止めがかかりやすくなるのである。ある意味で耽溺している本人自身が、そこから脱出したいと心の底では望んでいるはずだからだ。

「人と接するのが苦手な子がはまりやすい」は本当か?

ゲームやネット依存について、しばしば言われ、一般に信じられているのは、いわゆる

「オタク」的な内閉的な傾向をもった人が、そうした依存を生じやすく、ますます仮想世界にのめり込んでいくという図式である。実際、総務庁の調査でも、ゲーマーと分類された人たちは、対人関係が浅く、表面的であるとされた。

寝屋川調査でも、ゲームやネットに多くの時間を費やしている子には、現実の対人関係において消極的な傾向が見られ、休憩時間以外に、友達と遊ぶ回数が少なく、また、友達の人数が少ない傾向がみられた。だが、意外な結果も明らかになった。ゲームを長時間する子ほど、自宅以外で遊ぶ時間が長いという結果が示されたのである。ネットに熱中している子の方が自宅で遊ぶ傾向がみられた。ただし、もっともヘビーなゲーム中毒の子では、外で遊ぶ時間がガタンと減ってしまい、まったく外で遊ばないという子が多くなる。ゲーム中毒の子は、自宅外でよく遊んでいるが、対人関係は苦手で、友達も少ないという二つの面を持つことになる。

けれども、少なくとも中学生の段階では、ゲームに熱中する子は、戸外でよく遊ぶ活動的な一面をもっているのだ。元来、内気で家にこもるのが好きな子がゲーム中毒になりやすいという推定は、事実誤認ということになる。確かに、一部には、元来そうした傾向をもっている子が、どんどん耽溺していくという場合もあるので、そうした誤解が一般化されてしまったのだろう。

また、小さい頃の対人的な消極性についても、ゲームに関しては否定的な結果が出ている。「お子さんは、小さい頃、人見知りが強かったり、人の輪に入っていくのが苦手でしたか」

との問いに「とても」と答えた保護者の割合が顕著に高かったのは、むしろネットに熱中している子どもの保護者であり、ゲームとの結びつきは小さかったのである。もっと正確に言うと、もともと対人関係に消極的な子どもと、活発だった子どもの二つのグループに分かれ、多数派は活発な子どもたちだったのである。

このことは、幼稚園児を対象にした別の調査の結果とも符合している。早くからゲームで遊ぶことに熱中しやすい子は、むしろ活発で、好奇心旺盛で、友達ともよく遊ぶタイプの子どもだという結果が出ているのである。

これらの事実は、ゲームに依存している人の多くが、幼い頃の性格としては、いわゆる内向的な人ではなかったということである。実際、小さい子どもの頃はむしろ人一倍活発で、積極的で、友達とも交流があったというケースによく出会うのである。

幼い頃にみられる対人関係にも積極的で好奇心旺盛な傾向と、中学生やそれより年上の年代を対象とした調査で示される、対人関係が苦手で、関心が狭く、保守的な傾向との間には、明白なギャップがある。こうしたギャップが生じるのには、二つの理由が考えられる。一つは、小さい頃、ゲームを好む子と、中学生の時期にゲームを好む子では、大きく入れ替わりが起きているという可能性である。もう一つは、ゲームに長期間熱中する過程で彼らの傾向に変化が生じた可能性である。

実際には、小学校低学年の頃にゲームで長い時間遊んだ子どもでは、中学でも、ゲームで長い時間遊ぶ傾向が見られる。これまでの嗜癖形成の議論でも裏付けられたように、ゲームを好む傾向はかなり持続性があり、それほど愛好者層の中身が、小学校低学年と中学で異なるわけではない。

とすると、一つの可能性が強まってくる。もともと活発で、対人関係にも積極的な子が、ゲームを相手に毎日長時間、長い期間にわたって時間を費やすうちに、不活発で、対人関係にも消極的なライフスタイルを身につけ、やがては性格までも変容を引き起こしているのではないかということである。

したがって、活発で、友達ともよく遊ぶから、うちの子は大丈夫と考えるのは、浅慮と言わざるを得ない。そういう子ほど、好奇心旺盛で、早い時期からゲームやネットなどにも興味を示し、新しい刺激に熱中し、その結果、重度の耽溺を形成してしまう危険もひそんでいるわけである。

好奇心旺盛で、注意が散りやすく、落ち着きのない子

むしろ低年齢の段階で用心すべきは、好奇心旺盛で、活発で、注意が移ろいやすく、落ち着きのない子である。こうしたタイプの子は、新しい刺激を求めて、ゲームであれ、他のメディアであれ、どんどん利用をエスカレートさせやすいのである。

先の調査でも、「小学校の頃、落ち着きがなかったり、注意が散漫だと言われた」子では、そうでない子に比して、中学生になってもゲームやネットを長時間やっている傾向がみられた。また、調査結果をもとに、落ち着きがなく注意が散りやすい傾向と、人見知りをしたり、

図14　小さい頃の行動傾向とゲーム依存

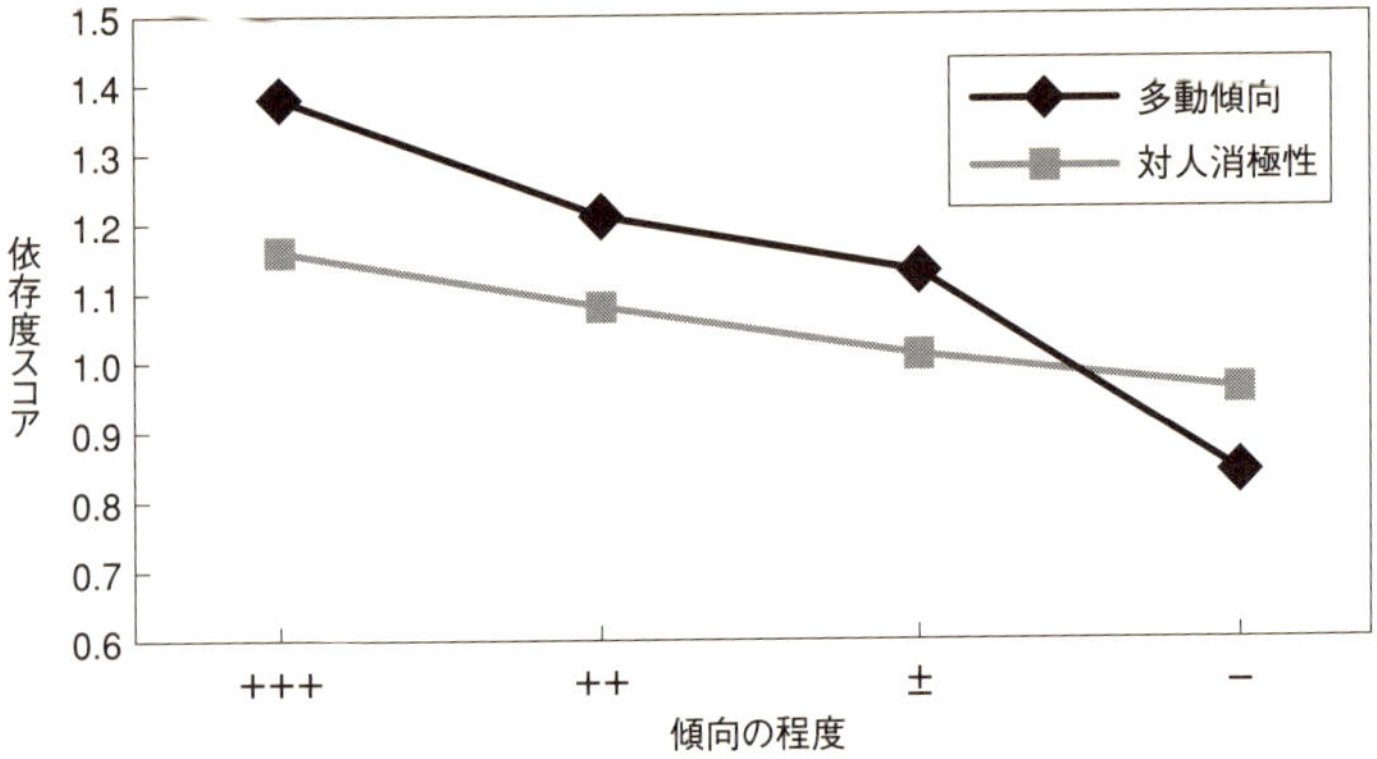

寝屋川調査（2005）のデータより解析した結果をグラフ化。保護者の回答による。依存度スコアは、八項目の質問項目についてスコア化して算出。

友達の輪の中に入っていくのが苦手な傾向が、小さい頃にどの程度見られたかと、現在のゲーム依存度の関係を示したのが、図14である。対人消極性よりも多動傾向が目立った子で、ゲームへの依存症状が強く見られる、小さい頃の多動性が、対人消極性以上に、依存への陥りやすさを左右するファクターであると考えられる。

落ち着きがなく注意が散漫という特徴は、前頭前野機能が未熟であることと関係している。こうした子どもは、行動を抑制するのが苦手で、衝動性や欲求をコントロールするのも苦手である。また、注意の散りやすい子は、強い刺激のものを追い求める傾向がある。そのため、一見矛盾するようだが、わくわくするものに出会うと、ものすごく集中したりする。

ゲームであれ、何であれ、熱中し始め

たら、自分でコントロールが利きにくいタイプなのである。すっかり飽きるまで、とことんやり続けるということになりやすい。ところが、親の方は、それまで何事にも集中したり、根気よく取り組めなかったのに、何時間でも熱中してやっていることを、むしろ肯定的に考えることも多い。集中力や根気がついたように思うのである。しかし、脳の中で起きている事実を客観的にみると、飽きっぽく、仕事も長続きしない大人が、ギャンブルに熱中し始めたことを喜ぶようなものである。麻薬的に作られたものにのめり込むことと、本当の根気や集中力とは意味が違うのである。

元気で活発で好奇心一杯の子どもを授かった親御さんは、折角の子どもの美質を台無しにされないように、注意を払う必要がある。

偏食の子は要注意!?

寝屋川調査によると、ゲームやインターネットに依存傾向を示す子では、偏食の激しい傾向が見られたという。「偏食が激しい方である」と答えた保護者の割合が、あまりゲームやネットをやらない子どもの保護者と比べて三倍程度であり、長時間ゲームをする子では、偏食する子の割合が多くみられたのである。

偏食とゲーム・ネット依存にどういう関係があるのだろうかと、一見不思議に思われる方もいるだろうが、子どもの発達の問題に関心をお持ちの方は、なるほどと思われるに違いない。実際、偏食は子どもの発達面の問題を反映していることが少なくない。

偏食が、アスペルガー障害などの広汎性発達障害やＡＤＨＤなどの発達障害の子に多いことはよく知られている。その理由としては、発達障害を有する子では味覚が非常に過敏であったり、独特のこだわりや思い込み、決まりのようなものを自分の中で作ってしまうことが関係している。発達障害の有無は別にしても、偏食の子は、新しいものにチャレンジすることに消極的だったり、自分の世界を狭く限定する傾向がある。

また、偏食の激しい子では、こだわりが強い傾向だけでなく、冗談や皮肉をまともに受け取ったり、思い通りにならないと癇癪を起こしやすかったり、イライラしやすく、かっとなりやすいといったストレスに対する耐性の低さも認められた。こうした傾向ゆえに、対人関係においても柔軟に対応するのが苦手となりやすい。その分、自分の思い通りになるゲームやネットにのめり込みやすいと考えられる。

だからといって、偏食を無理矢理直させようとして、強引に食べさせることは逆効果で、こうした繊細な子どもを余計痛めつけてしまう。むしろ、そうしたデリケートな部分を理解しつつ、根気よく、工夫をこらしながら、本人の間口を広げていくことが大切だ。

あくまで一つの目安ではあるが、偏食という非常にわかりやすい特性が、その子の弱い部分を示してくれているといえる。偏食の子では、そうでない子よりも、ゲームやメディアの利用において極端な偏りが生じやすいと言えるので、そのことを頭の片隅において、導いていくことが必要だろう。

ゲームをあまりしない子は安心か？

このようにゲームやネットに依存や耽溺を生じやすい子のタイプについてばかり述べてくると、おそらく二、三の誤解が生じてしまう恐れがある。

誤解の一つは、こうしたタイプの子がすべてゲーム依存になってしまうという誤解である。ここで述べてきたことは、あくまで統計的な解析に基づく全体としての傾向を論じているのであり、個々のケースには、それぞれ異なる背景や特異性があり、一般的な話が必ずしも当てはまるわけではない。逆に、こうしたタイプの子ではないからといって、ゲーム依存の危険がないとも言えない。個々のケースでは、さまざまな特殊事情が影響するのである。あくまで一般的なリスク要因や傾向として理解して頂きたい。

もう一つの誤解は、ゲームについてばかり取り上げると、ゲームをあまりしない子は、そうしたメディアの影響や危険から免れているので、安心だという誤解である。

メディアの影響は、何もゲームだけに限ったことではなく、人々がほとんど自覚さえせず、気にも留めていないところで、子どもたちは、小さい頃からさまざまな映像的刺激にさらされ、その影響を意識的、無意識的に受け続けているのである。

寝屋川調査によると、ゲームをあまりしない子では、半数近くがテレビに一番熱中し、二割強のものがメールに一番熱中し、一割五分程度のものがマンガに一番熱中しているという結果が示され、メディアとの関係は切っても切れないものとなっている。

ファイルⅧ

発達障害の子を直撃する影響

なぜ、内気で真面目な子が突然……

二〇〇五年二月十四日。バレンタイン・デーのその日、大阪の空はどんより曇っていた。京阪寝屋川市駅からほど近い市立中央小学校に、若い男が姿を現したのは、午後三時を回った頃のことだった。一階の廊下で、同僚と立ち話をしていた五十二歳の男性教諭に、男が職員室はどこかと訊ねてきた。男性教諭が男を二階にある職員室に案内しようとすると、突然、男は背後から刺身包丁で教諭に襲いかかったのである。

その日の昼頃に起き出した男は、近くのホームセンターで包丁を二本購入し、中央小に向かった。二時頃、正門のインターホンで、かつての担任教師がいるかを訊ねたが、外出して不在だとわかり、一旦立ち去った。学校近くの食堂で腹ごしらえをした後、再び戻ってくると、同校南門から無断で侵入したのである。

男は男性教諭の背中を刺した後、階段を上って職員室に乱入した。たまたま職員室にいた女性教諭と栄養士の女性に襲いかかり、次々に刺したのである。

熱心な先生として教え子に慕われていた男性教諭は、搬送先の病院で亡くなった。女性教諭と栄養士の女性も重傷を負った。

男は駆けつけた寝屋川署員に取り押さえられ、現行犯逮捕された。男は近くに住む十七歳の無職の青年で、中央小の卒業生だった。逮捕されたとき、青年のカバンには、もう一本の包丁とともに、母親から送られたバレンタイン・デーのプレゼントが入っていたという。近所の人たちの話では、家庭環境にも恵まれた、大人しくて、真面目な青年だったという。

事件の動機として本人が語ったと伝えられたのは、いじめられたとき、担任の教師が助けてくれなかったので、仕返ししようと思ったというものであった。だが、元同級生たちは、いじめがあったとしても、半ば遊びのようなもので、それほど深刻なものではなかったと口をそろえた。

成績優秀だったが、小六の頃から学校を休むことが増え、中学校二年から不登校になっていた。暗くこもりがちな時期が続いていたが、最近は明るくなり、大学受験に向けて勉強中で、塾の先生からは志望校の合格に太鼓判を押されていたという。なぜ、そんなときに凶行に及ばなければならなかったのか。事件の状況は、知れば知るほど理不尽な思いに駆られるものであった。

青年について問われた同級生たちが証言していたのは、青年が小学時代からテレビゲームに熱中していたことである。深夜までゲームをし、学校でも居眠りすることもあったという。ゲームへの熱中は中学時代の不登校の時期も続いていた。青年はインターネットで見た死体などの映像に強い印象を受け、人を殺害することに関心をもつようになったとされる。

青年は医療機関に通って治療を受けていたが、その後の精神鑑定で、青年には「広汎性発達障害」という障害があり、社会適応に問題を起こしやすいことが指摘されている。

寝屋川の事件に限らず、最近の不可解な少年事件で、しばしば登場するようになったのが、「発達障害」という診断である。

「発達障害」は、脳の機能的発達に問題があり、認知や言語や運動や社会性など能力の獲得に支障を生じている状態とされる。ここで注意を要するのは、「発達障害」と「発達の障害」とはイコールでないということだ。「発達障害」とは、あくまで生物学的な基盤に基づく障害とされ、心理社会的な要因（たとえば虐待やネグレクト）のみによって生じるものは含まれない。「生物学的な基盤」とは、遺伝的な要因や胎生期、周産期、乳児期のトラブルや病気による中枢神経系の障害を指している。

発達障害には、「広汎性発達障害」「注意欠陥／多動性障害」「学習障害」「知的障害」の主に四つが含まれるが、ことに学校現場でも対応に苦慮し、児童精神科の外来を訪れるケースが急増しているのが、行動や社会性の問題を引き起こしやすい「広汎性発達障害」と「注意欠陥／多動性障害」である。

広汎性発達障害は、①対人関係における消極性や②相互的なコミュニケーションの障害、③興味や関心の限局性やこだわりの強さを特徴とするもので、「自閉症スペクトラム」と呼ばれることもある。広汎性発達障害の中で、知能が正常範囲のものを、「高機能広汎性発達障害」、言葉の発達にも遅れがみられないものを「アスペルガー障害」と呼ぶ。広汎性発達障害のうち、もっとも症状の重い自閉性障害は、二千人に一人といわれるが、もっとも軽症なアスペルガー障害の頻度ははるかに高く、男性では数%が該当すると考えられる。対人関係や集団生活が円滑にいかず、周囲の理解がないと、孤立したり、いじめのターゲットにされることもある。その一方で、集中力や、狭く深い興味を活かして、研究者や技術者として成功することもある。実際、学者や研究者には、アスペルガー障害やその傾向をもった人が多いと言われている。

注意欠陥／多動性障害（ＡＤＨＤ）は、①不注意、②多動、③衝動性を特徴とする障害であり、三〜七%の児童が該当するといわれる、非常に頻度の高いものである。うまく見守られると、年齢が上がって脳が成熟するとともに状態が改善していくことが多いが、対応を誤ると、非常に反抗的になったり、反社会的な行動をくり返すこともある。

ＡＤＨＤと広汎性発達障害は併存することも多く、その場合は、広汎性発達障害に含められる。

発達障害がからむ事件として、最初に人々の耳目を惹いたのは、一九九七年に神戸市須磨区で起きた連続児童殺傷事件である。犯人の少年は、小さい頃から忘れ物や勘違いが多く、またカエルや猫を好んで解剖するなど、死体に強い興味をもっていた。中一のとき、ADHDの疑いがあるとの診断を受けている。事件後の精神鑑定では、「行為障害」との診断を受けているが、行為障害もADHDがこじれて起きるものと考えられている。また、鑑定では見たものを写真のように記憶してしまう「直観像素質」を有することも指摘されていた。「直観像素質」は、アスペルガー障害などの広汎性発達障害で時々みられるものである。また、アスペルガー障害の子は、機械であれ、生き物であれ、その構造に強く惹きつけられることがよくあり、しばしば解剖学的な興味をもつ。

愛知の豊川で老女を殺害した少年は、その動機を「人を殺してみたかった」と語り、世間を驚かせた。少年は極めて真面目な性格で、クラブ活動も熱心に行い成績もトップクラスだった。精神鑑定でアスペルガー障害と診断されている。

長崎の男児誘拐殺害事件を起こした十二歳の少年も、軽度の「広汎性発達障害」との診断が伝えられた。佐世保で起きた同級生殺害事件の加害女児は、障害のレベルにはないが、発達障害の傾向があるとされた。

非常に残念なことであるが、こうした動きの中で、発達障害があたかも凶悪な犯罪に結びつきやすいような印象や誤解を生むことになった。しかし、よく考えてみれば、そもそも「生物学的な基盤」をもつ発達障害は、昔から存在したものであり、最近になって急に登場したわけではない。社会全体で見れば同じくらいの頻度で、そうした障害をもつ子が、昔からいたはずなのである。

にもかかわらず、こうした傾向をもった子どもによる不可解な事件が急に目立つようになっているとすると、そこで問題なのは、発達障害よりも、むしろ別の要因だと考えられる。他の要因が、発達障害の子に強い影響を及ぼした結果、悲劇を生んでいるのではないのか。そう考えた方が納得できるのである。

「別の要因」の重要な候補として浮かび上がってくるのは、養育などの問題とともに、ゲーム、ネット、テレビ、ビデオ、マンガといったメディアの影響である。そうした映像的なメディアは、発達障害をもっている子に、ことに悪影響を及ぼしやすいのではないかという強い懸念が生まれるのである。

子どもの発達・成熟にとっては、「生物学的な基盤」に劣らず、「心理社会的な要因」が重要である。そのことは「発達障害」をもつ子どもにとっても当てはまる。実際、発達障害の子の大部分は、非行を犯したりしないが、非行に走ったケースを見ると、「生物学的な基盤」よりも、「心理社会的な要因」の方が、問題をこじらせる原因となっていることが多いのである。

そうした要因としては、養育の問題や学校での否定的な体験などとともに、メディアの影響が重要な位置を占めている。事実、突発的な犯罪を起こした子と接し、その背景を分析していくと、ゲームやネット、ビデオ、マンガなどのメディアに熱中し、それから強い影響を受けている状況に非常によく出会うのである。発達障害のある子が、衝動的な暴力行為や性犯罪に走っている場合、ほとんど十人が十人とも、映像的なメディアの影響を強く受けているといっても過言でない。

だが、メディアの影響と発達障害の関係については、まだほとんど知られていないのが実情である。臨床的な経験として、そうした傾向をもつ子では、より敏感に影響を受けやすいのではないかという印象を抱いている人は多いと思うが、それを確かに裏付ける客観的なエビデンスは、あまりなかったのである。その点についても、寝屋川調査は、非常に重要なデータを提供してくれている。その結果を中心に、「発達障害」の傾向とメディア依存の関係についてみていきたい。

ゲーム中毒とＡＤＨＤ

まず、注意欠陥／多動性障害（ＡＤＨＤ）の症状と、ゲームを長時間する子どもにみられた傾向との関係を検討してみよう。ＡＤＨＤの三大症状は、①不注意、②多動、③衝動性であるが、その一つ一つについて、調査結果で明らかになった事実と照らし合わせていきたい。

第一の特徴である「不注意」について、ゲームやネットを三時間以上する子どもでは、「気が散りやすく、よそ見、忘れ物、ミスが多い」と答えた割合が、あまりしない子どもに比べて、約二・五倍であった。また、「気が散りやすく、よくよそ見をしたり、忘れ物やミスが多い」と答えた保護者の割合は、同じく二・五倍程度であった。この傾向はネットよりゲームに熱中する子で顕著であった。ゲームを長時間する子どもでは、注意力に問題を抱える傾向がみられたのである。

また、「飽きっぽく計画的に物事をするのが苦手である」と答えた保護者の割合は、ゲームやネットを三時間以上する子では二倍から三倍であり、有意に多かった。飽きっぽく気移りしやすい傾向も、不注意と関係する徴候である。さらに、「お子さんは几帳面ですか、乱雑ですか」との問いに、「とても乱雑である」と答えた保護者の割合が、あまりゲームなどをやらない子どもの保護者と比べて、二倍強であり、乱雑な傾向を示した。乱雑さも、注意欠陥と関係があるとされる徴候である。飽きっぽく移り気な傾向、乱雑さともに、ゲームに熱中している子との結びつきがもっとも強かったのである。

第二の特徴である「多動」についてみてみると、「じっとすわっていることができず、たえず動きたがる」と答えた保護者の割合は、三時間以上ゲームやネットをする子では、二・五倍程度と有意に多かった。その傾向は、ネットよりもゲームに熱中している子で強く見られた。また、「お子さんは、小学校の頃、落ち着きがなかったり、注意が散漫だと指摘されたことがありますか」との問いに「よくある」と答えた保護者の割合は、あまりゲームなどをやらない子どもの保護者と比べて、二倍以上であり、小学時代から多動性がみられている子どもの割合が、有意に多かった。小さい頃の多動傾向についても、結びつきが強かったのはネットよりゲームであった。

第三の特徴である「衝動性」についてはどうであろうか。「思い通りにならないと、癇癪を起こしたり、混乱する」と答えた保護者の割合は、三倍程度であった。「あまり考えず行動したり、危険なことをしてしまう」と答えた保護者の割合も、三倍程度であった。「イライラしやすく、かっとなると暴言や暴力になってしまう」ことが「よくある」と答えた保護者の割合は、五倍程度であった。これらの傾向は、ネットよりゲームに熱中している子で強くみられた。

これらの結果は、長時間ゲームをする子どもでは、衝動性のコントロールに問題を抱えている子どもの割合が有意に多いことを示している。

このようにＡＤＨＤの三つのどの症状においても、ゲームを長時間することと、統計的に有意な結びつきが認められたのである。

さらに、各要件をどの程度満たしているかをスコア化し、算出した「多動性スコア」と利用時間の関係を示したのが、次の二つの図である。図15ａは、ゲーム時間と多動性スコアについてみたもので、多動性スコアは、本人の回答をもとに、「多動」「不注意」「衝動性」の3項目より算出したものを用いている。時間が長くなるにつれて、多動性スコアが顕著に上昇していく。この傾向はネットやメールでも認められたが、ゲームでもっとも著しかった。

図15ｂは、さらに客観性を増すために、保護者の回答により、より詳細に八項目の回答から算出したもので、ゲームとネットを加えた利用時間と多動傾向の関係をみている。ここでも、ゲームやネットの利用時間と多動性の間には、顕著な結びつきが認められたのである。

この事実には、二通りの解釈の方法があるだろう。元来、ＡＤＨＤの傾向をもった子どもが、ゲームなどにのめり込みやすいのか、逆に、それらに耽るうちに、ＡＤＨＤ的な傾向が強まるのか。小さい頃、多動や不注意な傾向をあまり示さなかった子どもが、多動で不注意

図15a　ゲーム時間と多動傾向(本人回答)

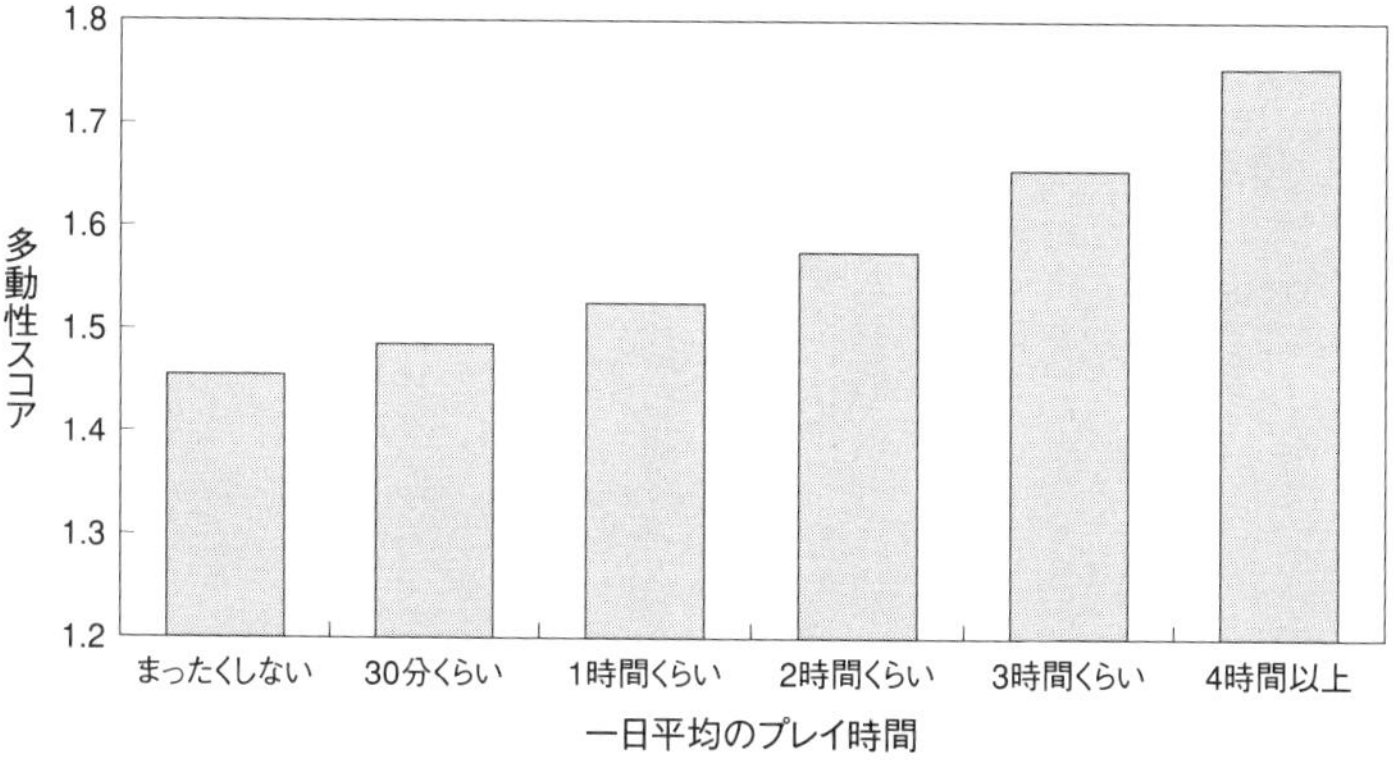

寝屋川調査(2005)のデータより解析した結果をグラフ化。中学生本人の回答による。

図15b　ゲーム、ネット利用と多動傾向(保護者回答)

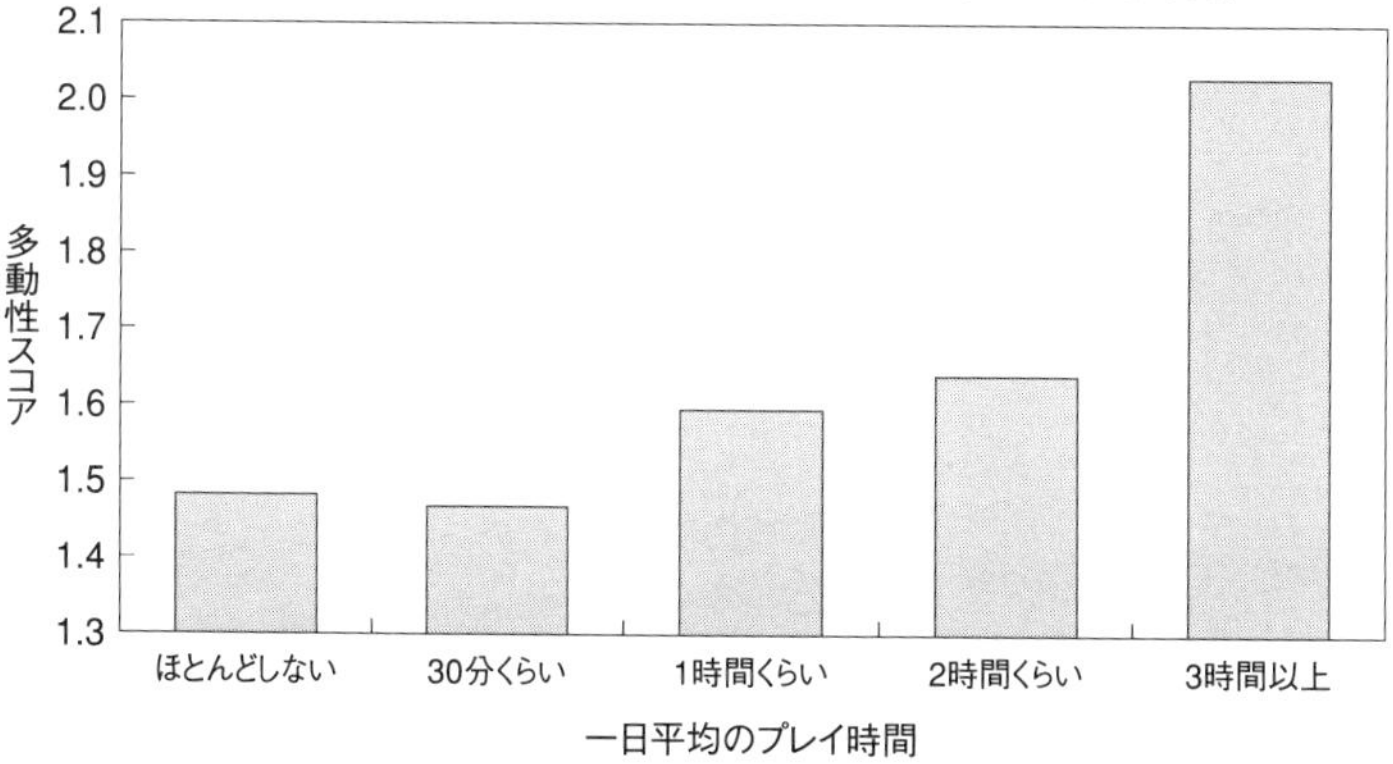

保護者の回答による。多動性スコアは、「多動」「不注意」「幼い頃の多動・不注意」「飽きっぽさ」「乱雑さ」「衝動性」「無反省」「情動のコントロールの困難」の八項目より算出。

な傾向を示しているケースも、長時間ゲームなどに熱中する子に多くみられることを考えると、ゲームなどへの耽溺が、そうした傾向を悪化させている可能性もある。この点については、さらに究明していくことが必要だが、おそらく、両者の悪循環が存在するのだろう。

ゲーム、ネット中毒とアスペルガー障害

次にアスペルガー障害などの高機能広汎性発達障害との関係についてみてみよう。その主な特徴としては、①対人関係における消極性、②相互的なコミュニケーションの障害、③興味や関心の限局性、④こだわりの強さの四つが挙げられる。

第一の特徴である「対人関係における消極性」の点では、一日四時間以上ゲームをする子では、「人付き合いや集団は苦手である」と答えた子どもの割合は、あまりしない子どもに比べて約四倍であり、傾向が一致する。この傾向は、ゲームに熱中する子だけでなく、ネットに熱中する子でも認められた。

「お子さんは、小さい頃、人見知りが強かったり、人の輪に入っていくのが苦手でしたか」との問いに「とても」と答えた保護者の割合は、三時間以上ゲームやネットをする子では、あまりしない子と比べて二倍強であり、小さい頃の内閉的な傾向との結びつきを示した。だが、先に触れたように、その傾向が強いのは、ゲームよりもネットに熱中する子であった。

第二の特徴である「相互的コミュニケーションの障害」については、「話をするとき、あまり目を合わさない」と答えた保護者の割合が有意に多かったこと、「冗談や皮肉をまじめ

に受け取ってしまうことがある」と答えた保護者の割合が有意に多かったこと（約二・五倍）、「一方的に喋ったり、場違いな発言や行動をしてしまう」と答えた保護者の割合が顕著に多かったこと（約五倍）から、ゲーム中毒の子に併存しやすいことが裏付けられる。こうした傾向は、ネットよりゲームに熱中する子で顕著だった。

第三の特徴である「限局性の興味」に関しても、「自分の興味のあることには、ものすごく集中する」と答えた保護者の割合が有意に多かったこと（約一・五倍）、「興味のある特定のテーマについての知識が豊富である」と答えた保護者の割合が有意に高かったこと（約五倍）によって、共通する傾向をもつことが明らかとなった。この点も、ゲームに熱中する子で著しかった。

さらに第四の特徴である「強いこだわり」については、「いつも通りのやり方や細かいところにこだわる」と答えた保護者の割合が有意に高く（約二倍）、この点についても共通する特性をもつことがわかる。この傾向は、ゲームよりネットに熱中する子で強く認められた。また、「物音や身体に触れられることに敏感である」と答えた保護者の割合は、ゲームやネットに熱中する子では、そうでない子の三倍程度であったが、こうした傾向も広汎性発達障害の子にみられやすい徴候である。

さらに、各要件をどの程度満たしているかをスコア化し、その総得点を求め、「自閉性スコア」として算出した値とゲーム時間の関係を示したのが、図16である。ゲーム時間が長くなるにつれて、自閉性スコアは徐々に大きくなり、三時間以上になると、急激に上昇することがわかる。マンガでも、やや上昇傾向が見られるが、ゲームやネットほど顕著ではない。
図17は、保護者からの回答に基づいて、さらに詳細にゲーム、ネットの利用時間と自閉的傾向の関係をみたものである。グラフに示されるとおり、非常に明白な関連を認めたのである。

これらのデータが示す通り、ゲームやネットを長時間する若者では、アスペルガー障害と共通する傾向がみられると言える。

アスペルガー障害の傾向についても、ＡＤＨＤの傾向について述べたと同じような疑問が浮かぶ。ゲーム、ネット中毒とアスペルガー障害的傾向は、どちらが原因でどちらが結果なのかと。

先の章でも述べたように、幼い頃ゲームに熱中する子では、むしろ対人関係も活発で、好奇心旺盛な傾向を示したのである。つまり、アスペルガー障害的傾向は、もともとあったというよりも、ゲームなどと長時間接触する時期を経るうちに強まってきた部分があると考えられる。元来有する傾向と、ゲームなどに長時間熱中することによる影響の両者が、相乗的な因果の連鎖を作っているというのが事実に近いのではないだろうか。

これらのデータは、ゲームやネット中毒が、ＡＤＨＤ的な傾向やアスペルガー障害的な傾向と結びつきやすいことを示している。ゲームやネットに長時間のめり込むことは、ＡＤＨＤ的傾向をもつ行動優位で、外向的な子にも、アスペルガー的傾向をもつファンタジー優位で、内向的な子にも影響を及ぼすと考えられる。実際には、ＡＤＨＤとアスペルガー障害は

図16　ゲーム、ネット、マンガに費やす時間と自閉傾向

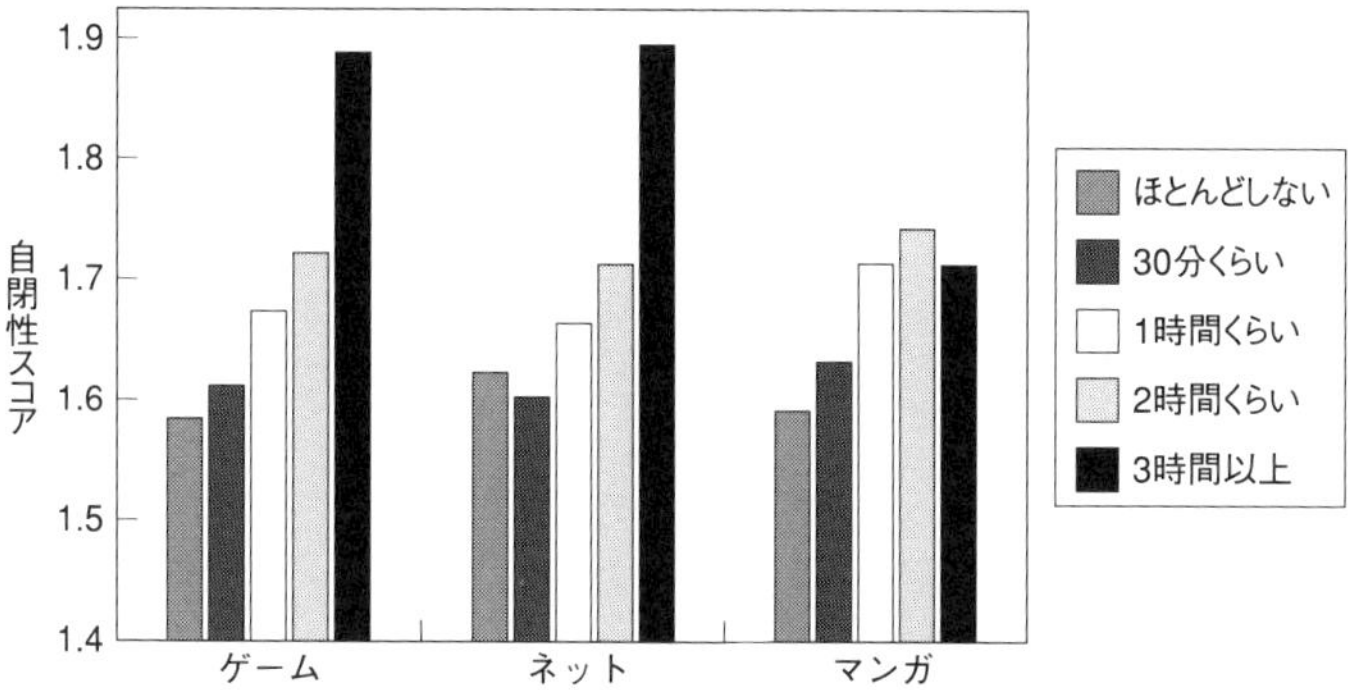

寝屋川調査（2005）のデータより解析した結果をグラフ化。中学生本人の回答による。自閉性スコアは「対人的消極性」「相互的コミュニケーションの問題」「限局性の興味」「決まったやり方や細部へのこだわり」の4項目から算出。

図17　ゲーム、ネット利用と自閉的傾向（保護者回答）

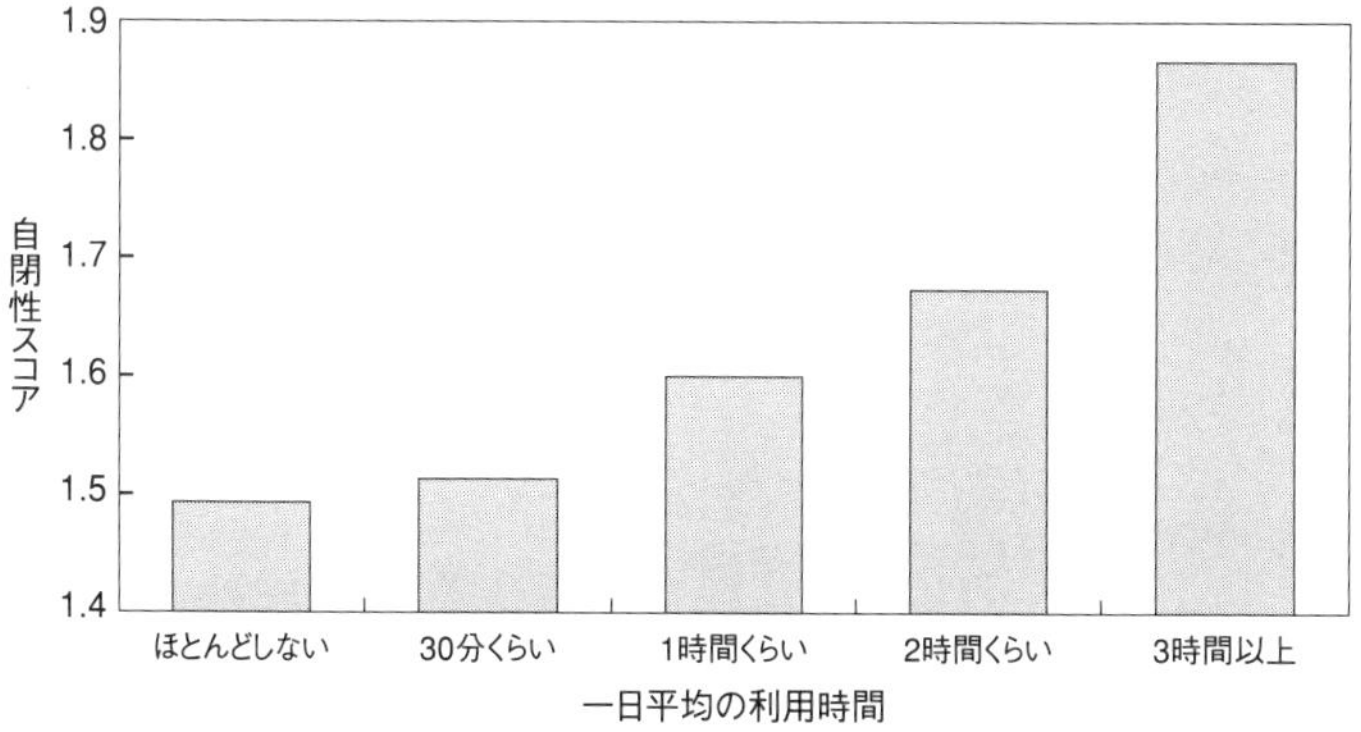

保護者の回答に基づく。自閉性スコアは、「対人的消極性」「小さい頃の対人的消極性」「場違いな発言や行動」「共感性の乏しさ」「視線を合わさない」「決まったやり方や細部へのこだわり」「狭く偏った興味」「癇癪やパニック」「関心ある領域に知識が豊富」「冗談、皮肉が理解できない」「空想的傾向」「物音などに敏感」の12項目より算出。

同居することも多い。つまり、アスペルガー的であることは、必ずしも内向的ではなく、ADHD的であることは、必ずしも外向的ではないのである。人懐っこく積極的だが、周囲から浮いてしまう子もいれば、一匹狼型の活動的で、落ち着きのない子もいるのである。

そして、どちらも結局は脳の働きの問題に収束していくことになる。ADHDだ、アスペルガーだといっても、その区別は結局曖昧なものであり、脳のどのあたりの機能が低下するか（むしろ、成熟のアンバランスといった方がよいだろう）によって、さまざまなバリエーションが起こりうるのである。

ちなみに、発達障害は、ADHDも広汎性発達障害も、著しく男子に多い。胎生期から精巣より分泌される男性ホルモン・テストステロンを浴びる男性脳は、コミュニケーションや共感性、社交性という点で難があり、攻撃的で、無鉄砲で、ねちっこい傾向を示すのである。このことは、ゲーム中毒だけでなく、ギャンブル中毒やアルコール中毒が男子に多いこととも関連している。

発達障害の子に増える問題行動の背景

ADHDの子どもの多くは、年齢が上がるとともに落ち着いていき、立派な社会人になる。アスペルガー障害などを抱えている人でも、社会体験を積むうちに、次第に円熟し、その人の特性を活かして、社会的に優れた活動をすることも多い。かつては、そうした傾向を抱えた人たちも、あまり問題なく社会に適応していく力を身につけ、成熟を遂げることができたのである。

ところが、この十年、二十年ほどで起きていることは、そうした社会的な訓練のプロセスがうまく機能しないどころか、弱い点や悪い傾向ばかりを助長する方向に働いているのでは、と疑いたくなる事態である。

ADHDやアスペルガー障害の傾向とゲームやネットで長時間遊ぶことに深い結びつきが認められたことは、とりもなおさず、そうしたメディアとの長時間の関わりが、子どもたちの社会的な訓練の機会や中身を損なっているということである。

ADHDの子は気が散りやすく、注意が散漫になる一方で、新しく過激な刺激に対しては、強く惹きつけられやすい傾向をもつ。単調な刺激では、彼らの脳はすぐに退屈してしまうため、より強烈な刺激を求めようとするのだ。ある意味で、刺激依存症になりやすいと言える。先の章でもみたように、そうした好奇心旺盛な傾向が、過激な映像メディアの刺激にのめり込んでいきやすい一つの要因となっていると思われる。また、ゲームでは単なる受動的視聴ではなく、能動的なアクションが加わるため、絶えず刺激に反応して動きたくなる彼らにとっては、まさに格好の遊びだと言える。それゆえ熱中しやすく、強い影響をこうむりやすいのである。

広汎性発達障害の子どもの元来の特性として、ファンタジー優位で、空想に耽るなどの行為がみられやすい。また、非常に映像優位であるという点も特徴的である。さらに、発達障害の子は、関心や興味が限局しやすく、狭い自分の関心事にはものすごく熱中し、集中するが、関心がないことには、まったく注意を向けようとしないという傾向がある。さらには、現実的な共感能力が乏しく、相手の感情や心の動きを読み取ることが苦手であることも特徴である。

こうした特性をもつ子どもにとって、現実の世界や人間は混沌としすぎていて、わかりにくい。その点、単純化された、二分法的な原理で成り立っているヴァーチャルな世界は、とてもわかりやすい。また、傷つきやすく、直接的な対人関係の苦手な彼らにとっては、デジタル信号だけをやりとりすることで成り立つ関係は、とても楽である。ゲームやネットなどのヴァーチャル世界は、とても魅力的なだけでなく、非常に居心地よく感じられるのだ。そのため、アスペルガー障害などがあると、ゲームやネット、アニメ、マンガなどに耽溺を生じやすいのである。

ＡＤＨＤにしろ、広汎性発達障害にしろ、ヴァーチャルなメディアに耽りすぎることは、二分法的なルールに支配され、攻撃的で、過剰な刺激に溢れるメディアからの影響をこうむるだけでなく、もっと大切な社会的な訓練のための機会を失っていく。その結果、もともと抱えている問題性が改善される方向ではなく、強化されてしまう結果になっていく。実際のケースに当たると、一層そうした問題の深刻さを痛感する。発達障害やその傾向をもった若者たちに起きている異常な事態は、ゲームやヴァーチャル文化が、それらに親和性の高い若者たちを直撃している結果だと考えて、初めて得心がゆくのである。

感覚優位とファンタジー優位

最近の子どもたち全般の傾向として、言語よりも感覚優位であると言われる。ゲームを好む若者たちの傾向として指摘されているのも、感覚優位な傾向である。

昔から、一度見た景色や人物の顔や本の文面を、写真でも取ったように記憶できる人がいることが知られていた。神戸のA少年が「直観像素質」であったという話が出てきたが、こうした特殊な能力は写真眼とか写真記憶とも呼ばれる。通常の人の記憶は、たとえ映像的なものであっても、それとは違う仕方で蓄えられる。つまり、意味に置き換えて、テキスト化されて保存されるのである。景色の映像であっても、山があって、川があって、橋があって、夕方で、子どもの手をひいた女の人が橋の上に立っていて、夕日にシルエットになって浮かび上がっていた、といった具合に、テキスト化、意味化され、圧縮された形で蓄えられ、再現されるときは、それを今度は映像化して思い出すのである。

ところが、映像優位な傾向が非常に強い人たちは、まったく違った情報処理の仕方をするようだ。映像を映像のまま、記憶してしまうのである。

コンピュータのOSや言語にも、テキストの処理に便利なものと、画像処理に便利なものがあるが、あれと同じことだと言えるだろう。一方から他方をみれば、どうしてそんなことが可能なのか首をかしげるわけだが、それは、日本語を母国語にする人と、スワヒリ語を母国語にする人の違いのようなものであり、異なる体系をもつ基本ソフトウェアによって運用されているのである。

　こうした感覚優位な傾向は、広汎性発達障害の人によくみられる。彼らの中には、一、二分見た風景を、画用紙にそのまま再現できたり、一度聞いた音楽を鍵盤で再生することができる人がいる。かつて診ていたある若者にも、そういう特技があった。彼は耳で聞いただけのショパンのバラードを、ピアノで完璧に演奏した。彼は一度もピアノを習ったこともなく、楽譜も読めなかった。

　広汎性発達障害の人は、意味の理解が苦手な傾向があり、そうした弱点を補うために感覚的な処理能力が過剰発達を生じたとも考えられる。発達障害の人では、左脳が右脳より小さかったり、機能が低下していることがわかっている。左脳的な言語処理が未発達である部分を、右脳的なイメージ処理の能力で補っていると理解できる。こうしたことが起きるのは、左脳の言語的機能の方が遅れて発達するため、右脳よりも障害されやすいためではないかとも言われている。

　ところが、最近では、発達障害というほどでもない普通の子に、こうした傾向がみられるようになっている。言葉で理解したり、表現するのではなく、イメージや感覚をそのまま受け止め、そのまま表現するのである。若者がよく使う絵文字や、イラストで気持ちを表現したりすることにも、こうした傾向が現れている。学校現場でも、子どもたちの言語化能力の低下が指摘されて久しいが、その一方で、彼らのイメージによる表現力が非常に優れていることもよく聞かれる。若者たちは言葉で読んだり、書いたり、考えたり、話したりする代わりに、イメージや音楽にどっぷりと浸かり、イメージや感覚で思考したり、表現するようになっているのである。これは、左脳的な言語処理能力が衰える一方で、右脳的なイメージや感覚処理能力が肥大していると理解することもできる。

感覚優位と並んで、現代っ子に特徴的な傾向は、ファンタジー優位な傾向である。その傾向は、ゲームやネットにのめり込む子どもで、より強く認められる。寝屋川調査でも、ゲームやネットを好む子どもたちは、現実よりもゲームやネット世界に親しみを感じる傾向が、統計的有意に高い頻度で認められた。また、ネットを好む子どもたちやマンガを好む子どもたちに、空想的な傾向が強く認められた。

そして、ファンタジー優位な傾向もまた発達障害の子に、よくみられるものである。自閉的な空想に耽る傾向がよくみられ、空想がどんどん膨らみ体系化されていくこともある。『シムシティ』という街を建設するゲームがある。あんなふうに街を作り、そこに住む登場人物を作り、世界を作り上げていくという遊びに熱中するのも、アスペルガー障害の人に特徴的なファンタジーを思わせる。極めて細かいところまで練り上げられた世界を作り上げてしまうこともある。

『マトリックス』という映画が大ヒットしたが、あの中に、引き出しを開けたら、そこに世界があったというシーンが出てくる。まさに、あのマトリックスのような世界を、自分の「引き出し」の中に作り出すのである。その人は、まるで神のようにその世界を管理し、不必要な人物を取り除いたり、街を新たに建設するのである。

『シムシティ』にしろ、『マトリックス』にしろ、それはアスペルガー障害の人が抱くファンタジー世界そのものなのである。

歴史シミュレーション・ゲームでは、極めて煩瑣な手順を踏み、準備を行いながら、ゲームをクリエートしていく必要がある。馴染みのない方であれば、その面倒さに、どうしてこんなものを何時間もやっていられるのかと不思議に思われるに違いない。

だが、空想的なファンタジーを好む、こうしたタイプの人には、さまざまな設定をこらし、そこに一つの歴史空間を創造することが、たまらなく魅力的なのである。

こうした自閉的ファンタジーが、一つの文化として共有されるほどに大きなジャンルを形成するということは、現代人の平均値が、アスペルガー的になっていることの証左である。

自閉的なファンタジーは、ときには偉大な文化を生み出すこともある。それが、既製品の代用品に取り込まれすぎることは、真のファンタジーとしてのエネルギーを奪われることでもある。こうした特性が、もっと創造的に生かされるように、子どもたちを守っていくことが必要だろう。

若者たちの平均値が、ある意味で「発達障害」的な傾向を帯びているのである。実際、アスペルガー障害の特徴として挙げられた、コミュニケーションの問題にしろ、対人的な消極性にしろ、若者全体に当てはまる傾向でもあるのだ。その意味でも、発達障害の子どもたちに起きている事態は、生物学的な基盤を有する「発達障害」の問題と言うよりも、文化的、環境的要因が、過敏な子どもたちを直撃した結果なのである。

ファイル　Ⅸ

損なわれる心の発達と幼くなる現代人

現実を押しのける仮想世界

あまり認知されていないが、最近、ビデオゲーム依存の中でも、ことに問題が深刻さを増しているのはオンライン・ゲーム（ネットワーク・ゲーム）である。オンライン・ゲームにおいては、多数の参加者（百人を超えることも）が同時にゲームに興じることができる。オンライン・ゲームは欧米が先発で、インターネットの普及が遅かった日本では比較的最近になって、急速な広がりを見せている。

マッシヴリー・マルチプレイヤー・オンライン・ロール・プレイング・ゲーム（略してMMORPG、あるいは単にMMO）と呼ばれるタイプのオンライン・ゲームにおいては、参加者はペルソナ（仮面）と呼ばれるキャラクターを作り、架空の世界を冒険する。展開の基本的な流れは、狩りに出かけて、モンスターが出てきて、それをキャラクターが協力して倒し、お金や品物（アイテム）を奪い、自分の強さの指数（パラメーター）を上げるというものである。そこでは、キャラクター同士の言い争いや競争もあり、ときには、他のキャラクターにアイテムやお金を強奪されたり、危害を加えられたり、ときには殺されることもある。他のメンバーによるプレイヤーの殺害は「ＰＫ行為」と呼ばれタブーとされるが、ときどき起きる。

下敷きとなるストーリーはあるが、現実の世界と同じように、多くの人々の思惑と欲望が渦巻き、何が起こるか予想がつかないスリリングな世界を体験することができる。リアリティの高いグラフィックスとともに、他のプレイヤーとの絡まり合いや、奥深い広がりときめ細かさをもつ仮想環境の中で、高質の仮想現実感に酔うことができる。人気の高いＭＭＯは、国内だけで十万人を超す会員を抱えているところもある。世界的にもっとも高い人気を誇る『エバークエスト』は、会員数が五十万人規模に達し、ゲーム会社に莫大な収益をもたらした。

参加するプレイヤーは、文字通りキャラクターの仮面を被ることによって、現実の世界では行うことのできない大胆な行動や発言をすることもできる。まったく違う自分を演じることで、内向的な性格の若者にとっては、格好の発散場所となるのである。

実際、こうしたゲーム参加者の中核を占めるのは、十八歳から二十代前半の内向的な性格の男性である。オンライン・ゲームの匿名性が、現実を完全に離れた遊びの世界を保証してくれるのである。

ゲーム、ネットの両方の要素をもつだけに、非常に強い嗜癖性が指摘され、その副作用が心配される。寝屋川調査でも、オンラインゲームに一番熱中している子では、「夜が遅くなったり、朝が起きられない」「学校のことがおろそかになる」「体調が悪くなる」「家族や友人よりもゲームやネットを優先する」などの項目で、ゲームやネットに熱中していると答えた子よりも、さらに二倍くらいの割合の子が、当てはまると答えている。オンラインゲームの強い中毒性を裏付ける結果となっている。

また、無気力・無関心な傾向があると答えた子の割合も、単なるゲームやネットに熱中している子に比べて、倍以上のレベルであった。さらには、多動で注意散漫な傾向や、慎重さに欠け、衝動的な傾向も、より高い頻度で認められた。低年齢のうちから、こうした嗜癖性の強い遊びに熱中することは、非常に危険な副作用をもつと言わざるをえない。

インターネットやオンライン・ゲームで、しばしば問題点として指摘されるのは、ネットにおける匿名性が行動の抑制を失わせ、非常に攻撃的となったり、非共感的な一面を過剰に露呈させたりする危険があるということだ。こうした抑制を外して振る舞えることが、プレイヤーにとっては、アルコールを飲んで気が大きくなっているのと同じような快感をもたらし、そのことが嗜癖性を強めると言われている。

現実の世界も自分勝手な行動に満ちているが、匿名性が守られたゲームの世界では、もっと横暴で、傍若無人な振る舞いをするプレイヤーも出てくる。他のプレイヤー同士が、ひそかに裏でつながり合い、共闘関係を組む場合もある。一人のプレイヤーから見ると、まるで周囲のプレイヤー同士がテレパシーででも交信して、自分を陥れようとしているように感じられる。まさに、迫害妄想の心理状況に置かれるのである。そのため、プレイヤー間のいざこざも多い。他人の意志がからんでくるオンライン・ゲームには、自分の意志とコンピュータだけを相手にする従来のゲーム世界とは、異なる要素が持ち込まれているのである。

しかし、顔や心の見えない他人との関わり合いの体験は、どこか妄想を病む人の世界に似ている。パラノイア（妄想症）の人では、他者に対する基本的な安心感、信頼感というものが失われ、親や配偶者さえも自分を欺き、自分を売り渡そうとする存在に思えるのである。

匿名性という壁によって、仮面と仮面の関係でしかつながれない世界でプレイをし続けることは、人の心を育てるのとは正反対に、人を信じられない、妄想的な心のありように変えていく危険を増すだろう。

寝屋川調査でも、「人を信じられないことがある」と答えた中学生の割合が、ゲームやネットを長時間する子では、あまりしない子どもに比べて約二倍という結果を得ている。匿名性の高いメディアに逃避場所を見出そうとして、逆にそこで傷つけられる体験をすることは日常茶飯事なのである。

最近、日本で発売された『ときめきメモリアルＯＮＬＩＮＥ』というオンライン・学園ゲームでは、モンスターを倒すというスタイルではなく、参加者は、高校生活を舞台にして、主人公の男の子や美少女のキャラクターになりきってチャットすることで、仮想世界でのコミュニケーションを楽しむことができる。コスプレならぬ「キャラプレ」というべき遊びの形式を採り入れている。そこでは、大人になりきる前の、甘い青春時代のときめきを再体験できる。

キャラクターという仮面を被って、アドリブのセリフを交わすとすれば、それは「芝居」を演じるということであり、従来のゲームの枠をある部分で越えていると言えるだろう。そこで、カタルシスされる心理的な要素もあるだろう。

ただ、問題は、そうした仮想世界が、あまりにも日常生活の中に占める割合が大きくなりすぎてしまうことの弊害だ。仮装舞踏会やお芝居が、現実の日常のカタルシスとしての意味をもつためには、現実社会の中に生活の本体がしっかりと根づいていることが必要になる。現実の生活とのつながりが希薄になるほどに、仮想世界での仮面劇に熱中してしまうことは、その人のアイデンティティが実体を失い、仮面だけを被った存在になっていくことを意味する。

今の若者に起きていることは、まさにそうしたアイデンティティの形骸化であり、その場限りのアイデンティティを演じることで、どうにか自分を保っている空虚さなのである。

高度なリアリティをもつサイバースペースは、夢の世界に似ているとも言われる。そこは、現実世界とはまったく異なる原理と秩序をもつ世界である。ビデオなどの映像メディアであれ、ゲームであれ、そうした世界に長時間浸かり過ぎることは当然、現実感覚を変容させる。

若者全般に最近非常に目立っているのは、解離的な精神構造の広がりである。解離とは意識や記憶やアイデンティティの一過性の不連続状態のことで、記憶が飛んだり、人格が別人のように変わってしまうというものから、現実感が乏しく、生きている実感がないといったものまでふくまれる。かつて解離は、心的外傷体験がベースにあって引き起こされるものとされていたが、最近は特別な外傷体験の見当たらない十代の少年少女が、現実感の乏しさやスプリッティングと呼ばれる、意識や人格的な統合の不連続性を示すケースが増えているのである。

こうした現象について、これまで家族関係の変化や養育の問題が主に指摘されてきた。だが、子どもの心や脳の発達という視点で考えると、家庭や養育の問題とともに、メディアの影響とそれによる遊び、生活スタイルの変化の深い関与を考えて、初めて納得がいく点が多いのである。

テレビなどの映像メディアに受動的にさらされている状態は、ある種のトランス状態に似ていると言われる。それは前頭前野の働きが鈍った、軽い解離状態である。本来の現実感覚はそこで一旦働きを止め、夢幻を見るような非現実の感覚に身を委ねる。そうした体験が当たり前になった世代にとって、解離することはごく自然な習慣なのである。

「メディア漬け」の実態

ユーロデータの最近の調査は、日本人を世界でもっともテレビを視る国民にランクした。情報メディア白書（二〇〇五）によれば、国民一人がテレビを視聴する時間は、一日平均四時間七分にも達していた。もっとも視聴時間が短い四歳から十二歳の年齢層においても、二時間四十二分に上った。さらに、一日一世帯当たりのテレビの視聴時間でみると、若干減少傾向にはあるものの、一日平均八時間に達する。その間、テレビはつけられっぱなしの状態であり、幼い子どもなどが、「受動的」視聴をしていることが予想される。さらに、テレビ番組を録画したビデオを再生する時間が、一日平均三十二分となっている。これも合計すると、さらに長時間テレビを見ていることになる。

ＮＨＫ放送文化研究所の調査（年報２００５）では、テレビをつける行為（オン行動）と消す行為（オフ行動）に着目し、時間帯別に調べたところ、どちらも習慣性、固定性の傾向がみられ、生活習慣の一部となっていることが浮き彫りにされた。このパターンを二十年前の調査結果と比べると、オン行動が二十二時以降で増え、またオフ行動のピークが二十一時台から、二十三時台へと移り、「深夜化」の傾向を示している

さらにインターネットの人口普及率は六〇％を超え、利用人口は八千万人に迫る。

通信総合研究所と東大社会情報研究所がワールドインターネットプロジェクト（ＷＩＰ）として行った二〇〇一年日本調査によると、インターネットの週平均利用時間は、約五時間二十分であった。ＣＥＳＡの行った調査（二〇〇二年秋）による自宅でのインターネットの接続時間は、一回当たり平均一時間以上三時間未満がもっとも多かったが、三時間以上五時間未満の人が、一二・九％、五時間以上が一一・一％いた。

東京都のある中学で実施した調査では、テレビ、ゲーム、パソコン、携帯電話などのメデ

ィアを一日五時間以上利用している生徒が三割に達した。土曜日について訊ねると、五時間を超える人が七八％、十時間を超える人が一五％もいた。

こうした「メディア漬け」状態で育つことは、メディアの影響を多大にこうむるということだけでなく、生の現実の体験や仲間との遊びの体験の機会を奪われていくことでもある。メディア依存の問題では、メディア自体の有害性だけでなく、それによって減ることになる他の体験の機会の影響も考える必要がある。

テレビゲームの普及がもたらしたもの

コンピュータゲームが人々の目に触れるようになった最初は、七〇年代に大ブームを引き起こした「ブロックくずし」（正式名称「ブレイクアウト」）であった。

一世を風靡した「スペースインベーダー」が発売されたのは一九七八年、業務用のビデオゲームが全盛期を迎える。私が大学に入った年だったので、よく記憶しているが、喫茶店に行くと、どの店も競うようにテーブルの天板にブラウン管を組み込んだゲーム台を並べ始め、そこで若者たちがゲームに興じている姿が見られるようになった。

カラオケが流行り始めたのもあの頃で、人々は話をするよりも、自分が遊んだり、パフォーマンスすることに熱心になっていく。自己愛的な個人主義が、社会の基本的なライフスタイルになり始めようとしていた。

八〇年には「パックマン」が大ヒット。インベーダーゲームには抵抗のあった女性も、ゲームに触れ始める契機となった。

だが、まだあの頃は、少なくとも外に出なければ、ゲームで遊ぶことはできなかった。料金的にも、場所的にも、小さな子どもが気軽にできるものでもなかった。その意味で、使用に一定の歯止めがかかっていたと言えるだろう。

パソコン用のゲームソフトやＭＳＸのような家庭用のゲーム専用小型コンピュータが少しずつ普及し始めていたが、価格が高い割には、性能もう一つで、まだゲームブームを牽引していたのは業務用のゲーム機だった。

その流れを一挙に変えたのは、八三年に発売された「ファミコン」である。ファミコンは、その高い性能と低価格によって、発売二ヶ月で五十万台も売れる爆発的なヒットとなる。その後も勢いは止まらず、およそ三年半で累計出荷台数が一千万台を突破し、急速に子どものいる家庭に普及していく。八五年に発売された「スーパーマリオブラザーズ」は、ファミコン人気をさらに幼い世代にまで広げる。早くファミコンをしたい子どもたちが、学校が終わると「特急下校」する姿が話題を呼んだ。ソフトのヒットもあいまって、「ファミコン」は他の追随を許さない不動の地位を獲得し、家庭用ゲーム機市場を事実上独占する。

ファミコンの登場は、ビデオゲームが家庭にやってきて、子どもたちの身近なものになった節目を画する出来事であった。八三年を境に、子どもたちの遊びは大きく変わるのである。ファミコン世代の誕生である。

さらに、ファミコン・ブームに新たな段階を画したのが、八六年の『ドラゴンクエスト』

（ドラクエ）の発売である。ロール・プレイング・ゲーム（略称ＲＰＧ）は、一つのストーリーのもとに、プレイヤーが主人公の役柄になって、旅や冒険をしながら、仲間に出会ったり、モンスターを倒し、武器やお金を手に入れ、どんどん強くなっていく。最終的に最強のモンスター（ラスボス）を倒して、ゲームが終わるというもので、それまでの一回限りのゲームとは、まったく違う領域を切り開いたものであった。その頃ドラクエと出会った子どもたちの多くが、従来のゲームにない、奥行きのあるゲーム世界に魅了され、虜《とりこ》となったのである。ドラクエは空前の大ヒットとなる。ことに八八年に出たドラクエⅢは、すさまじいまでのフィーバーを巻き起こした。販売店の前には徹夜の行列ができ、そのために子どもたちが学校を欠席する騒ぎとなった。ドラクエは続編と合わせて、トータルで千七百万本以上を売り、現在も売れ続けている。

ＲＰＧの登場により、ゲームはまさに「やめられない」ものになったのである。その中毒的な悪影響が一挙に強まることになったことは否定できない。

九〇年に、「スーパーファミコン」が発売されると、子どもたちの熱中ぶりはさらに加速していく。女の子たちでも、ゲームへの傾斜が強まっていく。さらに、一六ビット機が次々と市場に投入され、より高い画質とリアリティを備えたゲームが子どもたちを魅了し、テレビゲームは主要な遊びのジャンルとなる。スーパーファミコンだけで、国内出荷台数は一千七百万台を超え、海外出荷台数は、三千百九十万台、全世界累計出荷台数は五千万台に迫る。日本国内だけで、約一千四百ものタイトルのゲームソフトが売られたのである。

九四年末には、「プレイステーション」などの三二ビット機が発売される。従来の一六ビット機よりさらに画像が美しくなっただけでなく、ポリゴン処理と呼ばれる3ＤＣＧのリアルタイム処理が可能となる。この変化が何を意味するかと言えば、一六ビット機までは、キャラクターはあらかじめ用意された絵の中で動くだけであったが、これ以降、キャラクターの動きに合わせて、背景は瞬時に見え方を変えるようになったのである。まるでその世界にいるようなヴァーチャルリアリティが実現されたのは、この三二ビット機からだと言える。

スーパーファミコンの優位が次第に崩れ、それに変わってトップシェアを奪ったのはプレイステーションであった。九七年十二月には出荷台数が一千万台を突破、全世界で現在までに累計出荷台数が一億台を超えている。その後継機のプレイステーション２（ＰＳ２）は、ＤＶＤ並の高画質とネットワーク機能を兼ね備え、二〇〇〇年の発売から、すでに九千万台が出荷されている。

子ども時代、ファミコンで遊んだファミコン世代は、今や三十代前半に達し、「特急下校」の世代は二十代後半となっている。二千七百万人のゲーム人口のうち、今も四分の一近くがこの世代に集中し、ゲーム世代の中核であり続けていることは、子ども時代に触れたものの影響がいかに大きいかを改めて感じさせる。まさに、この世代はニートやひきこもりの問題に苦しむ世代でもある。

さらに、小学生時代にスーパーファミコンで遊んだ世代は、二十代前半になっている。ちなみに、神戸の児童殺傷事件の少年Ａも佐賀のバスジャック事件の少年も、年代的には、スーパーファミコン世代に属することになる。それに続く世代は、もっと高いリアリティでゲームに興じることが当たり前の環境で育っている。

時間経過の中で改めて振り返ってみると、テレビゲームが子どもたちの成長に及ぼした影響の甚大さを感じずにはいられないのである。

家庭の中にゲーム機が侵入することによって、子どもたちに起きた最大の変化は、遊びのスタイルが大きく変化したことである。ファミコンの登場までは、子どもたちの遊びの主流は、外で友達と遊ぶことであった。ところが、八〇年代の末には、すでに半数以上の子どもたちが、テレビゲームに親しむようになり、九〇年代には、外で遊ぶ時間を、テレビゲームをする時間が食っている状況がより強まっていく。

シチズンが行った調査によると、一九八一年から二〇〇一年の二十年間に、子どもたちの時間の使い方の変化でもっとも顕著な点は、ゲームやメールに平均で一時間十四分の時間が費やされるようになったしわ寄せを、睡眠時間と外で遊ぶ時間を削ることで埋め合わせているという状況であった。

寝屋川調査でも、ゲームをプレイする時間が長い子では、休憩時間以外に友達と遊ぶ回数が少なく、一緒に遊ぶ友達の人数も少ない傾向がみられた。ネットに長い時間を費やす子どもでも同じ傾向がみられた。

ビデオゲームの家庭への普及と子どもたちの遊びへの浸透は、子どもたちから、友達と外で遊ぶという昔からの遊びのスタイルを廃《すた》れさせることに寄与することになった。その結果、子どもたちは生の人間や現実を相手にして、言葉や体を使って、絶えずコミュニケーションを交わしながら、人間関係や社会関係のルールや機微を学んでいく機会を失っていった。その代わりに、まったく単純化されたゲームの仮想世界に没入して、長い時間を過ごすようになったのである。

したがって、ゲームが子どもたちの社会的成長に及ぼす影響を考える場合も、二つの影響を考慮しなければならない。一つは、ゲームで遊ぶこと自体が、子どもの心や脳の発達に及ぼす影響であり、もう一つは、ゲームで遊ぶ時間が増えることにより、子どもが友達と交流する遊びの中で、社会的なスキルを高め、共感性や他者に対する配慮や常識を身につける機会を奪うことの影響である。前者だけでは、テレビゲームの本当の影響を評価したことにはならない。

ゲームの問題は、脳や心自体への悪影響以上に、ゲームに時間を奪われることによって、親子や友人と交わりをもつ機会が減ることであり、そのことによって、脳や心の発達を育む体験が不足している事態なのである。

六～八歳の段階にとどまる心の発達

最近の中学生、高校生、さらには社会に出る年齢の若者においてさえ顕著にみられる傾向は、「幼くなっている」ということである。突発的な事件を起こした子どもにおいてもこのことはすべての例にあてはまる。彼らの心は、十代後半にあっても、ある部分において、六

〜八歳の子どもたちに特徴的な傾向を如実に示すのである。十年ばかりもの遅れが、そこに生じてしまっている。

六〜八歳、つまり小学校低学年の時期の子どもたちの認知的発達の特徴は、論理的に因果関係で物事を考え始めることである。つまり、結果を予測することを学び始めるが、この時期の子どもたちは空想と現実を完全に区別できておらず、その能力はまだ初歩的なものである。また、自己中心的で、相手の立場に立って考えるということが難しい。それと表裏一体の関係にあるが、自己反省ということも苦手である。

もう一つの特徴は、原始的な倫理観の萌芽である。この時期の子どもたちは、公平さに強い関心を示すようになる。少しでも不公平に扱われることに敏感である。善悪の観念や道徳の観念が育ち始めることも、この時期の特徴であるが、それはまだ十分子どもの心に内在化したものではなく、親や大人からの受け売りであったり、自分の気にくわない存在を悪とみなしてしまう。相手の状況や気持ちを汲み取るという共感能力が未発達であるため、この善悪観念の発達は逆に危険な方向に暴走することもある。つまり、悪い者はやっつければいい式の報復的な考えにとらわれやすいのである。この時期の子どもには、盗人にも三分の理ということは理解されない。目には目を、歯には歯をというハンムラビ法典流の、単純な正義と悪の二分法に支配される。

こうした特徴は、その次の九〜十一歳の段階、つまり小学校高学年の子どもと比べても、差ははっきりしている。

九〜十一歳の時期、彼らに起こる重要な変化は、より論理的で、因果関係に基づいた思考が発達するとともに、空想と現実の区別がしっかりとしてくることである。より現実的な結果の予測が行えるようになるのである。それとともに生じる、もう一つの重要な変化は、相手の立場に立って考える共感能力の顕著な成長がみられることである。自分の欲求や気持ちや都合だけでなく、相手のことも斟酌《しんしゃく》した上で行動が行われるようになる。それは、自己反省能力の発達と不可分である。自分を客観的に省みることによって、相手の気持ちも同じように理解できるようになる。

また、道徳観の面でも進歩がみられる。大人からの受け売りに過ぎなかった善悪の観念が、その子の中に内在化され、良心として育ってくるのである。彼らは自分の判断と信条と主張をもち始める。正義と悪という単純な二分法に代わり、その状況に応じて、互いの立場や気持ちを考えながら、調整がはかられるようになる。だが、同時に、大人は絶対的な支配者や正義ではなくなり、反抗や批判の対象となる。大人のしていることに、まやかしや不正義を感じ、それをごまかしたり、力でねじ伏せようとしたりすると、余計不信や反発を抱くことにもなる。

ところが、最近の中学生や、ときには十代後半の若者においても、九〜十一歳の発達段階にさえ達しておらず、六〜八歳の段階の方に近いというケースが多々みられるのである。いじめにしろ、子どもによる暴力にしろ、もっと無惨な犯罪にしろ、八〇年代以降どんどん家庭や教育現場で深刻化している状況は、子どもの心の発達が、ある部分において六〜八歳の段階にとどまっていることと大いに関係があると言わざるを得ない。実際、そうしたケースに深く立ち入ると、子どもたちの心の恐るべき幼さに唖然とさせられるのである。

六～八歳の子どもの特徴として指摘できる傾向は、次の点に集約できるだろう。

①現実と空想の区別が十分でなく、結果の予測能力が乏しい。
②相手の立場、気持ちを考え、思いやる共感能力が未発達である。
③自分を客観的に振り返る自己反省が働きにくい。
④正義と悪という単純な二分法にとらわれやすく、悪は滅ぼすべしという復讐や報復を正当化し、その方向に突っ走りやすい。
⑤善悪の観念は、心の中に確固と確立されたものではなく、周囲の雰囲気やその場の状況に左右される。

こうした傾向が残ったまま、体や知的能力だけが発達し、あるいは自己顕示性や性的、物質的欲望が膨らんだ結果、危うい事態が引き起こされている。だが、これらの傾向は、十代後半の若者にとどまらず、二十代、ときには三十代、四十代の人にもみられるのである。

これら五つの傾向は、相互にからまりあったものである。それを一言で言い表すとすると、児童精神分析家メラニー・クラインの用語を用いて、「全体対象関係」の発達の失敗ということができるだろう。

メラニー・クラインは、乳児期の子どもが示す二つの特徴的な対象との関わり方に着目した。

一つは、思い通りに欲求を満たしてくれている間は、満ち足りた天使の微笑みを浮かべているが、思い通りにならないと、泣き叫び、怒りをぶちまける赤ん坊にみられるもので、自分の思い通りに、たくさんお乳が出る乳房はよい乳房だが、お乳が出にくい乳房は悪い乳房という具合に、その場その場の都合でつながる関係である。それが、同じ乳房であり、母親という同じ人に所属するということさえ、まだ十分認識されていない。クラインは、このように部分部分でつながる対象との関係を、「部分対象関係」と呼んだ。部分対象関係においては、対象は自分の一部のように感じられていて、思い通りになることを当然と考えている。自分の欲求がうまく満たされないことは、相手のせいにされ、怒りと攻撃へと向かう。つまり、自分の問題を相手に転嫁し、相手の非を責めることになる。

それに対して、もう一つは、少し遅れて発達してくるもので、自分のものだと思っている存在も、実は自分の延長ではなく、別の意志や感情をもつ存在であることを知るとともに、自分の思い通りになるならないにかかわらず、変わらない一個の存在として受け止められるようになる関係である。自分の欲求を満たす、満たさないというレベルを超えた、より恒常的な他者との関係を、クラインは「全体対象関係」と呼んだが、全体対象関係の発達は、思いやりや共感性、良心、道徳心、責任感などの社会的な能力の成熟と深く関係している。

六〜八歳の段階の子どもにおいては、まだ全体対象関係が十分発達しておらず、幼い部分対象関係が色濃く残っている。九〜十一歳の頃から、「全体対象関係」はさらに成熟を遂げ、自分の欲求よりも、相手に対する配慮を優先させることもできるようになるのである。しかし、十代も後半になっても、六〜八歳までの子ども並か、もっと低年齢の幼児のように「部分対象関係」だけで動いている子が増えているのである。これは、子どもの心の成長が止まってしまっていることにほかならず、相当深刻な事態と言わざるを得ない。小学校低学年レベルから高学年レベルへの心の成長さえうまく起こらないまま、それが、中学になっても、高校になっても、青年になっても続いている。もちろんそうでないケースもあるのだが、平均値として、人々の心がどんどん幼くなっているのだ。そこには、現実の存在よりも、メディアが提供する、単純化された仮想の存在に親しみすぎた世代の弱点が露呈していると言えるだろう。

自我理想の形成不全

対象関係の発達と並んで、四歳頃から顕著になっていく重要な過程は、親や身近な大人への同一化と、自我理想の発達である。目標となる存在に自分を重ね合わせ、それをモデルにして模倣し、自分の中に取り込んでいくのである。この点においても、極めて重大な支障が若者世代の心に生じている可能性がある。

有史以前から、子どもは、この時期になると母親の膝元を徐々に離れ、世界へと乗り出してきた。同年代の子どもたちと遊び、父親や年長者に連れられて、新しい体験の場へと出向くのだ。

ところが、現代の子どもたちでは、この時期になると、メディアとの接触が急速に存在感を増していく。子どもが自ら進んで求める場合もあれば、親や大人の方から与える場合もある。

親や大人たちは、自分で子どもの相手をする代わりに、メディアに子どもの相手をしてもらおうとする。本を読んだり話を聞かせるよりも、ビデオを見せた方が手っ取り早いし、子どもも喜ぶ。外で体を使って遊ぶ相手をするよりも、ゲームをさせておいた方が、親も休日をのんびり過ごせるし、子どもも機嫌がいい。教師さえ、自分で教える代わりに、ビデオを見せてすまそうとする。その方が上手に教えてくれるし、子どもたちも退屈しない。それで、一体何が悪いのだ？

そうした現代社会の「常識」の中で、かつての子どもたちなら、現実の存在と接し、話を交わし、行動をともにすることで費やしていた時間を、現代の子どもたちは、画面の中の存在や仮想の遊びを相手に時間を費やすことになる。これが、「豊かさ」というものなのだろうか。

こうした習慣が当たり前になっているので、それが発達に及ぼす影響について思いをめぐらすこともないのだが、しかし、その影響を改めて考えてみると、かなり恐ろしいことが起きていることに気づく。当然、影響は多面にわたるが、ここでは、自我理想の獲得という点に絞って論じたい。

人生を決定づけるといっても過言でない、自我理想の原形を形作るこの段階において、子どもたちは身近な現実の存在ではなく、メディアの中の存在をモデルとして取り込むのである。この年代の子が、目を皿にしてどういう番組を見ているか、また、どういう存在が、この年代の子どもたちのヒーローやヒロインになっているかを考えれば、彼らが何を人生の最初の手本として心に焼き付けているかが明らかとなる。

それは、身近な父親や母親ではない架空の存在である。超人的な戦闘能力で敵をなぎ倒すヒーローであったり、魔法の力で、何でも思い通りにしてしまう便利な存在であったり、おもしろいことを言ったり、ふざけたりする存在だろう。この段階の幼い心は、現実の父親や母親より、そうした存在をはるかに魅力的で、すばらしい存在だと感じる。そうした番組が始まれば、現実の存在などそっちのけで画面にかじりつくのである。大人たちは子どもが喜んでいるのだからいいだろうくらいに気楽に考える。だが、現実に起きてしまっていることは、かなり皮肉で悲劇的なことである。子どもたちは、自分たちの「先生」として、親や現実の大人ではなく画面の中の存在を、幼い心に刷り込んでいるのである。

こうした理想化対象の刷り込みがいかに強力なものであるかは、たとえば、カリフォルニア州の市民たちが、ファンタジーの中のヒーローであるアーノルド・シュワルツェネッガー氏を自分たちの知事に選ぶことにも表れている。ちなみに、このシュワルツェネッガー氏を、大統領府の身体的健康とスポーツに関する顧問会議の議長に任命し、政治の表舞台に引っ張り上げたのは、湾岸戦争で名を挙げたジョージ・ブッシュ大統領である。

メディアの発達以前には、子どもたちは現実の父親や母親や身近な年上の存在をモデルとして模倣し、自分の理想として取り込み、尊敬を育んでいたのが、その過程がすっかり妨げられることになる。

なぜ、現代の子どもたちが父親や母親に対して、尊敬や親しみさえ抱かず、まるで異物に対するような目を向けて平然としているのか、冷酷に暴力をふるうことさえ、平気でしてしまえるのかの、もっとも根本的な原因が、この年代のメディアとの付き合いに潜んでいる可能性がある。ことに、この時期は父親との関係を育む段階である。人生の最早期から授乳を通じて始まっている母親との関係とは違って、父親との関係の重要性は、母子分離が進んで、外界に積極的に関心を向け始める、まさにこの時期から増すのである。

一旦この時期に刷り込みに失敗してしまうと、それを後で作り上げることは非常に難しくなってしまう。現実の存在との関係が、メディアの存在の影を薄くするほど、しっかりとしたものであれば補いがつけられるだろうが、現実の中で寂しさを抱きながら、それをメディアの中の存在で満たすという状況におかれてしまうと、子どもの中で、現実の存在に対する尊敬や同一化が起こる機会は永久に失われる。その結果、多くの若者たちに、自我理想の形成不全がみられるのである。

現実の人間は、画面の中のヒーローに比べると格好悪い存在でしかない。身近な現実の存在は、最初理想化されたとしても、やがて失望を生む。対人関係は不安定なものにならざるを得ない。

マンガやアニメの主人公、映画やドラマの俳優のようなパーフェクトな存在に理想を求めすぎれば、現実の存在はあまりにも不完全な存在である。自我理想の形成に失敗した人たちは、現実の存在に対しては、相手の不完全な部分にばかり注意を向け、否定的でシニカルな見方をしがちなのに対して、作られた幻の存在には、いとも簡単に騙されてしまうのである。

学校、遊びにとってかわるメディア

同じことは学校でも起こっている。教師が彼らの心に語りかけるよりも、ずっと早くから、ずっと長い時間、メディアは彼らの心に支配力を及ぼし続けている。今さら、教師が入り込む隙間さえない。学校が教育する場所として機能しなくなっているのは、子どもたちが、もっと他のところで教育を受けてしまっているからである。そして、身近にいるはずの教師たちの声の方が、子どもたちにとっては、遠くにしか聞こえないのである。

遊び友だちとの関係でも、まったく同じことが起きている。友達との関係は重要だが、必需品ではなくなった。友達と遊ばなくても、その穴埋めをしてくれるものはいくらでもある。その代表は映像メディアやゲームである。だが、そうして代替物で済ませていくうちに、もっと大切なものが失われていく。人との現実の関係を築く能力もチャンスも育つことなく、その時期が過ぎてしまうのである。人が人との関係を築くためには、臨界期がある。青春時代である。その時代の時間を共有した者には、不思議な絆が生まれる。だが、その時期を過ぎて、いくら人との関係を築こうと努力しても、表面的なものにとどまってしまうのが普通だ。心の奥底で深くつながり合うことは難しい。

その貴重な時間を、友人や恋人とではなく、映像メディアを相手に費やすことは、あまりにも虚しい。それによって失われるものは、取り返しがつかないほど甚大なものである。子ども時代というものが、心の成長にとって掛け替えのないものだということは、今さら言うまでもないことだろう。その時期は、脳が成長し続けている時でもあり、そのとき味わった体験は、特別な体験となる。たとえば、ある言語をマスターするためには、十五歳までに学び始める必要があると言われている。母国語となるためには、四歳までに触れる必要があるという。実際、十八歳を過ぎて始めた第二外国語は、たいてい物の役に立たない。

子ども時代は、人生を生き抜くための基礎となる体験をし、そこからさまざまなことを学ぶための、二度とない時間なのであり、大人の時間とは、まったく違う貴重なものなのである。

子どもの頃の一日がどんなに長く、ゆったりと流れたか、思い出してほしい。子どもにとっての一時間は、大人の一時間とはまるで違うものなのである。

ところが、ゲーム依存症になった子どもは、体験や学習をするための貴重な時間を、ゲームをすることに、どんどん奪い取られていく。一日に一時間のゲームの約束が、二時間、三時間になり、やがては、五時間、十時間と歯止めなく没頭することも起きてくる。

もっと年齢が上がって、ゲームやネットが自分の人生を食いつぶしていることを自覚するようになっていても、それでもやめられないのが依存症の恐ろしさなのである。

子どもの二度とない貴重な時間が、奪われていくのだ。それが、どれほど取り返しのつかないことかは、どんなに言葉を尽くしても、足りないほどだ。本当に悲劇的な事態だと言わざるを得ない。だが、中毒状態になりかけの子どもは、もうそのことしか頭になく、いくら保護者が注意し言い聞かせても、自分で行動をコントロールすることは非常に困難なのである。

何物にも代え難い子どもの時代が、嗜癖性の強いメディアやゲームによって台無しにされないように、大人は今、真剣に考えなければならない時に来ている。

ファイル X サイコパス化する若者の脳

後悔しない脳・キレやすい脳・感じない脳

最近の少年犯罪で特徴的なのは、惨《むご》たらしい犯罪を行った後も、後悔や感情があまりみられない子どもが目立つことである。口先では反省を口にしても、実感がともなわないことも多い。重大な犯罪を犯しながら、淡々としているということもある。もちろん、彼らはプロの殺し屋ではない。ただの子どもなのである。しかも、それほど過酷な環境で育ったわけでもない。不幸な境遇に育った子もいるが、恵まれた家庭で育った子も少なくない。どうして、そんな子どもたちが、惨たらしい犯罪を行い、無感情に、後悔も感じずにいられるのだろう。

その謎を考える上で興味深い研究成果が、科学雑誌『サイエンス』に掲載された。フランス国立認知科学研究所のグループは、あるギャンブル課題を正常な被験者と前頭前野の眼窩前頭前皮質に損傷のある患者に行わせ、自分が行った意思決定の結果に対する情動性反応を比べてみた。すると、健康な人では、勝ったとき喜ぶだけでなく、負けたときには落胆し、後悔した。ところが、眼窩前頭前皮質に損傷のある人では、勝つと喜んだが、負けても失望や後悔が起こらなかったのである。眼窩前頭前皮質に障害があると、リスクに対して無頓着になるが、そこには後悔の欠如をともなっていることが明らかとなったのである。この眼窩前頭前皮質は、情動のコントロールや、してはいけない行動を抑制することとも深く関係しているが、後悔するという心の働きにも関係していたのである。

もちろん、犯罪を犯した子どもたちの多くは、脳に損傷を抱えているわけではない。それなのに、どうして同じようなことが起きてしまうのだろうか。この新たな疑問について考える前に、前頭葉の働きについてもう少しみていこう。

前頭葉の別の部位に、腹内側前頭前野と呼ばれる領域がある。そこが損傷を受けると、相手の感情が理解できなくなる。怒っているとか、塞ぎこんでいるとか、寂しがっているといった感情の理解が困難になるのである。また、腹内側前頭前野は、扁桃体という器官で生じる情動的な反応を抑える働きをもつ。不快さや嫌悪や怒りを感じても、それをすぐに顔色や行動に表さずに、我慢ができるのは、この腹内側前頭前野が発達しているおかげである。したがって、共感性や社会性に深く関わっている部位だと言える。

この領域の機能は、戦争に従軍するといった心的外傷体験によっても低下する。過酷な体験をすると、人は「感じなくなる」ことで、わが身を守るのである。

このように、前頭葉、中でも、もっとも前側に位置する前頭前野と呼ばれる領域は、行動や感情のコントロールに深く関わっている。前頭前皮質はヒトでは極めて良く発達しており、ヒトの大脳皮質の約三分の一を占める。サルからヒトへの脳の進化は、脳全体が大きくなったのではなく、前頭前野が前側にせり出す形で発達したのである。前頭前野の成熟は、他の脳の領域に比しても非常に時間を要し、大人になるまで発達し続ける。ヒトのヒトたる所以《ゆえん》は、まさに、この発達した前頭前野にあるし、ヒトが他の動物より成熟に時間を要するのも、この前頭前野の成熟には長い時間が必要なためである。

前頭前野は、対象を選択し、注意を維持し、目的をもった活動を行っていくとともに、さまざまな情報や情動を統合し、決断を下し、危険を回避し、行動をコントロールする。まさに「理性の座」というべき機能を担っている。前頭前野の障害は、そうした機能を困難にする。

今を去る百五十年前、フィニアス・ゲイジという人の身に襲いかかった悲劇は、まさにその事態である。彼は、誠実で勤勉な男だった。ところが、ある日、鉄道の工事中に起きた爆発事故が彼の運命を狂わせる。吹き飛ばされた直径三センチの鉄の棒が、ゲイジの頭蓋骨を貫通し、前頭葉を串刺しにしてしまったのだ。奇跡的に回復した彼は、麻痺もなく、体はぴんぴんしていたのだが、「ゲイジはゲイジではなかった」。短気で怒りっぽく、卑猥な冗談を平気で言い、無責任で、自分勝手で、決断力に欠けた最悪の人間になっていたのである。こうした前頭葉の障害によって起こる一連の状態を「前頭葉症候群」と呼ぶ。

図18　前頭前野の解剖学的位置と三つの領域

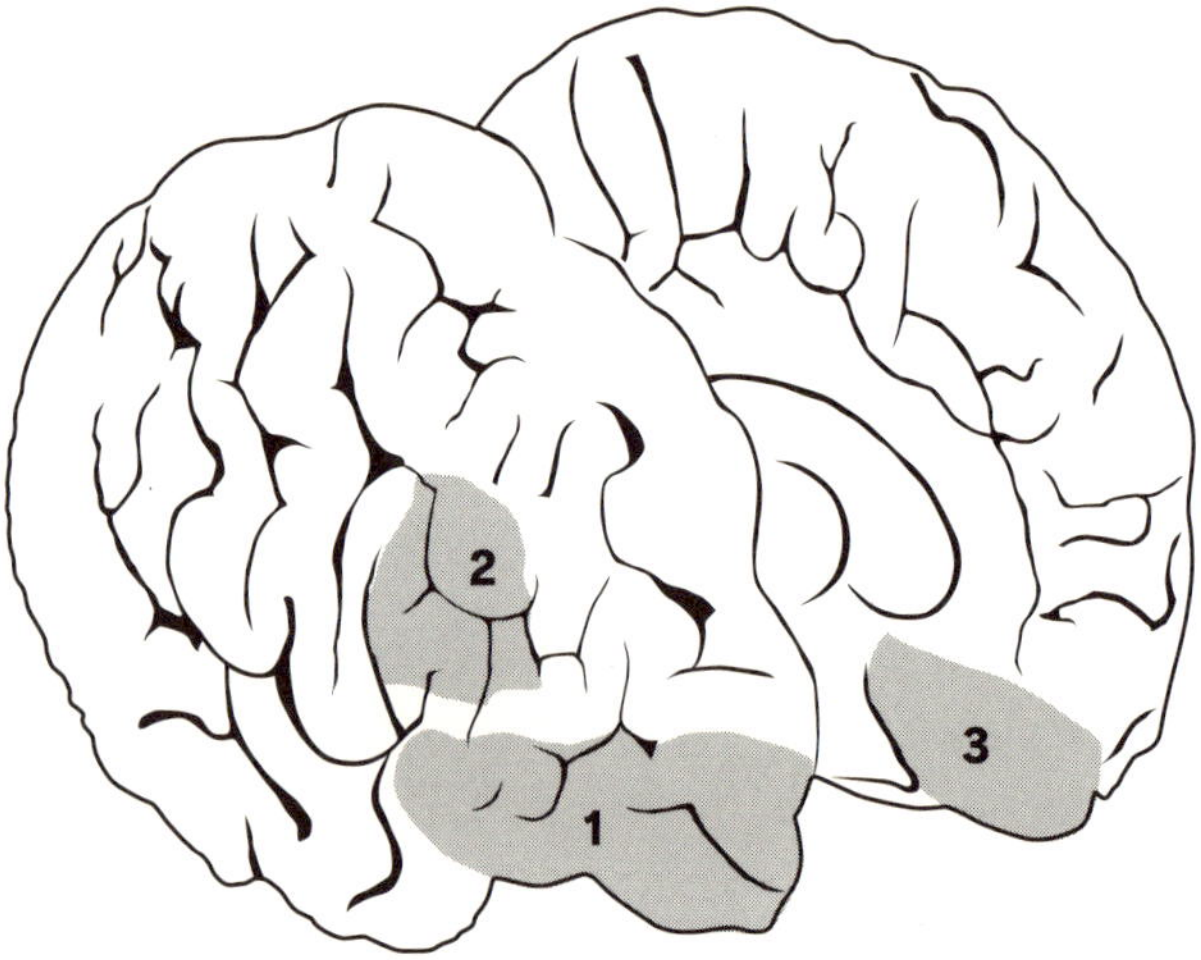

1：眼窩上部　2：背外側部　3：腹内側部

『脳と心の地形図』所収の図より一部改変

前頭前野は、大きく三つの領域に分けて考えられる。目の凹みの上方に位置する**眼窩前頭前野**（以下、眼窩上部）、両側面に当たる**背外側前頭前野**（以下、背外側部）、前側から内側に広がる**腹内側前頭前野**（以下、腹内側部）である（図18）。

眼窩上部は、感情や欲望をコントロールし、不適切な行動を抑制して、危険やトラブルを回避することに関係が深い。

背外側部は、目的をもった行動を、試行錯誤しながらやり遂げる課題遂行にかかわる能力に関係している。

知能指数（ＩＱ）はこの背外側部の機能と関係が深い。

腹内側部は、ぬくもりのある他者への関心や配慮など、共感性や社会性の能力に関与している。また、最近の研究では、短期的な利益だけでなく、長期的な利益を考えて行動することにも腹内側部がかかわっていることが明らかにされた。

ＩＱが高くても、眼窩上部や腹内側部の機能に問題があると、行動や感情のコントロールや共感性、社会性の部分で問題を引き起こしやすくなる。衝動的な攻撃性や無責任な行動が出現しやすくなり、非行や反社会的行動につながる場合もある。長期的には不利益とわかっていても、短期的な利益を得ようとして、それに見合わないほど大きなリスクを冒してしまう。また、学習効果が乏しく、失敗をしても、そこから学びにくく、また同じことをくり返してしまう。

ゲイジに起きた悲劇は、決して過去の話ではない。今日でも時々同じようなケースに遭遇する。次の青年のケースもその一例である。

十八歳の青年が、デパートのエスカレーターで前に乗っていた女性のお尻に、スカートの上から触れるという事件を起こした。そのときの彼の態度は、こそこそしたものではなく、堂々と触れるというものだった。

この青年は、それまで非行らしい非行もない真面目な青年だったが、二年前、バイクによる事故で、脳挫傷の重傷を負い、回復したものの性格的な変化がみられるようになった。以前の穏やかで物静かだった青年が、よく喋り、変に明るくなり、なれなれしく女性に話しかけ、動き回り、急に怒り出すかと思えば泣き出したり、行動や感情にブレーキが利かずに今回のような突拍子もないことをするようになったのである。

実際の彼はというと、滅多にいないほど純粋な青年で、澄んだ瞳をいつもキラキラと輝かせて、天真爛漫な笑顔を見せる。集中力はかなりあり、毎日四、五時間勉強している。しかし、その一方で、場違いな発言をしたり、思いついたことをすぐ行動に移そうとするので、周囲は次第に辟易し、イライラしてしまう。彼自身、「状況判断する視野が狭い」と述べたように、周囲の人の心の動きや場の雰囲気というものを読み取り、今していいことと、してはいけないことを判断し、それに応じて自分の行動をコントロールすることがうまくできないのである。

青年の脳のMRIを見ると、片方の前頭葉の一部が大きく損傷していることがわかる。損傷の中心は、腹内側部から眼窩上部にかけての領域である。元来、青年は非常に優秀であったため、重篤な脳の損傷が起きた後でさえ、平均的な人より高い知能指数を示し、自分に起きていることを、かなり高度に言語化することができた。彼の自己分析から、前頭葉が障害されると、どういうことが起こるのかを知ることができる。

「事故の後、とても怒りっぽくなりました。以前より、感動してよく涙を流します。感情の表現が激しくなりました。事故の前は、一人の恋人に一筋でしたが、今は多くの女性に興味をもちます。一人の人と付き合っていても、別の女性とも電話で話してしまったりしてしまうんです。以前より、おしゃべりになったと言われます。だけど、そのときの調子で喋ったことは頭に残っていません。だから、約束をすぐ忘れてしまいます。ワンテンポおいて、行動するということができないんです。考えるより先に体が動いてしまいます。我慢強さがなくなったというより、我慢しようという意志がなくなったようです」

「我慢しようという意志がない」という彼の言葉は、彼に起きている事態を、より的確に表現したものだといえる。「我慢強さがない」であれば、我慢すべきだができないということであり、そこにはわずかでも葛藤が存在する。しかし、「我慢する意志がない」となると、「してはダメ」という認識との間の葛藤さえなく、欲求が自動的に行動に移されることを意味する。そして、彼はある日、自分の問題点の急所をこう要約した。

「僕は緊張感をもっていません。これが問題だとわかりました」と。

行動を行うに際しての「緊張感」の欠如。それは、まさにこの葛藤の不在を示している。行動をする際に、「したい／してはいけない」という葛藤が生じないのだ。そのため、何を考えることも、悩むこともなく、即したいことを行動に移してしまう。

さらにまた、他者に対する自分の姿勢を振り返って、彼はこう述べる。

「事故の前は、友達や恋人を人一倍大事にする性格でした。でも、事故の後は、脳天気にはしゃいでいるようになって、自分のことだけ考えて、他人のことは軽く考えるようになりました」

他者に対する共感性の欠如も、前頭葉の障害や機能低下で引き起こされるのだ。

だが、彼に共感性自体がまったくないわけではない。災害のニュースには、誰よりも心を痛め、ぼろぼろ涙を流して、自分のことのように悲しんでいる。また、被害者に対しても、すまないことをしたと誠実な口調で語る。彼の問題点は、共感性自体がないというよりも、適切な状況判断をともなった、その場にふさわしい他者に対する配慮や感情移入が損なわれているということなのである。

最近の子どもたちや若者について、久しく言われ続けた特徴に、「キレやすい」というのがある。キレやすいということは、三つくらいのプロセスの問題で起こる。一つは、些細な注意や言葉を、すぐ自分に対する攻撃や非難として受け取ってしまう認知の問題である。そして、次の段階として、そこで生じた嫌悪や怒りといった情動をコントロールすることの失敗である。さらには、それによって引き起こされた暴力や暴言に対する抑制の失敗である。大きく二つに分ければ、自分が不当に攻撃されていると解釈し、カッとなる段階と、怒鳴ったり、手を出したりという行動を抑えられない段階である。各プロセスには、これまでの説明でおわかりのように、大雑把に言って前頭前野の腹内側部と眼窩上部が関与する。「キレる」という特性は、前頭前野の機能の問題を反映している。カッとなって怒りにとらわれても、危険なことをしたり、取り返しのつかないことを言ってしまうのを抑えられるのは、眼窩上部が最後の歯止めをかけてくれていることになる。

現在の若者世代にしばしば指摘される特徴の一つは、回避か攻撃かという両極的な反応がみられやすいことである。一方でとても傷つきやすく、傷つくことを避けようとする回避的傾向があり、もう一方で、傷つくことに対して過剰反応し、激しい攻撃を行うという極端な反応が生じやすいのである。

この回避か攻撃かという反応と、深く関係しているのは扁桃体と呼ばれる脳の器官である。扁桃体には、懐柔、恐怖（回避）、怒り（攻撃）の反応を起こす部位が、隣接して存在している。脅威を感じる刺激を受けると、まず、相手の機嫌をうかがおうとし、さらに扁桃体が興奮すると、恐怖を覚えて「逃げよう」という反応になり、もっと扁桃体が興奮すると、怒りにとらわれて「やっつけろ」という反応を起こす。しかも、扁桃体の反応は、一瞬のうちに、しかも無意識に起こるので、気がついたら体の方が逃げていたり、凶器をふるっていたりということになる。

しかし、そんな短絡的な反応が起きていたのでは、社会生活ができなくなってしまうわけで、そこで、こうした生理的な反応を、理性の力でコントロールする仕組みが備わっている。それが、先に出てきた前頭前野の腹内側部や眼窩上部である。この領域が、扁桃体の興奮を制御するお目付役の役割を担っている。「いやだな」「逃げ出したいな」「殴ってやりたいな」と体が反応しそうになっても、そんな短絡的な反応を、腹内側部、眼窩上部などの部位が、必死に押しとどめるわけだ。

回避、攻撃という両極端な反応が突発しやすいことは、脳の機能からいうと、腹内側部、眼窩上部の機能がうまく働いていない可能性を示す。前頭前野の機能低下が起きていると、当然そうした両極端な反応も起こりやすくなるのである。

また、そうした傷つきやすさと一見矛盾することだが、若者世代についてよく指摘されるのは、若者の無感覚・無感動・無神経な傾向である。中学生になっても、まるで小学校低学年の子どものように、相手に何の配慮もなく傷つけることを平気で言う子どもが珍しくない。過敏さと無神経という相反する傾向が同居しているのである。このあたりが、一層今の子どもたちは何を考えているのかわからないという教育現場の声ともなるのだが、実は、傷つきやすさと共感性が未発達であることは、何ら矛盾しないのである。

傷つきやすさには、状況の認知というものが大きく関与している。自分の身にふりかかっていることを、どのように受け止め、解釈するかということである。たとえば、相手が「バカ」と言った場合、それを親しみの言葉と受け取るか、攻撃の言葉と解釈するかによって、まったく感じ方や反応の仕方が違うわけである。

それを適切に解釈するためには、相手の表情や言動・行動の文脈的な意味を正しく理解することが必要になる。そうした作業を行っているのが、さきほども出てきた腹内側前頭前野と呼ばれる領域である。この領域がうまく働かなくなると、相手が親しみをこめて「バカ」といった場合も、攻撃だと受け取り、傷つけられたと感じ、反撃してしまうということが起こる。さらに、この領域の機能が落ちると、相手の感情というものがわからなくなり、相手の反応に無頓着になる。相手がいやがっていることを、平気でやってしまうということになる。この領域は、共感性や対人関係の相互性や社会性に深く関わっていて「社会脳」と呼ばれることもある。実際、反社会性人格障害やサイコパスと呼ばれる人たちで、この領域の機能が低下している。

このように、腹内側部の働きが低下すると、傷つくことに対しては過敏であるのに、他人の痛みに無感覚になるということが起きるのである。若者たちによくみられる、過敏さと無神経、回避と攻撃という両極端な取り合わせの同居も、実は前頭葉の未発達や働きの低下と密接に結びついていると考えられる。

後悔しない、キレやすい、感じないという特徴は、脳の機能から考えれば、前頭前野の機能がうまく働いていないということである。だが、彼らの多くは事故にあって脳の損傷をこうむっているわけではない。一体、彼らの脳に何が起こっているのだろうか。ここで思い出してほしいのは、前頭前野は脳の中でももっとも成熟に時間を要する部位だということだ。前頭前野の機能は生まれながらに本能のように備わったものではないのだ。乳幼児期から、児童期、青年期と続く体験の積み重ねによって、後天的に機能を獲得していくのである。それは言い換えると、その子がどういう生活や体験の中で育ってきたかという環境的な影響を、もっともこうむりやすいということでもある。

前頭葉症候群に似ている子どもたち

こうした前頭葉の機能低下によってみられる症状は、決して特殊な人の話ではなくなりつつある。問題を起こす若者たちの特徴が、前頭葉症候群の症状に似ているだけでなく、もっと「普通」の若者たちにも、ずっと程度は軽いとはいえ、同じような傾向の問題点が指摘されているのである。

「感情のコントロールが苦手」「対人関係が苦手」「人付き合いが表面的」「友達といるより一人でいる方が楽」「自分勝手」「我慢ができない」「順番が待てない」「黙っていられず、すぐおしゃべりする」「無気力、無関心、無感情である」「本当は何をしたいのかわからない」「すぐ人のせいにする」「自分の楽しいことしかしない」等々。すべて昨今の若者たち全般について、散々指摘されていることである。これらの傾向は、さらに著しくなれば、まさに「前頭葉症候群」の症状そのものなのである。それは、若者たちにおいて、前頭葉の機能低下が広く生じていることを示している。しかも、こうした現象が、世界的な規模で、特に幼い子どもに起きているのである。

彼らの脳が物理的な外力によって損傷されたのではないとしたら、機能低下が起きている原因は何なのだろうか。もっとソフトな仕方でだが、彼らの脳の発達にじわじわと影響し、物理的な外力にも劣らない機能や発達の問題を引き起こしている要因とは何なのか。その問いに対するもっとも可能性の高い答えとしては、子どもたちが嗜癖を生じているメディアの影響以上のものを見出しにくいのである。

次に挙げるのは、寝屋川調査において、ゲームやネットを長時間やる子どもたちに、そうでない子どもよりも、統計的に有意に高い割合で認められた傾向のうち、前頭葉の機能に関係があるとされる項目である。一部は、先の章で述べたものと重複するが、非常に重要な点なので、それも含めてもう一度整理したい。

①「あまり考えずに行動したり、危険なことをしてしまう」慎重さの欠如

ゲームやネットを三時間以上する子では、「あまり考えず行動したり、危険なことをしてしまう」と答えた保護者の割合が、あまりしない子（三十分程度か、それ未満）に比べて、三倍程度であった。この傾向はネットよりゲームに熱中している子で顕著であった。

同じ質問を子ども本人に訊ねた結果でも、ゲームやネットを長時間する子では、同様の傾向がみられた。慎重さを欠き、危険にも無頓着で、衝動的な行動をとりやすい傾向と、ゲームやネットを長時間することの間に関係が認められたのである。

②「イライラしやすく、かっとなると暴言や暴力になってしまう」爆発性

ゲームやネットを三時間以上する子どもでは、「イライラしやすく、かっとなると暴言や暴力になってしまう」ことがよくあると答えた保護者の割合が、利用時間が二時間程度までの子どもの保護者に比べて、五倍以上の割合であった。この傾向はネットよりゲームに熱中する子で顕著であった。

また、「思い通りにならないと、癇癪を起こしたり、混乱する」と答えた保護者の割合も、ゲームやネットを長時間する子では高くなり、三時間以上する子どもでは、一時間程度までの子どもの三倍程度の割合だった。この傾向も、ネットよりゲームに熱中する子で顕著であった。

ゲームやネットを長時間する子では、爆発すると見境がなくなり、攻撃的行動にブレーキ

が利きにくい傾向がみられたのである。

③「じっとすわっていることができず、たえず動きたがる」多動、抑制欠如

三時間以上ゲームやネットをする子では、「じっとすわっていることができず、たえず動きたがる」と答えた保護者の割合が有意に高く、その傾向はネットよりゲームで顕著だった。多動傾向や抑制の欠如が、ゲームやネットを長時間することと関係があることが判明した。とりわけ、多動性との関連が強かったのはゲームである。

④「怒ったり、泣いたり、感情の波が激しい」気分易変性

ゲームやネットを一日三時間以上する子では、「怒ったり、泣いたり、感情の波が激しい」と答えた保護者の割合が四倍程度みられた。この傾向も、ゲームに熱中する子どもに強かった。気分が変わりやすい傾向が、ゲームやネットを長時間やることと結びついていた。

⑤「反省をするのは苦手である」自己反省力の低下

ゲームやネットを三時間以上する子では、「反省するのは苦手で、同じ失敗をくり返す」と答えた保護者の割合は、あまりしない子に比べて、三〜五倍であった。この傾向は、ゲームに熱中する子で、より顕著だった。

また、先に触れた「傷つけられるとこだわり復讐したくなる」傾向が、ゲームを長時間する子では有意に認められたことと考え合わせると、ゲームを長時間する子では、自分の視点からしか物事を考えることができず、客観的に自分を振り返り、非を受けいれ反省する力が低下していると解することができる。その結果、自分の非も、他者に転嫁してしまうか、向き合うのを避ける、つまり攻撃か回避かの両極端な反応を生みやすいと考えられる。

⑥「飽きっぽく計画的に物事ができない」無計画、持続的努力の困難

ゲームやネットを一日三時間以上して過ごしている子では、「飽きっぽく計画的に物事ができない」と答えた保護者の割合が、三十分ないし一時間程度する子どもの保護者に比べて、三倍以上多かった。ゲームにもっとも熱中している子に限ってみると、その傾向はより顕著であった。

ゲームを長時間することと、飽きっぽく無計画な傾向の結びつきが明らかとなった。どちらが原因というよりも、もともとそうした傾向をもっていると耽溺しやすく、その結果、さらにそうした傾向が助長されるという悪循環の存在も推定される。

ギャンブルや薬物や買い物でも、「飽きっぽく計画的に物事ができない」傾向をもった人は、耽溺しやすく、またそこから脱出することは、より困難である。ゲーム依存にも、他の依存症の傾向が同じように当てはまると言える。

⑦「気が散りやすく、よそ見、忘れ物、ミスが多い」注意散漫

ゲームを一日四時間以上する子では、「気が散りやすく、よそ見、忘れ物、ミスが多い」と答えた割合が、あまりしない子どもに比べて、約二・五倍であった。

ゲームを長時間することと、不注意や注意散漫との間に関係があることが示された。

これは、⑥の無計画や持続的努力の困難とも関係し、目的をもった行動を、注意を保ちながら、やり遂げることが苦手な傾向となって現れやすい。

⑧「自分の興味のあることには、ものすごく集中する」関心の限局性、固執性

ゲームやネットを三時間以上する子では、「興味のある特定のテーマについての知識が豊富である」と答えた保護者が有意に多かった。また、「いつも通りのやり方や細かいところにこだわる」と答えた保護者の割合が有意に高かった（約二倍）。

ゲームやネットを長時間やる子では、自分の興味あることにだけ関心が限られ、同じ行動パターンにこだわり、柔軟に新しい変化を受けいれることができない傾向がみられる。これは凝り性という点でポジティブな意味をもつと同時に、逆に注意や関心の切り替えができにくいというデメリットにもなり、心配事や傷つけられたことへのとらわれを引きずりやすくなる。

⑨「人付き合いや集団は苦手である」非社交性、孤立傾向

「人付き合いや集団は苦手である」と答えた子どもの割合が、ゲーム時間が増えるにつれて高くなり、ことに四時間以上ゲームをする子では、あまりゲームをしない子の四倍程度であった。保護者に訊ねた質問でも、ゲームやネットを三時間以上する子では、「消極的で人と接するのは苦手」と答えた保護者の割合が有意に高かった。

また、「困ったことがあると人に相談する方だ」と答えた子の割合が、ゲームをする子では、ゲームをしない子に比べて低く、長時間ゲームをする子では特に低くなっている。相談ができる身近な存在がおらず、孤立する傾向があることを示唆する。

多くのデータが、ゲームやネットを長時間する傾向と、非社交性や集団が苦手な傾向との

関連を示している。

⑩「一方的に喋ったり、場違いな発言や行動をしてしまう」共感性、状況判断力の低下

ゲームを四時間以上する子では、「人の気持ちはわかりにくく、周囲とずれてしまうことがある」と答えた子の割合が、あまりゲームをしない子の約三倍であった。また、三時間以上、ゲームやネットをする子では、「一方的に喋ったり、場違いな発言や行動をしてしまう」と答えた保護者の割合が約五倍、「冗談や皮肉をまじめに受け取ってしまうことがある」と答えた保護者の割合が約二・五倍であった。この傾向は、ネットよりゲームに熱中する子で、より顕著だった。

ゲームやネットを長時間する子では、その場にふさわしい行動や判断ができにくい傾向がみられた。いくつかの観点から総合的に判断せずに、断片的な情報や刺激に対して、短絡的に、過剰に反応しやすい。自分の思いしか考えず、相手の気持ちや状況に対する配慮ができない。そうした場合、対人関係も一方的で、ぎくしゃくしたものになりやすい。

⑪「自分には特別なところがあると思う」自己中心性、責任転嫁

「うまくいかないことがあると、すぐ人のせいにする」と答えた子の割合は、四時間以上ゲームをする子でもっとも高かった。

「決まりや約束は必ず守る方であるか」との問いに、「いいえ」と答えた子の割合が、ゲームを長時間する子では統計的有意に高かった。

「自分には特別なところがあると思う」と答えた子の割合は、ゲームを長時間する子では、

有意に高かった。

これらの結果は、自己中心性や自己特別視、責任転嫁の傾向が、ゲームを長時間する傾向と関係することを示している。

⑫「何事にも気力がなく、興味ややる気がわかない」無気力・無関心

三時間以上ゲームをする子、二時間以上ネットをする子では、何事にも気力がなく、興味ややる気がわかないと答えた子の割合が、統計的有意に高かった。四時間以上ゲームをするヘビーなプレイヤーでは、「何事にも気力がなく、興味ややる気がわかない」と答えた中学生の割合は、ゲームをあまりしない中学生と比べて、約四倍に達した。

ゲームやネットを長時間する子では、無気力・無関心な傾向がみられたのである。

ゲーム中毒と前頭葉機能の低下

以上の十二の徴候をさらに整理してみよう。列挙した問題点は、大きく次の三つに整理することができる。

①感情や欲望をコントロールし、不適切な行動を抑制し、危険やトラブルを回避する能力の問題……1慎重さの欠如、2爆発性、3多動、抑制欠如、4気分易変性、5自己反省力の低下

②注意を維持したり切り替えて、目的をもった行動を、試行錯誤しながらやり遂げる課題遂行にかかわる能力の問題……6無計画、持続的努力の困難、7注意散漫、8関心の限局

性、固執性
③ぬくもりのある他者への関心や配慮、主体的意欲など、共感性や社会性の能力に関する問題……9非社交性、孤立傾向、10共感性、状況判断力の低下、11自己中心性、責任転嫁、12無気力・無関心
前頭前野の領域でいうと、クリアカットに区切れないところもあるが、①の危険回避は眼窩上部が、②の課題遂行機能は、背外側部が、③の社会的機能は、腹内側部が、それぞれ主に関与している。

各項に関する質問をスコア化し、平均得点を求めて「前頭葉機能スコア」とし、それとゲームなどのメディアの利用時間との関係をグラフにしたのが次の二つの図である。図19は、生徒本人による回答をもとに、十項目より算出。図20は、さらに客観性を高めるために、保護者の回答をもとに、十七項目より算出したものを用いている。保護者のデータは、ゲーム、ネット時間を合計した利用時間である。いずれも、利用時間が長い子では、前頭葉機能スコアが低下し、機能的問題が多く生じていることを示している。

グラフを見ると、利用時間が長くなるにつれて低下が目立ち始め、三時間、四時間以上の子では顕著な低下が認められる。ゲームだけでなく、ネットでも同程度の低下傾向がみられる。

このように、長時間の映像メディアの利用、ことにゲームやインターネットの耽溺的な利用をする人では、前頭前野の機能低下の傾向があることがわかったのである。

図19　ゲーム時間と前頭葉機能（本人回答）

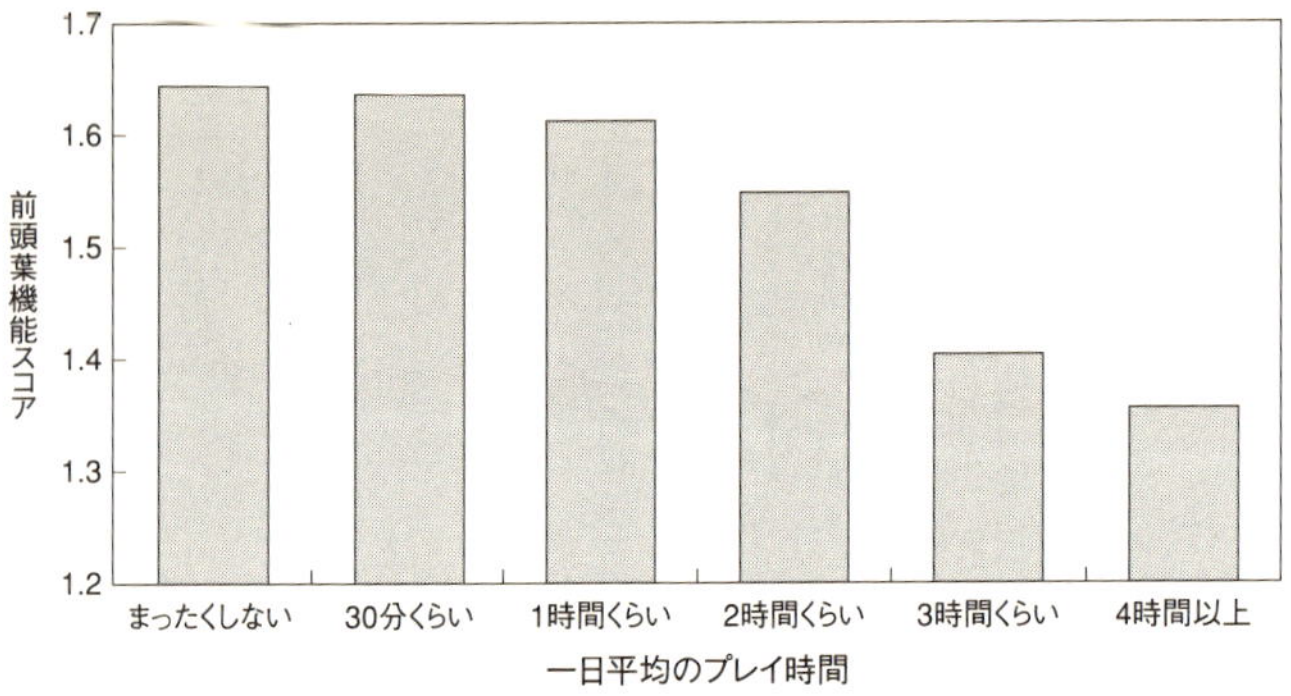

寝屋川調査（2005）のデータより解析した結果をグラフ化。中学生本人の回答による。「慎重さの欠如」「注意散漫」「共感性の乏しさ」「気分易変性」「多動」「無気力・無関心」「無反省・責任転嫁」「他者への配慮の欠如」「対人的消極性」「細部へのこだわり」の十項目より算出。

図20　ゲーム、ネットの利用時間と前頭葉機能（保護者回答）

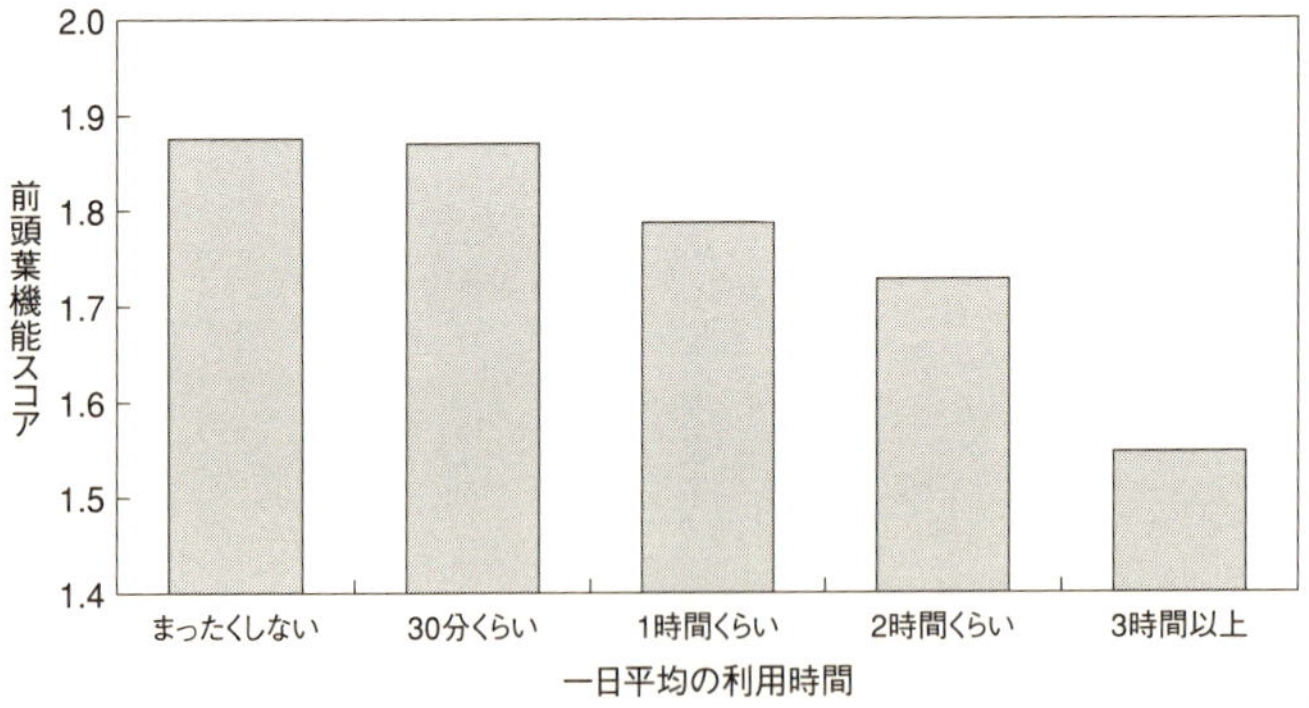

保護者の回答による。前頭葉機能スコアは、さらに詳細に、「衝動性」「無計画、持続性の欠如」「多動」「気分易変性」「注意散漫」「乱雑さ」「情動コントロールの欠如」「共感性の乏しさ」「相互的コミュニケーションの問題」「無反省・責任転嫁」「興味・関心の偏り」「混乱、短絡反応を起こしやすい傾向」「自立・自発性の欠如」「ユーモアの理解困難」「状況判断の悪さ」「細部へのこだわり」「対人的消極性」の十七項目より算出。

前頭前野機能の低下は、危険回避、社会性、課題遂行のそれぞれの機能に影響する。危険回避の失敗は、事故や暴力、非行や犯罪につながりやすく、社会性の破綻は、社会的孤立やひきこもり、対人関係のトラブルにつながりやすい。そして、課題を遂行する機能の低下は、学力や仕事の上での成績や能率のダウンをもたらす。

そして、これらの問題は、まさに子どもたちに起きている大部分の問題を覆っていることがわかる。それはすなわち、子どもたちに起きている根本的な問題の所在がどこにあるかを示している。前頭前野の発達の問題が起きているか、一旦発達した機能が低下を起こしているか、いずれかである。その要因として、ゲームなどの依存性メディアの長時間の利用が関与している可能性が強く疑われるのである。

サイコパスの診断基準に酷似する

前項に列挙した傾向をみればよくわかるように、こうした特性を示す人は、子どもだけでなく、若者や大人たちにも増えている。これは、決して他人事ではなく、現代人のだれもが、平均値として、これらの傾向を抱えやすくなっているのである。

それがひどくなると、あるタイプの人格障害の状態になる場合もある。

実際、ここに挙げた十二項目の特徴は、サイコパスの権威であるロバート・D・ヘアが、その特徴として挙げているものに、気味が悪いほど酷似するのである。

ヘアがサイコパスを疑わせる特徴として挙げている主なものを、以下に列挙しよう。

①衝動性
②怒りのコントロールが苦手
③刺激を求める
④責任感の欠如
⑤幼い頃の問題行動
⑥共感性の欠如
⑦良心の呵責や罪悪感の欠如
⑧浅い感情
⑨自己中心的で傲慢
⑩利己的な操作
⑪自己価値の肥大感
⑫寄生的傾向
⑬不安定な人間関係
⑭無計画、目標の欠如
⑮病的な虚言

サイコパスとされる人も、この全項目に当てはまるわけではなく、数項目でもこうした傾向が顕著にみられ、しかも反社会的な行動がみられるとき、その診断がなされるわけである。反社会的な行動が実際にはみられていないケースは、その予備軍ということになる。アメリカでは実際に、受刑者がこれらの項目で採点され、再犯可能性の予測に使われている。

サイコパスも、腹内側前頭前野などの前頭葉の働きが低下していることがわかっているが、もし長時間ゲームやネットをすることと、サイコパスにみられるのと同じ傾向が関係するとなると、これは大変なことと言わざるを得ない。ヘアの理論によれば、もしこうした傾向が認められれば、いつなんどき冷酷な事件が起きたとしても不思議はないのだから。

ところが、そうした悪しき傾向が、長時間ゲームやネットをやり続けることによって強化されているとしたら、これは由々しきことである。彼らに「サイコパス」という呼び名を与え、危険人物としていくら隔離したところで、もう一方でそうした予備軍を生み出し続けていることになる。そうだとすれば、いくら「厳罰化」を行い、刑務所を満杯にしたところで、無駄だということになる。

図21は、ゲーム、ネット、マンガに費やす時間と反社会的傾向の関係を示したものである。反社会性スコアは、「衝動性」「嗜虐性」「冷酷さ」「責任転嫁」「規範意識の乏しさ」「敵か味方かの二分法的思考」「傷つきへのこだわりと報復」の七項目の質問に対する回答をスコア化したものである。ゲーム、ネット、マンガともに、費やす時間が長い子では反社会的スコアが高くなる傾向がみられ、ことにゲームやネットを三時間以上する子では、その傾向が顕著であることがわかる。

さらに検証を重ねる必要があるが、この仮説が事実だとすると、長時間のゲームやネットの使用は、サイコパス的な脳をもった若者を作り出す危険があることになる。

図21 各活動の時間と反社会性

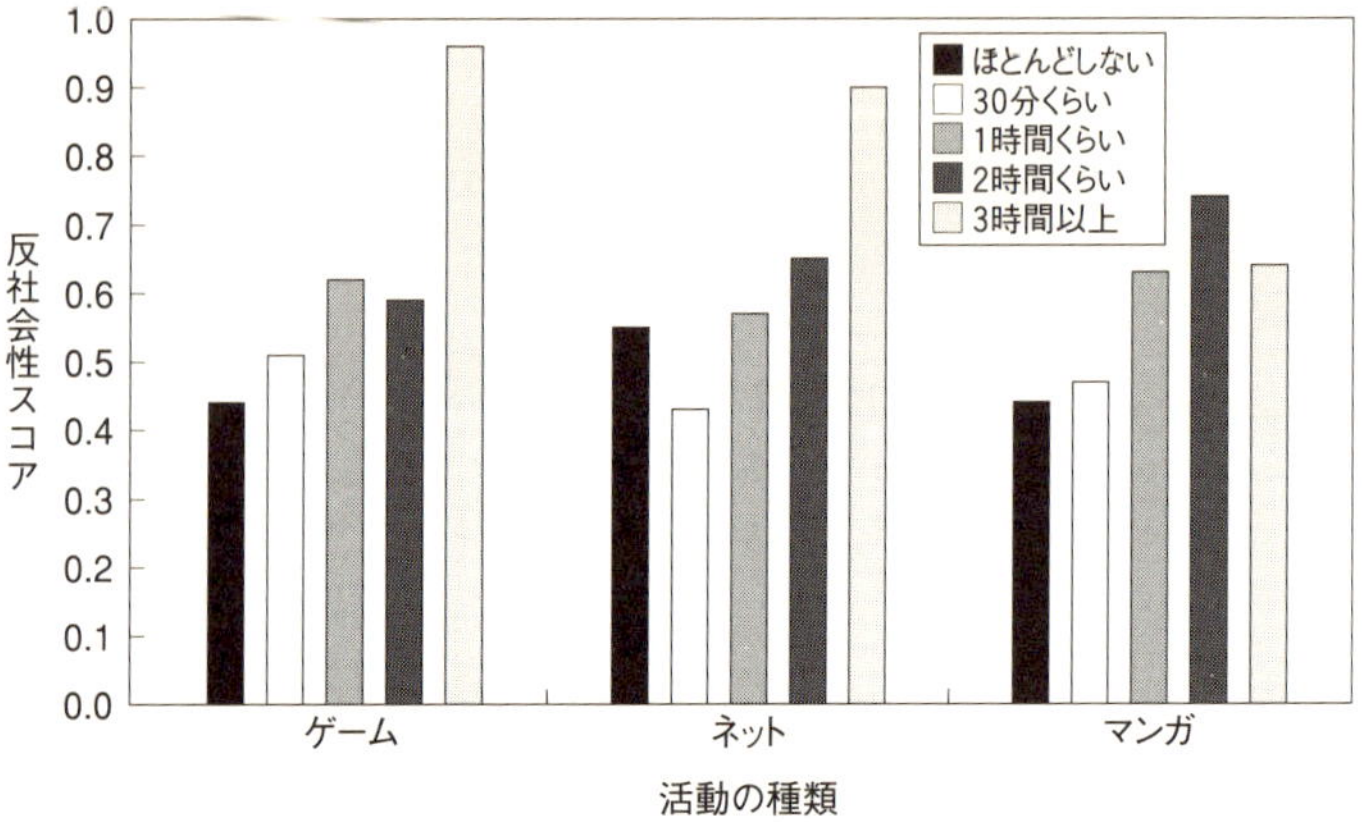

寝屋川調査（2005）のデータより解析した結果をグラフ化。中学生本人の回答による。

だが、ある意味で、今、現実に起きている出来事を理解するには、それは非常に納得のいく説明に思える。

サイコパスと呼ばれる人たちでさえ、もっと長い年季を積んで行っていた犯罪行為を、十歳かそこらの子どもが、無造作にやってのけるのである。しかも、サイコパスの人のように、極度に愛情が不足した環境に育ったわけでもない、比較的恵まれた家庭で育ったはずの子どもまでもが、些細な傷つきから、刃物や爆弾で他人を殺傷することにブレーキがかからないという現実があるのだ。サイコパスよりも、サイコパス的な行動を躊躇しない若者が「促成栽培」されているとすれば、そこには、ビニールハウスの役割を果たしているものが存在するはずである。そのビニールハウスは日本だけでなく、ヨーロッパやアメリカをもすっぽり覆うほど巨大なものでなければならない。

直接的な外傷がなくても、機能低下は起きる

ここで、もう一度、この章の最初に述べた疑問に戻りたい。脳が直接傷つけられ、組織が破壊されたわけでもないのに、ゲームなどの長時間の使用によって行動の抑制が利かなくなり、悪いことをしても罪の意識を感じることもなくなるような前頭前野の機能の低下が起こり得るのだろうか、ということである。

結論を先に言おう。起こり得るのである。

この問題を考える場合、いくつかの病態が参考になる。一つは、先にも述べたが、慢性の薬物依存や物質依存の場合である。コカインやマリファナなどの乱用が長期にわたるにつれ、前頭前野の機能が低下してくることは、多くの研究によって裏付けられている。薬物乱用の常習者は、ますます正常な判断力を失い、危険に無頓着になり、使用にブレーキがかからなくなっていく。ドーパミンのリリースを高めるという点では同じ作用をもつゲームに長期間熱中すれば、同じようなダメージが生じたとしても不思議はないのだ。

もう一つ、注目すべき病態として、病的賭博、つまりギャンブル中毒がある。物質にではなく、プレイすることへの依存という点で、一層メディア依存に近い病態と言える。

常習のギャンブル中毒者では、やはり前頭前野の機能低下が起きていることがわかっている。大当たりを獲得する興奮にばかりとらわれ、支払うリスクの方には無頓着になっていく。

病的賭博の人では、もともと前頭前野に脆弱性を抱えていた可能性もあるが、むしろ、ギャンブルに熱中するうちに、脳がそうした状態に陥っていくと考えた方が妥当であろう。なぜなら、ギャンブル中毒を発症する前と後では、人格が著しく変貌してしまうのが普通だからである。

ギャンブルで強い興奮を味わうことも、麻薬性の薬物に陶酔することも、脳で起きていることには共通性がある。強い脳の興奮にさらされ続けることによって、前頭前野の機能低下を引き起こす。絶えず興奮するテレビゲームなどを長期にわたってやり続けることも、同様の結果を招いていると考えられる。事実、次項で述べるように、そのことを裏付ける報告がなされている。

さらには、有害な映像や刺激の脳への影響の問題がある。幼い頃から恐怖や興奮を味わいすぎることは、前頭前野にダメージを与え、発達を阻害する可能性がある。心的外傷は、扁桃体と呼ばれる不快感や嫌悪反応と関係が深い器官を過剰に興奮させ、扁桃体の制御を行う内側前頭前野の機能低下を引き起こす。同様に、刺激的すぎる映像体験は、心的外傷体験に近い影響を、幼い脳に及ぼしている可能性がある。

幼い頃から刺激の強い映像に触れさせることは、扁桃体－内側前頭前野に異変を起こし、共感性や社会性に異常をきたしやすくなる危険が危惧されるのである。

使われない前頭前野

過剰な刺激によるダメージの問題だけではない。前頭前野が逆に、「廃用性」の機能低下を引き起こしていることも懸念される。

映画やテレビを見るような視覚的刺激を受動的に受ける状態においては、前頭前野はあまり使われない。主体的な活動の代わりに、受動的な視聴ばかりに時間を費やしていると、前頭前野が活動するチャンスは奪われることになる。

ある程度能動的な体験であるはずのゲームにおいても、実際には、操作が自動的になればなるほど、前頭前野は素通りして、反射的な反応が中心になっていく。

テレビゲームを被験者にやらせて、前頭前野の活動を機能的ＭＲＩやＰＥＴによって調べた実験では、ゲームの種類によってバラツキはあるものの、速いスピードが要求されるものほど、ゲームに熟練すればするほど、ゲームに熱中すればするほど、前頭前野の活動は低下し、視覚野などに活動領域が限局される傾向がみられた。反射的な反応が必要なゲームでは、「考える」中枢である前頭前野が関わるよりも、前頭前野の「判断」抜きに、瞬間的な反応を起こすことが求められるようになり、前頭前野を素通りした回路が形成、強化されていくと考えられる。

子どもは概して、素早い反応を要求されるゲームを好み、大人などには目にもとまらないような速さでキーを連打し、敵を倒し、乗り物や武器を操作するものである。「考える」要素が組み込まれたゲームにも、多くは同時に、スピーディな操作を必要とする要素が組み込まれている。こうした反射的な操作に習熟すればするほど、前頭前野は置いてきぼりにされる。

テレビゲームでプレイするとき、プレイヤーの脳は、視覚入力に対して運動を出力する情報処理を行っていると考えられる。こうした手順を学習する場合、視覚座標系と運動座標系という二つの経路が形作られていく。視覚座標系は前頭前野を含む経路であり、運動座標系は、前頭前野を含まない経路である。どちらも、運動の制御に関係する小脳や大脳基底核と大脳皮質を結んでいる。小脳は運動の空間的な巧みさに関係し、大脳基底核は運動の円滑さに関係する。

手順を学習し始めたばかりの頃は、まず視覚座標系が優位に働き、前頭前野も関与して「考えながら」手順を覚えていく。一旦、手順が身についてくると、今度は運動座標系が優位になり、前頭前野抜きに、つまり「考えずに」小脳や大脳基底核に指令が出され、指先が自動的に動くようになる。その結果、前頭前野が使われることなく、反射的な反応を起こす訓練をひたすら積むことになるのである。気がついたら引き金を引き、刃物をふるってしまった子どもたちの行動は、こうした「訓練」の結果であると考えると、よく理解できるのである。

さらに、ゲームで機械を相手に遊ぶことと、人と遊ぶこととでは、心や脳の発達に違いを生じるのかという問題について、最近、興味深い研究が発表された。ロンドン大学の研究チームが行った実験では、同じジャンケン・ゲームを行っても、相手がコンピュータだと思っているか、人だと思っているかによって、脳の使われる部位が異なっていた。相手が人だと思っているときだけ、腹内側前頭前野の中の前傍帯状皮質と呼ばれる領域の活動が高まっていたのである。この領域は、「心の理論」つまり、相手の心を推測する機能に関与しているとされる部位である。つまり、共感性や社会性にも関係している。

この結果は、コンピュータ化されたゲームと人間を相手に行う遊びは、脳にとっては質的に異なる体験であることを示している。そうした体験の差が長期間にわたれば、共感性や社会性の発達に影響を及ぼす可能性も否定できないだろう。

こうした研究成果は、映像メディアやゲームのような非対人的な体験が、対人的な体験よりも大きな比重をもつライフスタイルによって、前頭葉の成熟が影響を受ける可能性を示唆する。

実際、これを裏付けるように、子どもたちの前頭前野機能に、成熟の遅れが生じていることが、長期間にわたる実証的な研究によって指摘されている。

信州大学の寺沢宏次助教授らは、前頭前野が使われることが知られているGO／NO-GO課題と呼ばれる実験系を使って、子どもの前頭葉の成熟度合いを、一九六九年、七九年、九八年と経年的に調べたのである。

GO／NO-GO課題は、三つの段階からなる。まず最初に、ランプが点灯したらゴム球を握るように指示する。第二段階では、赤いランプが点灯したときだけゴム球を握り、黄色いランプが点灯したときは、握らないように指示を与える。第三段階として、今度はゴム球を握るときのランプの色を逆転させる。

前頭前野が未発達だと、第二段階から躓《つまず》き、第三段階では、もっと混乱する。成熟とともに、第二段階は難なくクリアできるが、第三段階で躓きが残る成熟レベル、さらには、第三段階もスムーズに切り替えが行われる成熟レベルへと発達を遂げていく。

そのレベルによって、寺沢氏らは、前頭葉の活動を、もっとも未熟な不活発型から、興奮型、抑制型、おっとり型、そして、もっとも成熟した活発型の五つに分類した。

その結果、未熟な方から二番目のタイプである興奮型がみられるピークが、六九年においては、小学校低学年だったのが、七九年には小学校高学年まで遅れ、九八年には、小六から中一まで、ずれ込んだのである。七九年といえば、校内暴力やいじめが社会問題となった時期である。六九年から七九年の十年間は、カラーテレビやビデオが普及し、映像メディアが家庭の中でますます大きな存在感をもつようになった時期でもあった。

一方、九八年といえば、不登校や家庭内暴力が深刻さを増すとともに、次々と凶悪な少年事件が起こり、日本列島を震撼させ始めていた頃である。七九年から九八年の二十年間に、子どもをめぐる環境で起きた最大の出来事は、テレビゲームの家庭内への進出と、熱狂的な浸透であった。

時間的な関係からは、両者の因果関係が推測されながら、その解釈をめぐって、曖昧な点を残していたのであるが、いくつもの証拠の積み重ねによって、メディアやゲームが子どもたちの行動や心に及ぼしている変化への関与を否定することが困難な状況になりつつある。

図22ａは、ゲーム、ネット、マンガ、勉強、戸外での遊びに、それぞれ携わる時間と前頭

図22a　各活動の時間と前頭葉機能

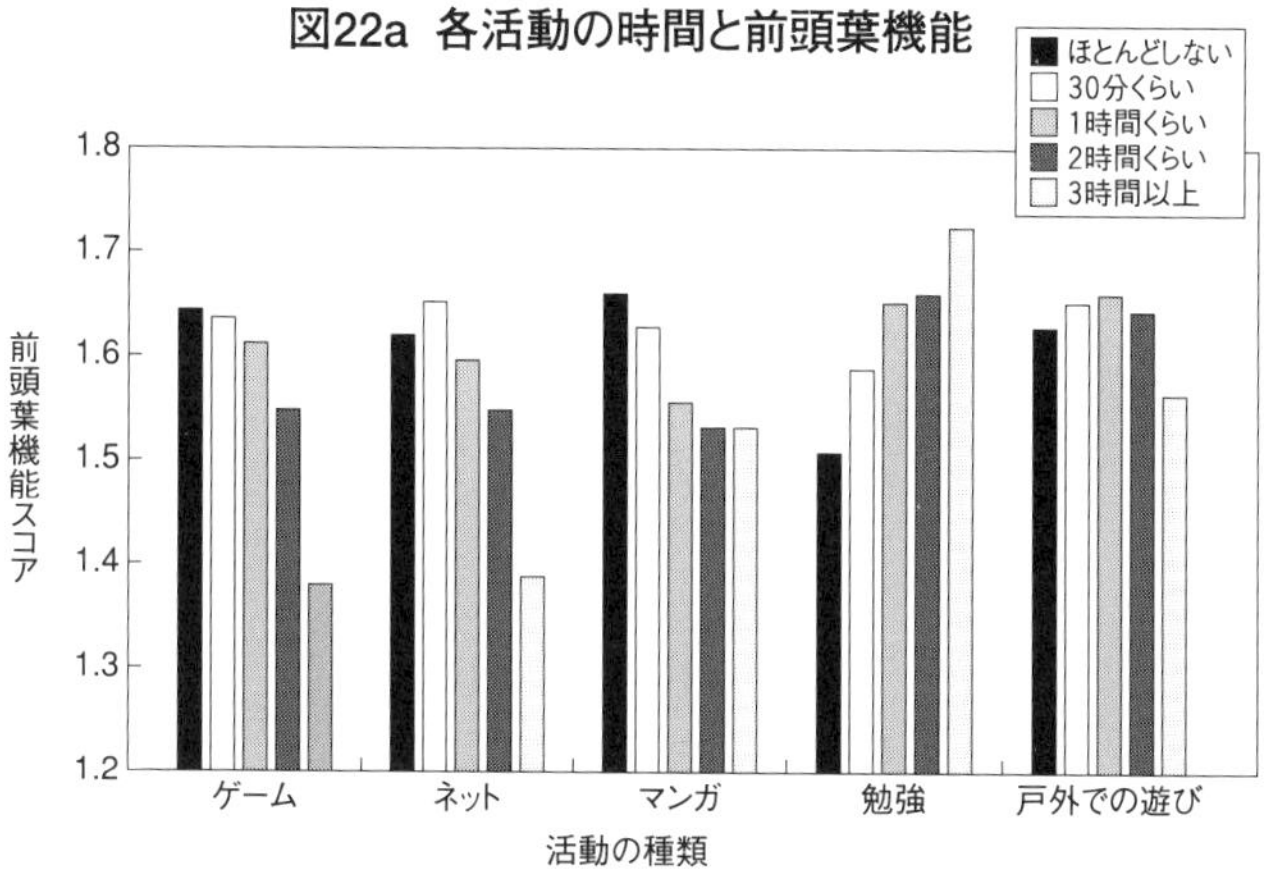

図22b　一緒に遊ぶ友人の数と前頭葉機能

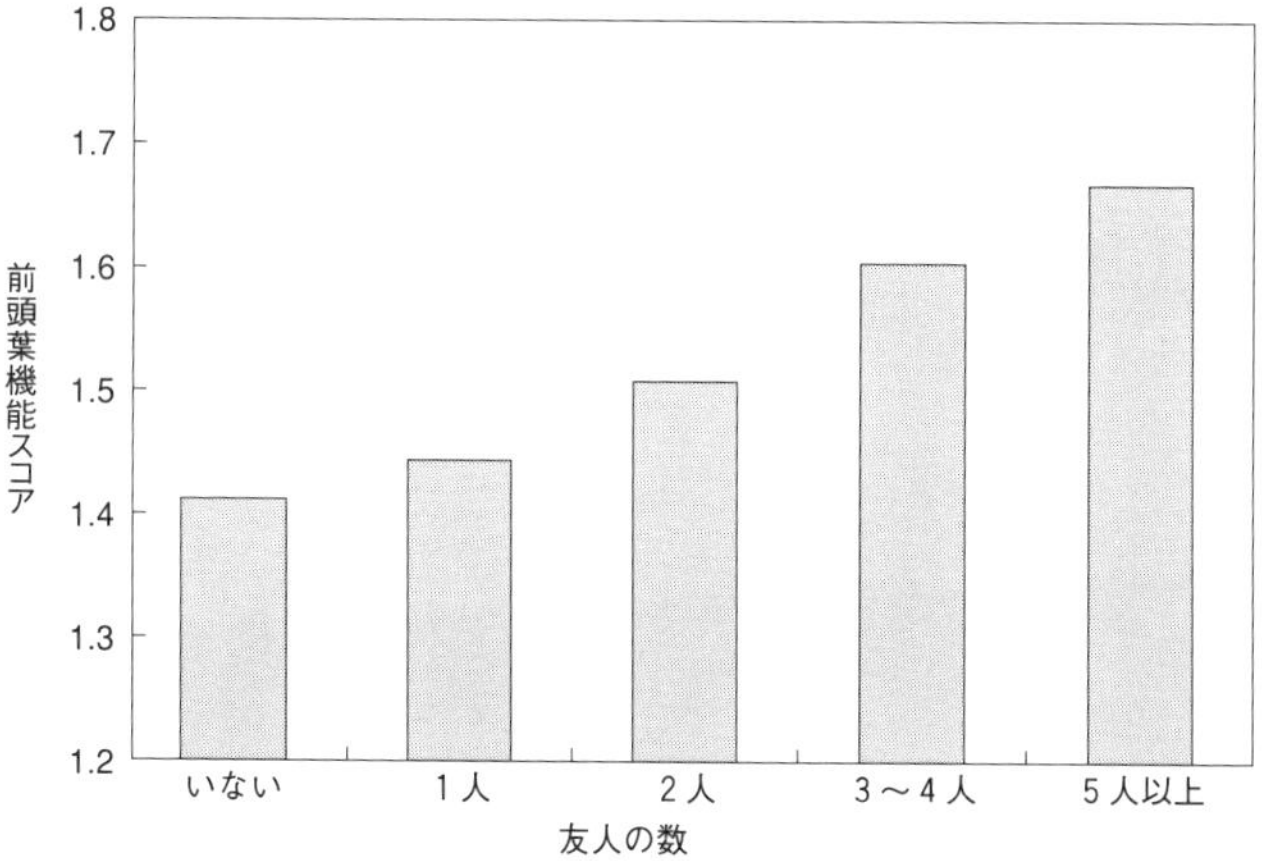

二つのグラフとも、寝屋川調査(2005)のデータより解析した結果をグラフ化。中学生本人の回答による。
前頭葉機能スコアは、十項目についての質問より算出。

葉機能スコアの関係を示したものである。ゲームやネットに長時間費やす子では、前頭葉機能の低下がみられるのに対して、よく勉強したり、ほどよく戸外で遊んでいる子では、前頭葉機能が高くなっている。また、図22ｂは、一緒に遊ぶ友人の数と、前頭葉機能スコアの関係をグラフにしたものである。前頭葉機能を高めるのに、特別なことが必要というよりも、よく学び、よく遊び（ただし人と）という昔から言い古されてきたことの意味を忘れないことが大切なのである。

ファイル XI

模倣する脳と蒔かれた悪の種

リバプールの悲劇が教えること

一九九三年、イギリスの港町リバプールで、十歳の二人の少年が、二歳の男の子ジェイミーちゃんを殺害した事件のニュースに、世界中が言葉を失った。ジェイミーちゃんは、青いペンキを浴びせられ、殴り殺された上、線路に放置されたのである。列車にはねられた遺体は二つに切断された状態で発見された。その状況は、「背筋が寒くなるほど」、ある映画のシーンに酷似していた。二人の少年がショッピングセンターからジェイミーちゃんを連れ去ったことが目撃されていたが、捜査当局も、当初は、それが子どもによる犯行とは信じられなかったのである。だが、取り調べを受けた二人の少年は、犯行を自供。その後、殺害を行った少年の一人が、父親がレンタルしていたその映画のビデオを見ていたこともわかったのである。

この事件の後、メディアの影響についての関心が高まったが、なんら有効な手だてを講ずることなく、次の悲劇を招いている。

一九九五年には、カナダのサスカチェワンで、十四歳の少年が七歳の少年を殺害した上、皮を剝ぎ、その肉を料理するという衝撃的な事件が起きた。この事件でも、犯人の少年は、同じようなシーンが出てくる『ウォーロック』（黒魔術師）という映画のビデオを、くり返し見ていた。

一九九二年、九歳の少女オリビアが、サンフランシスコの人気《ひとけ》のないビーチで、四人の少女から、捨てられていたビール瓶によって性的暴行を受けた。四人の少女は、『ボーン・イノセント』（無垢に生まれて）という映画をテレビで三日前に見ていたが、その映画では、施設に入れられた少女が、四人の同房の少女から、トイレが詰まったときに使うゴムカップの柄でレイプされるシーンが描かれていた。

子どもたちは、良いことも悪いことも、すぐに模倣する。ことに刺激的なことは、彼らの注意を惹きつけ、真似したい欲求を掻き立てるのである。さらに、それは嗜好や嗜癖となって彼らの脳に組み込まれてしまう。まるでフィルムのような彼らの脳は、一瞬目に触れただけで、その印象が焼き付けられてしまうのである。

われわれは、毒性をもったものというのは物質的なものだという先入観をもっている。だが、それはもう過去の時代の話である。高度情報化社会においては、情報というデジタル信号も、物質的なものと同等以上に毒性をもちうるのである。脳は、血液・脳関門（ブラッド・ブレイン・バリアー）という仕組みによって、有害な物質から特別に守られている。この仕組みのおかげで、たとえ有害物質が体内に入っても、たいてい脳は被害を免れるようにできている。向精神薬や麻薬や麻酔薬といった類の特殊な物質だけが、ブラッド・ブレイン・バリアーを越えて、脳細胞に到達することができる。

ところが、情報刺激は、視神経や聴神経や知覚神経を介して、瞬時に脳に到達してしまう。そこには、何のバリアーも存在しない。先の章で述べたように、たとえば、テレビゲームをすることも、覚醒剤を注射することと同じように、ドーパミンのリリースを引き起こす。情報刺激は、物質的な刺激と同様、脳の中では、結局同じ神経伝達物質の濃度上昇という生化学的信号に変換される。情報処理システムである脳にとって、入力が物質的な刺激であろうが、感覚的な情報刺激であろうが、結局同じなのである。情報という感覚的な刺激が溢れた、この世界においては、物質以上に情報が、脳にとってははるかに有害で危険な脅威となるのである。

タイムラグが因果関係をわかりにくくする

ゲームやビデオなどのメディアの有害性がつよく疑われながら、無責任な言い逃れを許してきたのは、有害な刺激への暴露の問題にしろ、依存や嗜癖形成の問題にしろ、メディアへの接触と重大な行動の問題や精神的な問題が目に見えるようになるまでの間に、通常かなりの時間経過を必要とし、間に横たわるタイムラグのため、因果関係がわかりにくいという事情があるためだ。

二〇〇五年六月、アスベストを原因とする肺ガン（中皮腫）の多発が報道され、アスベスト被害がにわかにクローズアップされた。だが、アスベストと中皮腫の関係は今になってわかったことではなく、何十年も前から言われてきたことである。太さわずか〇・〇二ミクロンのアスベストの破片が吸い込まれると、肺に棘《とげ》のように突き刺さる。それが二、三十年という歳月をかけてガンを作るのである。被害が明らかになるまでに、長い時間経過を要することが、因果関係を見えにくくするだけでなく、人々を不用心にする。専門家の間では「常識」であることも、よほど被害が広がるまでは、問題として取り上げられることもないのである。

有害な情報刺激の脳への影響も、アスベスト被害に様相が似ている。有害なメディアから取り込まれた情報刺激は、あたかも脳に刺さった棘のように、長い年月をかけて、その有害な効果を徐々に及ぼしていくのである。幼い頃に脳に刺さった棘は、すぐに明らかな異常を引き起こすとは限らない。その子が成長し、思春期を迎えた頃から、正常な発達過程を徐々に蝕んでいくケースも多い。

使用し始めた最初のうちは、ほどよい気晴らし程度におさまり、むしろよい影響が出る場合もあるだろう。コカイン、覚醒剤でさえ、使用の初期においては、害よりもいいことばかりが起きているように感じられるのだ。しかし、長い時間が経つうちに、行動も性格も別人のように変わっていく。その点は、有害なゲームやビデオも同じである。

ゲームの使用開始から、ゲームへの耽溺が強まり、昼夜逆転や不登校、家庭内暴力、ひきこもりなどの重大な問題をともなう状況に至るまでに、通常、数年以上かかっている。最初のうちは、コンテンツ的にあまり問題のないものを使用していたのが、次第に有害性の高い内容のものに変わっていく。経過の個人差は、アルコールなどの場合を考えても容易に理解できる。アルコールを飲み始めて、すぐに問題飲酒がみられるケースから、二十年以上も飲酒を続けてから病的徴候を生じてくるケースまで、問題の表面化するスピードはさまざまなのである。いずれにしろ、根本的な原因がアルコールの摂取にあることに変わりがないように、早期に影響が出てこようが、十年単位の経過で問題が起きてこようが、有害なゲームやビデオの「摂取」に原因がある点では同じなのである。

影響が早く出る可能性が高いのは、性暴力に関するもので、そうした内容のビデオやゲームに触れ始めてから半年程度で事件に至っているというケースも少なくない。その一方で、思春期頃から、そうした有害なメディアに触れ始め、十年以上経過してから、その類の犯罪を犯すというケースもよくある。

通り魔殺人を企てようとして捕まった十七歳の少年は、「人を殺したい」という思いに取り憑かれていた。口を開けば、人を殺す血なまぐさい話ばかりが出る。書く文章にも、描く絵にも、人を殺すことばかりが表現される。この少年の心に何が起きているのだろうか。

少年は父親が幼少の頃に病死したため、不安定な養育環境の中で大きくなった。小学二年の時初めてゲームを買ってもらう。その頃は、そんなにやっていたわけではなかった。母親は、ある男性と暮らすようになったが、小学三年の時、男性がもってきたアダルトビデオを、少年はこっそり見る。死姦物と呼ばれる死体との性交をテーマにしたものだった。その光景は、少年の記憶に強烈に焼きつく。それ以来、少年は、死体に対して異常な関心を覚えるようになる。死体を扱った本や、スプラッター物の映画を好んで見るようになる。

ゲームをする時間も増え、小学五年頃には、学校を休んで一日七、八時間もゲームをする生活になる。そうした状況は中学一年まで続いたが、スクールカウンセラーの女性と接するようになって、少しずつ登校するようになる。しかし、その一方で、猫を殺して内臓を引きずり出す行為を何度か行い、死体に対する執着は続いていた。

女性が傷つけられたり、残酷に扱われているものを見ると、冷たい興奮を感じる。とくに、女性の死体が美しいと思うようになる。それが、やがて、美しい女性を殺して、その血が飛び散るさまを見てみたいという思いになっていったのである。

この少年の病理を理解する上では、もちろん母親との不安定な関係や、母親に対する愛情と憎悪がいりまじった両価的な感情の役割も大きい。だが、それとともに、死体への執着というものを生み出す上で、彼が幼い頃に接触した、「死姦」場面の映像の影響を無視することはできない。

異常性愛のケースで、しばしば原因として指摘されているのは、幼い頃に最初に強い性的興奮を味わったものによって、その人を生涯支配することになる性的執着が生じるということとである。この少年の場合も、まだ十分な批判能力ももたない無抵抗な時期に、いきなり与えられた「死姦」の光景に強い印象を受けたことが、彼の脳に死体愛という嗜癖を刷り込んでしまったのである。

高い可塑性ゆえの悲劇

子どもは大きな可塑性をもつが、それだけに、子ども時代の体験は生涯に及ぶ大きな影響力を及ぼす。そのことを裏付ける根拠は、脳レベルでも次第に明らかになっている。生後数ヶ月まで、脳ではシナプス（神経と神経のつなぎ目）が過剰に形成されるが、そのうちの使われるものだけが生き残り、使われないものは失われていく。「刈り込み」という現象である。青年期の終わりに脳が完成してしまうまでに、どのシナプスを生き残らせるかは、その子の成長過程での体験と学習次第なのである。つまり、体験と学習が脳に組み込まれ、脳を作っていくと言える。

万が一不幸にして、先の少年のように、まだ善悪の判断力が十分発達していない幼い頃に、強烈な刺激をともなう映像に触れたりすると、それは子どもの脳に無批判に取り込まれ、シナプスの変化として脳に刻まれてしまう。子どもにとって好ましくない光景をたまたま見ても、それに的確な意味づけをして子どもを守ってくれる大人がいれば、その有害さは和らげることができるが、有害な映像が「楽しみ」のために存在する状況があったり、適切に守ってくれる大人がいない場合、子どもはより大きな危険にさらされることになる。

われわれは、せめてフィルムを扱うくらいの慎重さで、刺激から彼らの脳を守ってやる必要があるのだ。さもないと、子どもは、無配慮な大人が与えた忌まわしい接触の結果に、生涯とらわれることになる。その理不尽さと危険性を、もっと真剣に考えなければならない。

近年、性犯罪は、急激に増加する傾向がみられ、ことに幼い少女などをターゲットにした強制わいせつ事件や監禁事件などの異常な犯罪が、ありふれたものになるほど増え、非常に由々しき事態になっている。そうした犯罪を働くものは百人が百人といっていいほど、有害なメディアの強い影響を受けている。奈良で起きた女児誘拐殺害事件においても、東京で起きた「王子さま」による少女監禁事件においても、事件後、自宅からは、その類のビデオやゲームが多数発見された。危険な嗜癖を煽り立てるメディアの関与は、ほとんどすべての性犯罪に当てはまることなのである。

高校三年の男子生徒が、大学生の女性が落とした身分証明書を拾った。交番に届けようと思った考えは、証明書の顔写真を見ているうちに、別の邪《よこしま》な考えに変わっていた。写真に写った女性の顔立ちが、大学生というより少女のようで、気が弱そうに見えたのである。

彼は身分証明書に書かれていた電話番号のダイヤルを回すと、拾った身分証明書を渡したいので、その日の夕方、近くの公園に来て欲しいと呼び出す。

約束の時間に女子大生が現れた。写真から想像した以上に華奢《きやしや》で、童顔の娘だった。彼は自分が考えた筋書き通りに、落ちていた場所を教える振りをして、彼女を公衆トイレの方に誘い込む。相手が、親切な高校生だとばかり信じていた女性は、露疑うこともなく、事情を説明されるままに、後についていった。

「このあたりですけど。心当たりがありますか？」と、彼はさりげなく話しかける。

女性は無論そんな場所に来たことはなかったので、「拾った誰かが、ここに捨てたのかもしれませんね」と応じながら、外に引き返そうとした。そのとき、いきなり背後から口を押さえられ、「騒ぐと殺す」と刃物のようなものを突きつけられた。それから、彼は恐怖心に身を震わせている女性に恥ずかしい格好を強要し、体や性器を弄んだ挙げ句、レイプした。その行動は、性犯罪の常習犯を思わせるように、無駄がなく、冷静で、習熟を感じさせるものだった。

だが、二ヶ月後、彼が逮捕され、取り調べの結果明らかになったのは、それが初犯であり、彼がレイプやサディスティックな内容のビデオやシミュレーション・ゲームにのめり込み、その事件の手口自体も、彼がよくやっていたビデオやゲームを参考にしていたということであった。犯行時にみられた、常習犯のような落ち着きと手際のよさは、彼がビデオやゲームで学習と訓練をくり返していたためだと考えられたのである。

レイプ物やSM物のアダルトビデオを、彼は中学生の頃から視ていた。そうした早過ぎる接触が起きたのは、兄の影響であった。三歳上の兄が視ているのを、彼もこっそり見るようになったのだ。中学までは、比較的健全とされるゲームで遊ぶことが多かったが、高校に入ってからは、ゲームの種類も、女性をうまく騙し、陵辱するような内容のものばかりに偏っていく。

弟に危険な嗜好を教えることになった兄は、大学生として問題なく過ごしている。兄の影響を受けた彼の方が、重大な事件を起こしてしまったのである。先の章で述べたように、ゲームにしろ、ビデオにしろ、兄弟がいる場合、下の子の方が触れ始める年齢が下がる傾向があり、そのため有害な影響もより強くこうむりやすいと言えるだろう。早い時期に形成された嗜癖は、修正が余計に困難となるのである。

最近の明らかな傾向としては、こうした性犯罪が、知能が高く、もともと優秀な子に目だって増えていることが挙げられる。だが、さらに増加が顕著なのは、少年犯罪よりも、むしろ成人の犯罪においてであり、教師や大学教授のような知的職業に就いている人が、こうした犯罪に手を染め、逮捕されるケースがあとを絶たないのである。性犯罪の特徴は反復性であるが、それはまさに、上に述べてきたようなメカニズムによるのである。その最初の種を植えつけたのは、野放しにされている有害なメディアなのである。

近年、情報網が国際化し、瞬時に海外の映像がお茶の間にも流されるようになるとともに、ニュース報道の映像が、歯止めなく過激で、生々しいものになっている。血まみれの怪我人や転がっている死体の映像さえ、食事時に平気で放映される。幼い子どももそれを見る可能性があることについては何の配慮もない。これは、文明なのか、それとも野蛮なのか。文明の利器を携えただけの野蛮に向かっていくとしたら、それはもっとも危険なことである。

スクープ物の報道番組や潜入取材番組などでは、さらに歯止めがかからなくなっている。

目の前で事故や事件が起き、箸を動かしながらその光景を眺めている。人が戦争で殺されたり、銃で撃たれたりするさまを見ながら、平気で食事をする状況は異様である。そのことにさえ、人々は無感覚となり、たいして気にもとめなくなっている。

その一方で、まだ神経の感受性を保っている人々は、ニュース報道を視ていると、気分が悪くなるので、他のチャンネルに変えるとか、最近はテレビを視ると、いやな気分になるので、テレビをやめてラジオにしているという話も時々聞く。

だが、反対に、そうした報道が慣れっこになり、中毒を起こしている人々は、センセーショナルで、ヒステリックなレポーターの叫びや衝撃的なフラッシュ映像に触れないと、テレビを見た気がしないという。それは、まさに脱感作による感覚麻痺が起きているわけで、そういう人にとって、刺激の強い番組は必需品となる。成人となったその人が、批判力をもってそうした番組を視れば、有害な影響はまだしも小さいだろうが、問題は、その人が視ることによって、小さな子どもも目にしてしまうリスクが大きくなるということである。

しかし、大人にとってさえ、そうした映像や過激な報道に接することは、あまり好ましいとは思わない。無感覚を助長し、世界や人生に対する見方をより悲観的にし、将来の「うつ」や自殺の下地を作っていたとしても不思議はないのである。

犯罪や事件を報道することが、犯罪や事件を増やすということにならないためには、報道に際して慎重な配慮が求められる。

ただし、果たしてそれだけで、若者たちが有害な刺激にさらされることを防げるかと言えば、非常に心許ない。なぜなら、一旦依存が形成されてしまうと、その性質上、もっともっと強い刺激を自ら求めようとするからである。

たとえば、これまでの例に挙げた、血潮が吹き飛び、次々と敵を殺戮するゲームに熱中する子どもたちにしろ、女性を監禁し、「調教」したり、わいせつ行為を行うゲームやビデオに没頭する青年にしろ、最初からその類の過激なゲームやビデオをやり始めたわけではない。入口は、いかにもまったく有害な内容とは無縁の、大人しいゲームからだったのである。

だが、そこで一旦プレイする興奮への嗜癖が生じると、次第に過激な内容のものを求めるようになるのである。思春期を迎え、親の指導にも耳を貸さなくなる頃には、極めて危険な内容の物を、どういう手段をつかってでも手に入れ、いつかそれに没頭するようになる。

こうしたプロセスを頭に入れた上で、有害性の問題も考える必要があるだろう。

ファイル XII

脳に仕掛けられた時限爆弾

逆転する物質と情報の関係

脳化した高度情報化社会においては、物質と情報の関係は逆転する。情報の方が実体となり、物質はその影でしかなくなる。情報こそが現実となる。そうした事態は、人類の進化の歴史において未体験のゾーンであり、まったく想定外の状況である。それゆえ、ブラッド・ブレイン・バリアーのような何の防御機構も用意されていない。脳は、人類がまだ何の備えももたない、高密度の情報にさらされるという未曾有の経験をしている。それは、人類史に突如、放射能が重大な脅威として浮上してきた核汚染の問題にも匹敵するインパクトを有する。物質からエネルギーを取り出すという革命的な出来事が、人類を絶滅の危機にさらしているように、物質を情報に変換し、それを瞬時に大量に伝達する情報革命が、人類に別の危険を与えているのである。

　進化的に言って、ホモ・サピエンスの脳は、現実に似せて高度に加工された仮想と本来の現実を充分に区別できない。情報と物質は、脳の中では、同じように処理され、同じように体験されるのである。情報化した体験も、物質という実体をともなった体験も、情報↕物質という相互変換システムである脳にとっては、どちらも同じ信号伝達の「通貨」であり、ドルとユーロほどの違いしかないのである。少なくとも現段階の人類の脳にとっては、仮想の体験と現実の体験は似たようなものなのである。演劇に人々が夢中になれるのは、まさにこの「錯覚」による。ましてや、映像メディアに映し出される現実に酷似した幻は、容易に現実だと錯覚されてしまう。これは「現実」ではないとわかっているつもりでも、いつのまにか「現実」として体験されているのである。この両者を完全に区別できるほどに進化するには、どんなに早くても、数百年、いや数千年単位の時間を要するだろう。情報化社会の進展が、あまりにも急速なために、脳というハードウェアが追いつかないのである。

　現実とまったく見分けがつかないくらい精巧な仮想が登場する状況において、幻を引き起こす麻薬など使わなくても、脳はもっとヴィヴィッドな幻に取り囲まれて暮らすことになる。実際、そうなっているのである。そうした世界において、物質的現実は第一義的なものではなくなっていく。なぜなら、物質は、脳にとっては、情報によって模倣され、置換されうるものに過ぎなくなるからだ。物質ではなく情報に基軸をおく、物質文明を超えた「情報文明」がすでに始まっているのである。物質が情報に置換された、「情報文明」化した社会においては、物質が肉体に有毒となりうるように、情報は脳にとって物質以上の毒性を発揮しうる。さまざまな化学物質や放射能、電磁波がわれわれの肉体を脅かすように、情報が脳を脅かしているのである。

そして、こうした過程は時間をかけながら、徐々に進行していく。問題が表面化したときには、かなり事態は進行した後であり、問題は鎮まるどころか加速度的な悪化が進むことになる。この二十年ほどに起きている現象は、まさにそうした事態なのである。

二段階の悪化局面

犯罪の増加やさまざまな問題現象の増加を時間的に振り返ってみると、おおよそ二つの局面に分けられることがわかる。一つは、「第一次増加期」として述べた、一九六〇年代から始まり八〇年代初めまでの比較的緩やかな増加相である。アメリカにおける暴力的な犯罪の動向でみても、六〇年代後半から上昇し始めたカーブは、八〇年頃に一旦ピークアウトし、足踏み局面を作る。ところが、八〇年代後半から再び増加に転じるや、これまでよりもはるかに急峻な勾配で跳ね上がるのである。これは、「第二次増加期」と呼ぶべき時期で、まさに「犯罪爆発」の様相を呈している。

この第二次増加期には、犯罪以外でも、さまざまな社会問題が噴出してくるのであるが、その中でも、もっとも高頻度に、深刻な問題を示すようになったのが、若者に関するトラブルである。先にも述べたように、いじめ、不登校、ひきこもり、虐待などの問題が、世界中で噴出する事態となっている。

第一次増加期の原因が、多くの研究が示しているように、テレビの普及とそこに含まれる攻撃的で、暴力的な表現や内容に帰せられるとするならば、第二次増加期のさらに急峻な上昇カーブは、何に原因が求められるのであろうか。

まさに、その時期と一致して、テレビと並ぶ映像媒体として、急激に家庭に入り込んできたのが、言うまでもなく、ゲームやビデオという新しいメディアであった。家庭用ゲーム機市場を席巻する「ファミコン」が発売されたのは八三年、それは、日本だけでなく、アメリカやヨーロッパの家庭に、瞬く間に広がっていったのである。また、レンタルビデオ産業が八〇年代半ばに成立すると、過激な暴力的映画やポルノも、未成年者の手に容易に届くものとなった。さらにインターネットの普及はその状況を加速している。

こうした新しく登場したメディアは、テレビがすっかり「健全な」娯楽に思えるくらい、暴力的で、過激な傾向をエスカレートさせ、成長途上の子どもたちや多感な若者の心に、危険な刺激を注ぎ込み、悪の回路を植え付けていったのである。

ゲームは、その能動的な関与によって、テレビやビデオのような受動的な体験以上に、暴力的な傾向を助長してしまうことはすでに述べたが、ゲームがテレビより高い暴力感染性をもつとすれば、第二次増加期が、第一次増加期以上に急勾配の増加曲線を描くことも理解できる。さらには、ビデオやインターネットなどの新しいメディアの影響が加わった効果も、そこには上乗せされているだろう。

今からみれば、「退屈」に思えるようなかつてのテレビ番組や映画でさえも、子どもたちに計り知れない影響を与えたことを思えば、八〇年代から九〇年代にかけて登場した、高度なリアリティをもち、過激な場面の連続するゲームやビデオが、未熟な子どもの脳に、どれほどの影響を与えることになるのかを、この十年ほど起きている子どもや若者による異常な犯罪は物語っているのである。

恐ろしい可能性　犯罪や暴力の増加だけにとどまらない

さらに、この問題について知れば知るほど、次第に恐ろしい事実にぶち当たっていくのである。それは、ほとんど公表することが憚《はばか》られるほど恐ろしい可能性で、これらの仮説がもし正しいとすると、これまでの精神医学の常識は、根底から覆る可能性がある。もっとも根本的な原因を覆い隠しながら、ただ症状を糊塗し、誤魔化しに手を貸してきただけかもしれないのだ。ただ薬を与えるだけで、重要な身近な原因の除去に手をこまねいてしまっていたかもしれないのだ。

ある意味で、私はそれがすべて正しい仮説でないことを願いたい。

ただ、読者である一般の市民は、やはりこの事実を知る権利があると思う。こういう恐ろしく、大変なことが起きているかもしれないという客観的な可能性について、現場の臨床医として、またこの問題について研究する中で、それを知るに至った者が口を閉ざしていることは、やはり不誠実だと思う。私は勇気を出して、以下の由々しき可能性について伝えておきたいと思う。

それは、一言で言えば、犯罪や非行、ひきこもりの問題に影響を及ぼしているだけではないということである。その影響の範囲はもっと広く、今、社会で起きているさまざまな異常現象に、実は深く関与しているのではないかということである。それは、人々の暮らしから幸福感や希望を奪い、生きづらさを強めているとさえ言える問題である。その具体的な一つ一つの問題を、以下に取り上げたいと思う。

不登校とひきこもり、家庭内暴力、ニートの増加との関係

一つは不登校の著しい増加である。

不登校は、一九八〇年代頃まで、中学生で生徒千人当たり二人程度と低い水準で推移し、ことに小学生の不登校は稀なものであった。八〇年代に入って、やや増加傾向がみられるようになり、八一年には千人当たり三人、ファミコンが発売された八三年に、千人当たり四人程度であった。それが、「特急下校」が話題になった八五年には、約五人となり、「ドラクエ事件」が起きた八八年には、六人を突破した。スーパーファミコンが発売された九〇年は八人を超え、この頃から小学生の不登校も目立ち始める。そして、九〇年代の十年間で、不登校の子どもの割合は、三倍近くに増えるのである。テレビゲームが家庭にやってくる前の水準と比べると、五倍以上に増加したことになる。

無論、不登校の原因をテレビゲームだけに負わせるつもりはない。そこには言うまでもな

図23　映像メディア産業の拡大（物価変動修正）

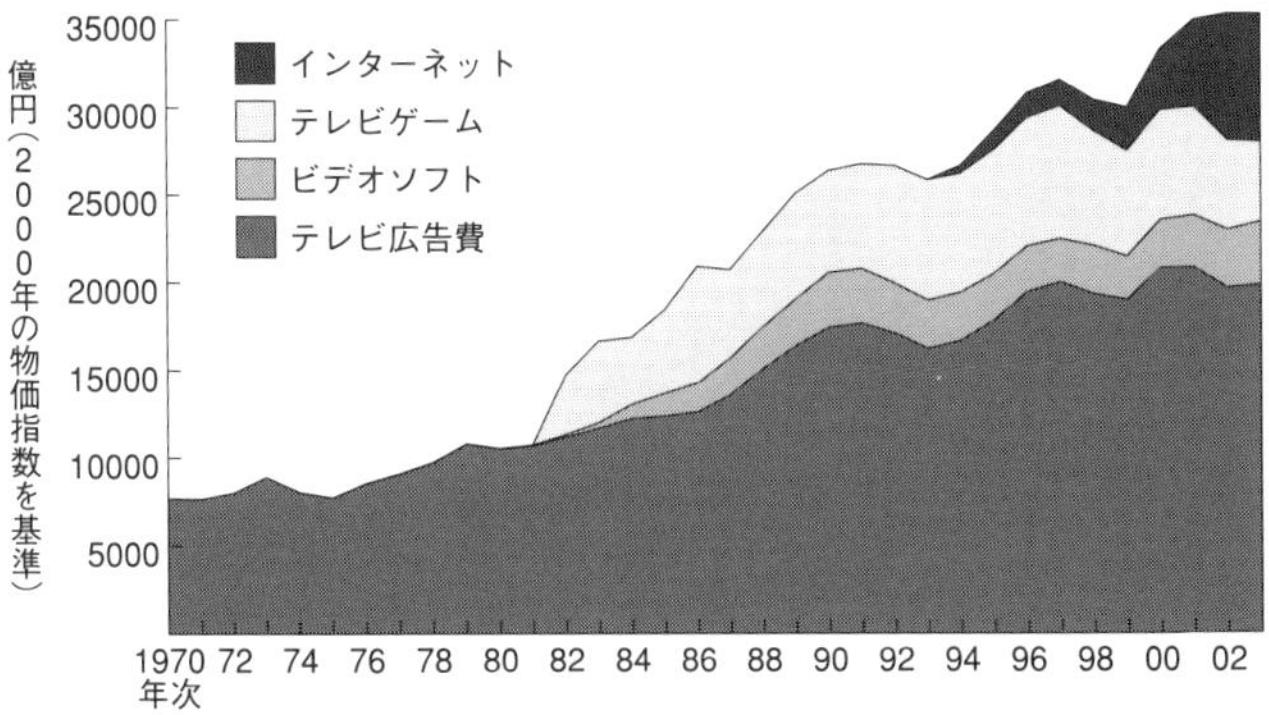

子ども、若者世代で家庭において影響が大きい映像媒体として、テレビ、ビデオ、テレビゲーム、インターネットを選び、その市場規模の変遷を示した。消費者物価指数（2000年を基準）により物価変動を修正しているため、実数値とは異なる。テレビについては、事業収入の多くを占め、影響の程度をよく反映すると考えられる広告費を取り上げ、テレビゲームとビデオソフトは、売り上げ高を用いている。またインターネットは接続料のみを示しているため、その影響については、かなり過小評価していると思われる。データは、「情報メディア白書2005」（電通総研編）などによる。

図24　不登校児童数の推移

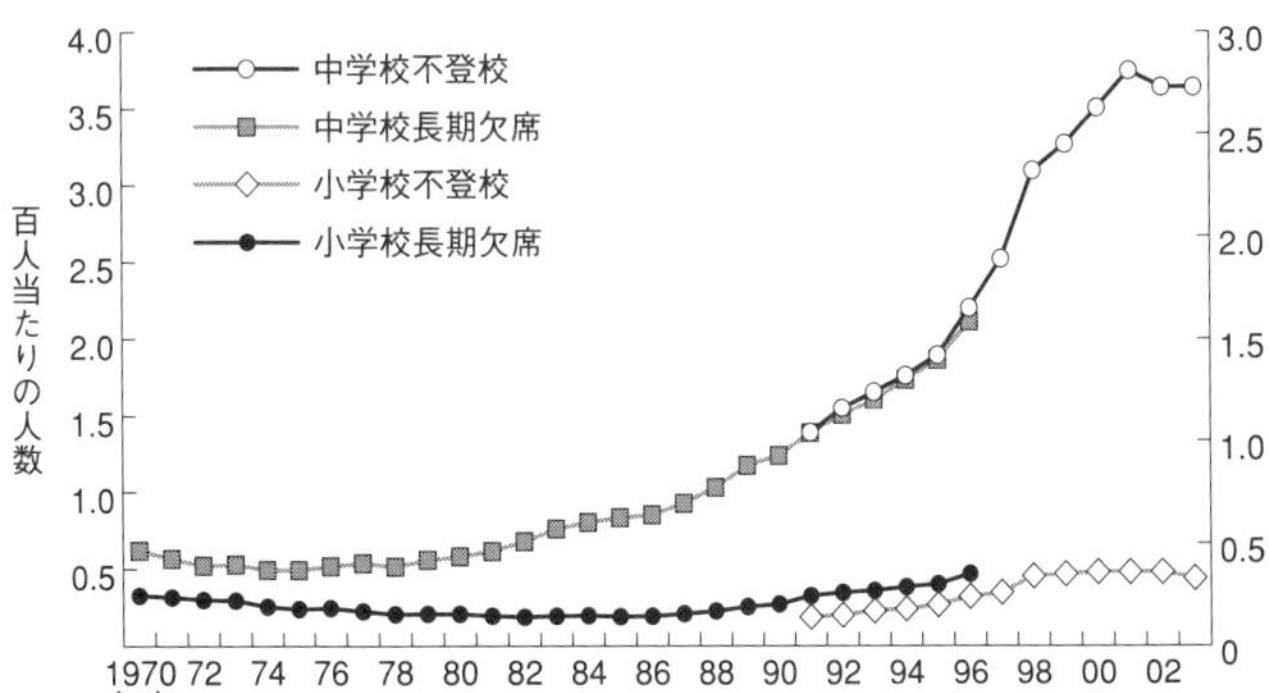

文部科学省（旧文部省含む）の学校基本調査報告書のデータをグラフ化。学校基本調査の集計方法に変更があったため、二つの方式によるデータを示した。そのため、グラフに不連続が生じている。「長期欠席」は、年間五十日以上欠席の子。「不登校」は年間三十日以上欠席の子で、心理的な理由で通学できない者だけに限る。左の軸が「長期欠席」、右側の軸が「不登校」の人数（生徒百人当たり）に対応している。

く多様な原因が絡んでいるのだが、その増加曲線は、テレビゲームなどの映像メディアの市場規模の拡大と、同期するか、やや遅れて、非常によく似た傾向のカーブを描くのである（図23、図24参照）。

子どもたちのライフスタイルを時間の使い方という点で見た場合、不登校が千人当たり三人程度の水準にあった八一年から、不登校が千人当たり三十人になろうかという二〇〇一年までの二十年間で、大きく様変わりしたことと言えば、外で遊ばなくなり、ゲームなどの新たに登場したメディアに多くの時間を費やすようになったということくらいなのである。テレビを見る時間や勉強時間には大差はなく、父母と話をする時間はむしろ増えていて、以前に比べて会話が不足しているとも言えない。二十年前に比べて、子どものライフスタイルに決定的な変化をもたらした要因として、ゲームなどの新しいメディア以上のものを見出すことが難しい。とすると、この二十年間に起きている変化について、ゲームなどのメディアとの因果関係を疑うというのは、極めて論理的な思考の結果なのである。

また、ひきこもりや家庭内暴力、ニートとの関係では、先の章で述べたように、二十代後半から三十代の前半のゲーム世代と、まさに重なり合うのである。ゲーム世代に見られる無気力・無関心でアパシーな傾向、対人関係に対して消極的な傾向、そして、傷つきや失敗を避ける回避的な傾向が関与していることが強く推定される。イライラしやすくカッとなると暴言や暴力に至りやすい傾向と、ゲームへの耽溺にも関係がみられた。こうした傾向は家庭内暴力に結びつきやすい要因である。

学級崩壊の陰の原因

もう一つの身近な問題は、教育現場に起きている異変である。子どもたちが勝手に発言したり、動き回って授業が成り立たなくなるという現象が「学級崩壊」と呼ばれるようになったのは、たかだか十年ほどのことであるが、実際は、こうした現象は、その名前でクローズアップされるかなり以前から始まっていた。「学級崩壊」という現象が、ことさらに言われるようになったのは、纏《まと》まりが比較的とれていた小学校低学年のクラスにおいてさえも、崩壊現象が頻繁にみられるようになったためである。しかし、その兆候は、すでに三十年以上前の七〇年代から徐々に始まっていたのである。

授業が成り立たなくなるクラスが中学校などでは、当たり前にみられ、授業の間中、生徒たちはおしゃべりをしたり、騒ぎ続けるということが、別段珍しくなくなっていた。授業中に、教室でボール遊びをしているという光景さえ、時々みられたのである。当時から、最近の子どもは、我慢ができない、躾《しつけ》がなされていないということが、教師の間でよく言われていた。そして、七〇年代後半には、中学校はいじめと校内暴力の時代を迎える。ノイローゼになる教師が続出するほど、中学校は荒れた状況を呈したのである。

こうした現象の分析の中で、何度も語られてきたことは、家庭の躾が甘くなっているという指摘であった。主な原因は家庭の躾にあるとされたのである。また、戦後民主主義の進展の中で、自由がもたらした望ましからざる副産物という見方もされてきた。人々は、ある意味で、自由に暮らすようになった代償として、こうした事態を甘受するしかないと考えたわけである。

だが、こうした現象を、大きな時間的スケールでもう一度眺め直したとき、本当に家庭の躾の変化が、あの荒れた学校を生み出したのだろうかと、疑問を覚えるのである。家庭の躾は、そんなに変わったのだろうか。どんどん子どもの状況が悪化し続けるほど、親は甘くなり続けていると言えるだろうか。そうした印象論ではなく、もっと客観的で、科学的な視点で、この問題を検討し直す必要がないだろうか。

そう考えたとき、まず浮かびあがるのは、一つの断層の存在である。中学校がおかしくなり始めたのは、七〇年代の半ばくらいからで、ほんの二、三年のうちに、状況ががらりと変わったのである。親の躾が、その二、三年で、急に甘くなったとは考えにくい。截然《せつぜん》とした変化を生む状況の変化が何かあったと考えた方が論理的である。

そこで、彼らの生育に、同時に影響を及ぼした出来事がなかったかを振り返ってみると、一つの出来事が浮上してくる。それは、さらに十年前の六四年に開催された東京オリンピックである。たとえば、七四年当時、中学二年で十四歳の少年は、東京オリンピックの年、四歳だったことになる。なぜ、東京オリンピックか。東京オリンピックの年は、テレビの普及にとっても画期的な年で、この年を境に、テレビが各家庭に急速に普及したのである。

一方、四歳という年齢にも注目する必要がある。四歳は脳が臨界期と呼ばれる、もっとも感受性の高い時期を区切る年齢である。ある言語が母国語として習得されるためには、この臨界期である四歳までに、その言語に触れておくことが不可欠だと言われている。この四歳という年齢を境に、同じ体験や学習をしても、脳にとっては、決定的な違いが生じるのである。

そう考えると、四歳までにテレビという新しいメディアに多くの子どもたちが触れ始めた年代が特別の意味をもつことになる。まさにその最初の世代が中学生になったのが、七〇年代半ばだったのである。

それ以降、さまざまな対策がとられてきたが、本質的状況はどんどん悪化を続けた。さらに、ゲームなどの多様なメディアが、追い打ちをかけることになった。そして、小さな子どももゲームになじみ始めた九〇年代からは、小学校においてさえ、学級崩壊が当たり前に起こり始めたのである。

ＡＤＨＤの子が、なぜこんなに児童外来に溢れるのか

学級崩壊の問題とともに、しばしば教育現場で大きな課題となっているのは、多動で、注意が散りやすいという問題を抱えた子どもたちに、どう対処するかということである。こうしたタイプの子どもたちは、精神医学的には、注意欠陥／多動性障害（ＡＤＨＤ）と呼ばれる。このタイプの子どもたちが、授業中に周囲の状況と無関係に発言したり、立ち歩いたり、ときには教室からいなくなってしまったりすることが、授業を成り立たなくする一つの原因になっている場合もある。それに他の子どもたちが悪乗りし、一層収拾がつかなくなるとい

うのは、実際、よくある状況なのである。昔から、多動児というのはいたが、それによって、学級が成り立たなくなるということは稀だった。だが、今や、各クラスに一人か二人は、そうした問題を抱えた子どもがいて、児童精神科の外来には、ADHDの子どもたちが、順番待ちの長い行列を作る状況になっている。

これまでの定説によれば、ADHDは高い遺伝率を示し、それゆえ、脳の構造的、生物学的要因に基礎をおくものと考えられてきた。そうした要因が発達の問題を引き起こしているとされたのである。したがって、ADHDは、その頻度が急速に増えたり減ったりするものではないはずだった。ところが、この二十年ほど、治療が必要なほどに行動の問題を示すADHDの子どもが、目立って増えているのである。つまり、環境的な要因が、非常に大きく作用していることになる。

最近の研究では、遺伝子の発現は、環境との相互的作用に影響されることがわかってきている。ADHDも、そうした環境的な要因を、発達の過程で受けていると考えられる。では、ADHDが近年、クローズアップされるほどに問題を深刻化させている環境的要因とは何であろうか。

ADHDは、まさに前頭前野の機能や下位の脳とのネットワークが十分成熟していないために起こるものである。その理由を、親の養育の問題や教師の指導力低下などに押しつけるだけでは説明がつかないように思う。なぜなら、同じことが日本だけでなく、アメリカやヨーロッパでも起きているのである。こうした事態を、もっとも無理なく説明できる要因として、映像メディアが子どもたちの日常生活に大きな位置を占めるようになったことを見逃すわけにはいかないように思える。

ワシントン大学の小児科医のチームは、一歳と三歳のときにどれくらいテレビを視たかを調べ、その子どもたちが、七歳になった時点で、注意力の評価を行った。すると、一歳、三歳の時点でテレビによく接していた子どもたちは、注意力に問題を多く示したのである。

テレビは絶え間なく場面が変わる性質をもつため、子どもたちは魅入られたように画面を見つめる。ところが、そのために、短いタイムスパンで注意を集中することに慣れ、長い時間の注意の集中が困難になるという。家事をしなければならないお母さんにとっても、とても便利なお守り役であるため、ついつい子どもにテレビを見せておいたりするのだが、それが思わぬ結果を、何年も経ってから引き起こすことになる。

幼い頃にテレビをたくさん見た子では、集中できる時間が短くなり、気が散りやすくなってしまうのである。当然、そうした傾向は勉強などにも差し支えることになる。もともと、そうした素因をもっている子では、ＡＤＨＤの症状を助長することになる。

幼い頃に長時間テレビを見ることが多動性を引き起こすことは、早くから指摘されていた。だが、そのことに注意を向ける人はあまりいなかった。テレビが多少有害であっても、テレビを見る楽しみを犠牲にしようとは思わなかったのである。やがて、文化の中にテレビが根づいてしまうと、それはあまりにも当たり前のものとなり、その存在について、改めて問題視することさえなくなっていく。大人もテレビを見るのだから、子どもがテレビを見るのは当たり前だ、それくらいに考えるようになったのである。

テレビの影響さえ克服されていないところへ、さらにゲームやビデオ、ネットなどの影響が上乗せされることになった。ことに、ゲームについては、先の章で見たように多動性や注意欠陥と関係が認められ、悪循環を形成している可能性も高い。しかも、こうしたタイプの子どもたちは、強い刺激を求めたがるため、ゲームなどの新しいメディアにどんどん惹きつけられていったのである。

発達障害の問題を深刻化させているのは

ＡＤＨＤと並んで、学校現場でも教師たちを戸惑わせているのは、相互的なコミュニケーションがうまくいかず、極度にマイペースに行動する子どもたちが増えていることである。その中でも中核的な存在は、アスペルガー障害などの広汎性発達障害をかかえた子どもたちであるが、障害というレベルになくても、そうした傾向をもった子どもたちが年々目立つようになっているばかりか、もっと年齢が上の若者や大人においても、アスペルガー障害やその傾向を抱えた人が非常に大きな割合を占めるようになっている。実際、若者たちの平均像が、アスペルガー的になっているといっても過言ではないのだ。当然、元来そうした傾向をもつ若者では、極度に自閉的で、自分の世界に沈潜したライフスタイルが当たり前になっている。

すでに述べたように、この障害があると、対人関係において消極的となるばかりか、場の空気を読み取って、ふさわしい行動をとることが苦手なため、周囲から浮いてしまったり、孤立しやすく、集団への適応がスムーズにいかない。学校であれ、職場であれ、さまざまな支障を生じやすく、うまくなじむことができない。そのため、自分の思い通りになる自閉的な世界にのめり込みやすい。

なぜ、これほどにアスペルガー障害が身近なものとなり、子どもや若者、さらには大人の問題にまで顔を覗かせるようになったのかと考えると、この障害の成因とされる遺伝的な要因や胎生期、乳幼児期に起きた中枢神経系に生じたトラブルや養育の問題だけで説明しようとするのは不可能である。

かつては、こうした傾向をもった子どもでも、子ども同士で遊ぶ中で、苦手な点も修正され、人付き合いというものを学び、社会性を身につけていった。ところが最近では、彼らのアンバランスな発達を修正する機会である遊びが、逆に不均衡を助長するものとなっている。アスペルガー障害などの広汎性発達障害においても、前頭前野や前部帯状回、扁桃体の機能やネットワークが通常の発達を遂げていないとされる。当然、こうした脳の領域の発達にとってマイナスとなるゲームなどの遊びに長時間熱中することは、社会性を身につける方向とは逆の結果をもたらすことになる。若者たちがより早い時期から、映像メディアにさらされ続けることは、若者全体に発達障害の問題を抱えた人を増加させることにもなる。

まさにこうしたことが起きている可能性があるのだ。

増加する境界性人格障害との関連

さらに、現代の十代後半から三十代の若者において、非常に大きな問題となっているのは、境界性人格障害の急増である。境界性人格障害は気分や対人関係が両極端に変動しやすく、欲求不満に対して過剰反応しやすく、思い通りにならない状況では、攻撃的な言動に走ったり、リストカットなどの自傷行為や自殺企図を行ったり、解離を起こしやすかったりするという特徴をもつ。

境界性人格障害の存在が最初に知られるようになったのは、五〇年代のアメリカにおいてである。当時は、「境界例」とか「境界状態」と呼ばれ、精神病とも神経症ともつかない、両者の「境界」線上のケースとしてとらえられた。これらの人々は、見かけ上、精神病的ではないのだが、ロールシャッハテストのような非構造的な投影検査を行うと、精神病に近いような、混乱した反応を引き起こしやすいことがわかった。自己と他者との区別が曖昧であったり、自分の問題や気分を、対象に投影しやすい傾向も有していた。精神病理学者のオットー・カーンバーグは、こうした一部未分化な対象関係をもつ精神構造を、「境界性人格構造」と呼んだ。

その原因について、早くから言われたことは、母子関係における問題である。幼少期の母親の不適切な愛情が、未分化な対象関係を残してしまうと考えられた。八〇年代になって、境界性人格障害の人には、気分障害の近親者が多くいるとの報告がなされ、境界性人格障害が気分障害と遺伝的にベースを共有するものではないかと考えられるようになった。しかし、境界性人格障害が年を追うごとに増加し、若者世代のかなりの割合にまで、そうした傾向がみられるという状況に対して、遺伝的な要因論では、なんら説得力ある説明ができないことは明らかだった。まだしも、養育に原因を求める方が納得がいった。

最近、境界性人格障害の人の脳の画像的研究が進むにつれて、境界性人格障害の人の脳で何が起きているかが少しずつわかるようになってきた。その重要な知見の一つは、前頭前野や前部帯状回の機能低下であり、もう一つは、海馬とよばれる部位が萎縮を起こしていることである。海馬は長期的な記憶を保存するところである。海馬の萎縮は、心的外傷体験を有する境界性人格障害の人において顕著であり、心的外傷体験のないケースではあまり目立たなかった。境界性人格障害の人の衝動性の問題に深く関与していると考えられるのは、前頭前野機能の低下である。この前頭前野機能の低下が、感情や行動のコントロールを困難にし、衝動的な行動を起こしやすくしていると考えられる。

たとえば、先に述べたGO／NO-GO課題を行わせ、機能的MRIという検査で、境界性人格障害の人の前頭前野機能を調べた研究がある。この課題でのパフォーマンス低下は、前頭前野のなかでも眼窩前頭前野と呼ばれる領域の機能低下が関連すると考えられている。前述の通り、眼窩前頭前野は、してはいけないことに対して、ストップの指示を出す領域である。眼窩前頭前野がうまく働いていないと、してはいけないとわかっていても、抑制が利きにくくなる。

GO／NO-GO課題を行っているときに、脳でどういうことが起きているかを、機能的MRIで調べてみると、反応してはいけないときに反応を我慢しているとき、健常者では、前頭前野の中の右背外側前頭前野と左眼窩前頭前野の活動が特異的に高まっていた。ところが、衝動性のコントロールに問題を抱えている境界性人格障害の人で調べてみると、この領域というより、通常とは異なるより広い範囲で活動性の高まりがみられたのである。これは、眼窩前頭前野の機能低下を、他の部位で補っている可能性を示唆している。

ところで、ここでもまた、前頭前野の機能低下が認められるということは、大変重要な意味をもつ。境界性人格障害の急増という事態に対して、一つの可能性が浮かび上がってくるのだ。前頭前野機能の低下を起こさせるような環境が、境界性人格障害の増加を促進してきたのではないかという可能性である。もともと少しでも、そうした素因をもっている人が、前頭前野機能の低下を起こしやすい環境に置かれた場合、発症する危険は当然高まると考えられるからだ。

もしこの仮定が真実だとすれば、これは大変なことである。境界性人格障害によって、どれだけの若者が自分を傷つけ、命さえも失っているかを考えると、軽々に因果関係に言及できるものではないし、そうではないと願いたい。しかし、その一方で、現代病ともいえる境界性人格障害が、アメリカから始まって先進国を席巻している状況は、この仮説によって、実に明快に説明が可能となる。さらに、その関連を示唆する事実が、前頭前野の機能の問題以外にも、いくつか存在することも認めざるを得ない。

その一つは、日米の境界性人格障害の蔓延する時期の違いである。先にも述べたように、アメリカでは、五〇年代に早くも境界例は、臨床現場で問題視されるようになっていた。一方、日本において、境界例という言葉が使われ出したのは七〇年代の後半からである。日米間には、約二十年の時間的なラグが存在する。ところが、アメリカでテレビが普及を始めたのは早く、四〇年代である。一方、日本では、ようやく六〇年代になってである。テレビの普及にも、丁度同じくらいの時間的なラグが存在するのである。

八〇年代以降、日本でも境界性人格障害が、精神医療の現場で急増し大きな課題となってきた。最近では、境界性人格障害はどんどん低年齢化し、「ボーダーライン・チャイルド」と呼ばれる子どもたちが、すでに小学校にまで登場し、学校内でも自傷行為をくり返したりすることもあり、教育現場で大きな問題となっている。

また、激しい自傷や自殺企図に至らない場合も、気分や対人関係が両極端に変動しやすく、衝動的で、キレやすい傾向は、若者世代全般に当てはまる傾向であり、若者世代の「ボーダーライン化」として認知されている。

こうした傾向の子どもや若者が急増している背景として、従来、心理学、精神医学が提示してきたのは、親子関係の変質ということであった。もちろん、その要因も大きいと思われるが、親子関係にあまり問題のない家庭にも、そうした子どもたちや若者がどんどん増えていることも事実である。そのことについて、曖昧な説明しかなされてこなかった。

しかも、もし前頭前野機能の成熟の問題が子どもたち全般に進んでいることが事実であるとすれば、親子関係の変質にその理由を求めることは、かなり苦しいだろう。むしろ、メディアの影響が前頭前野機能の低下を引き起こし、その結果、情動や行動のコントロールの苦手な子どもや若者が増えていると考えた方が、すべてがすっきりと理解される。

こうした考察は、現代病ともいえる境界性人格障害の急増が、実は映像メディアという新しい情報伝達手段の急速な発展と密接な関係がある可能性を示しているのである。

だが、ことは映像メディアだけに限らない。次の二つのグラフは、ネットとメールの利用時間や頻度と、「気分易変性」「空虚感」「変動の激しい対人関係」「衝動性」「対人不信感」「傷つきへのこだわり」「全か無かの認知」の七項目から算出した「境界性スコア」との関係を示している。ネットやメールの利用が増えるにつれて、境界性スコアが高くなったのである（図25ａ、25ｂ）。

境界性人格障害の特徴の一つは、ＡＤＨＤや広汎性発達障害の場合とは正反対に、対人関係やコミュニケーションに対して、むしろ貪欲で、のめり込む傾向が見られるという点である。ネットやメールという二十四時間ＯＫの、抑制のかかりにくい伝達手段が身近になったことは、愛情飢餓と関心への飽くなき欲求を抱えた人たちにとって、一層対人関係への耽溺をエスカレートさせていく。

ＤＶ、虐待、性犯罪の増加も

図25a ネットの利用時間と境界性傾向

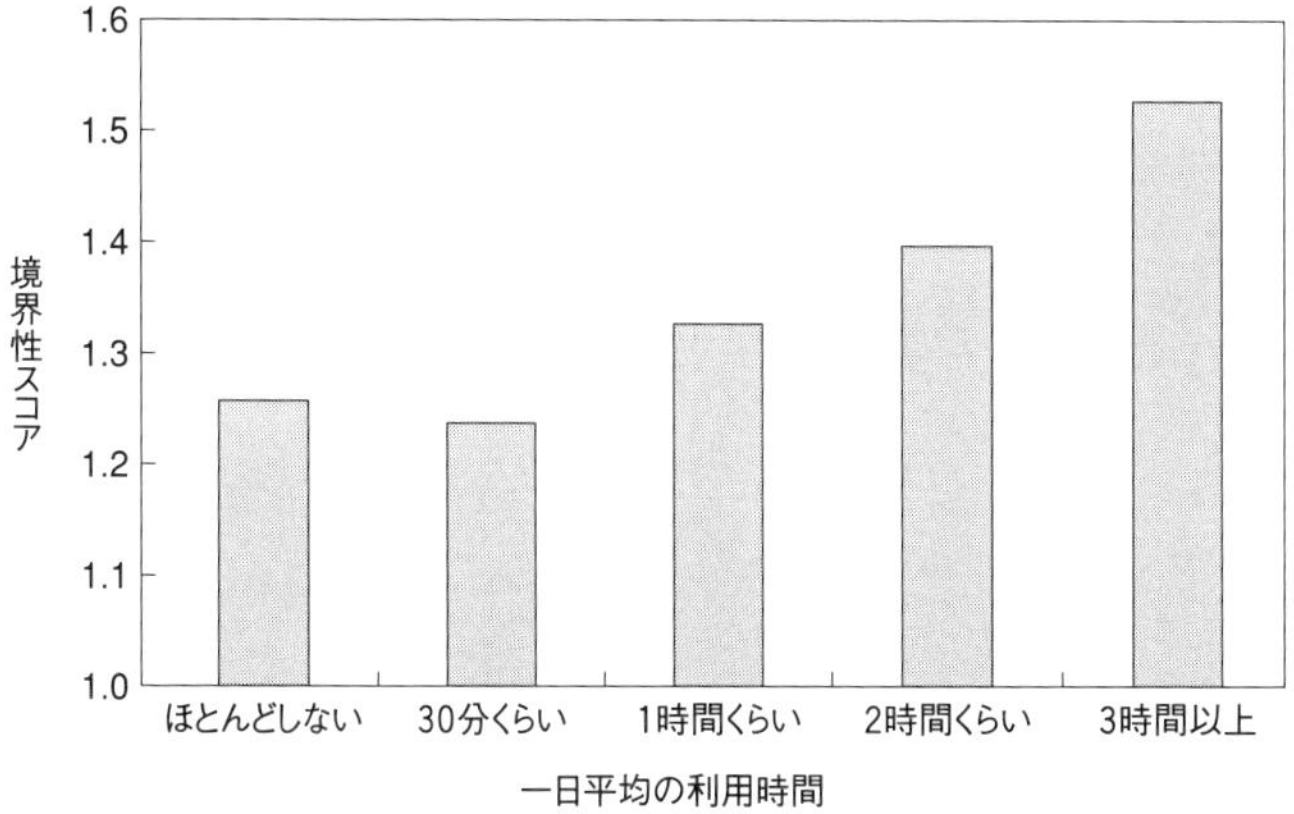

図25b メールの利用頻度と境界性傾向

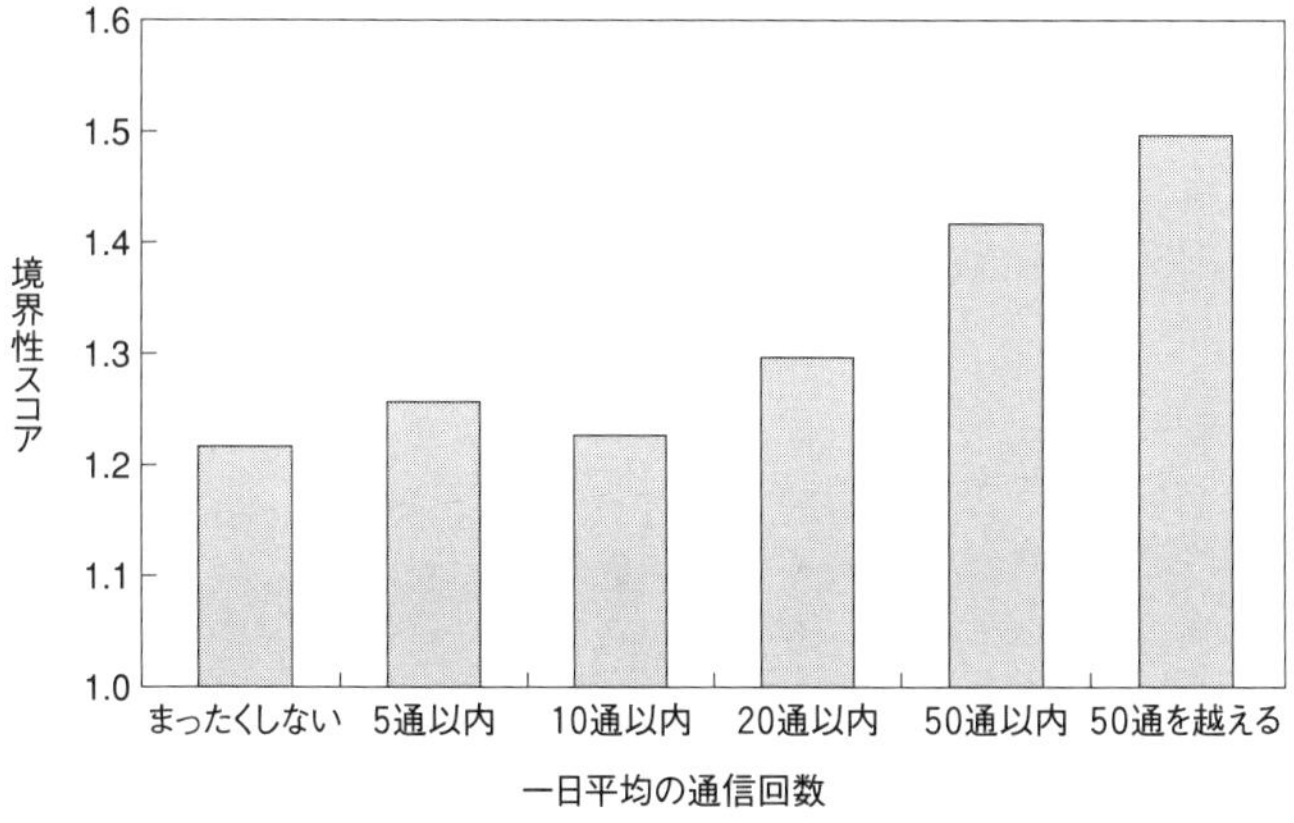

いずれも、寝屋川調査(2005)のデータより解析した結果をグラフ化。中学生本人の回答による。

境界性人格障害の増加と合わせて、現代の家庭が抱える重大な問題となっているドメスティック・バイオレンスや虐待も、映像メディアによって助長されている可能性がある。ドメスティック・バイオレンスや虐待が、境界性のようなパーソナリティの問題を有する人に起こりやすいことからも、またこうした問題を起こす人が、衝動性や感情のコントロールに難を有することからも、映像メディア文化の中で育ち、暮らすことによって、前頭前野の成熟が損なわれ、ＤＶや虐待が助長されているとしても何ら不思議はない。

前頭前野の成熟が妨げられるだけでなく、暴力的な行動や暴力を正当化する価値観の学習の問題もある。すでに指摘したように、暴力的な行動様式やそれを正当化する価値観は、さまざまな映像メディアに溢れている。まだ批判能力の備わっていない幼い頃からそうしたものを目にすることは、向暴力的な性向を脳に植え付けてしまう危険が高いのである。

レナード・イーオンとローウェル・ヒューズマンが行った二十二年間にも及ぶ追跡調査の結果が示すように、幼い頃にテレビをどれくらい視ていたかが、大人になってからの攻撃性だけでなく、子どもをより厳しく罰する傾向にまで影響を与えたのである。

赤ん坊や幼い子どもを虐待してしまうという行為さえも、その人が意識さえしていない暴力的な行動パターンが、脳の奥深くに植え付けられていて、理性の働きが鈍った瞬間に、それが行動に移されてしまうせいかもしれないのである。そうした暴力シーンを、その人は見た記憶さえなくても、幼い頃にそうしたものに触れれば触れるほど、衝撃的な記憶となって脳に刻み込まれてしまう。危険で、残酷な映像が氾濫している今日、お茶の間にいてさえも、幼い子どもがそうした場面を見てしまう状況におかれている。その危険性について、気にとめる人さえいない。一昔前であれば、子どもがこんな映像を見ていいのだろうかという良識が働いたが、親たちさえ、そうしたものに麻痺しているため、起こっていることの危険に気づかないのである。幼いうちに、そうした映像にさらされることによって、将来、愛する者を殺してしまう危険が増すことも起こりうるのだとは思いもしないのである。

自分も知らないうちに見せられたものによって、自分の行動が支配されるということは、まったく不条理なことである。ましてや、それによって、自分が思ってもいない行動をとり、自分だけでなく他人の人生まで台無しにしてしまう行動を突発的にとってしまったとしたら、それは悲劇である。しかし、現実にそうしたことが起きている可能性が高いのである。

また、近年顕著である強制わいせつなどの凶悪な犯罪の増加、教師など子どもを指導する立場にある成人による性犯罪の増加は、性的なビデオやゲーム、インターネットのサイトの影響が、もっとも露骨に直接的にみられるのである。こうした無責任なメディアの垂れ流しが、おぞましい性犯罪の「もう一人の犯人」だと言っても、決して過言ではない。

自傷、自殺がこんなに増えるのは

さらに、現代人に起きている由々しき問題がある。自傷行為や自殺（企図）の増加である。若い人だけでなく、中年世代においても、自殺は死因の上位を占めるに至っている。すり切れるまで働き、弱音を吐くことも許されず、うつに陥り、苦しみから逃れるように自らの人生の幕を引く中年の自殺はある意味で納得がいくが、何不自由なく暮らしている若者が、大した動機もなく、命を捨ててしまうとき、人々はなんとも言えない不可解な思いにとらわれる。快適で、豊かになったはずの社会で、人々は、なぜ生きるよりも死を選ばなければならないのか。さらには、習慣のように自傷行為をくり返す若者たち。なぜ、彼らは自分の体を傷つけなければならないのか。そうした若者が、なぜ何百万人もいるのか。

うつ病で自殺を遂げた人の死後脳による研究では、前頭前野、中でも腹内側前頭前野におけるセロトニン受容体数が増加していることが報告されている。さらに、うつ病による自殺、ことに致死率の高い方法での自殺企図を行った人では、腹内側前頭前野の機能とセロトニンに対する反応性が低下していた。また、自殺企図を行った人では、病名、年齢に関係なく眼窩前頭前野の機能が低下していることも示唆されている。この領域は、GO／NO-GO課題のところでも出てきたが、してはいけない行動を止め、行動を制御し、危険を回避することに関与している。つまり、この領域の活動性が落ちることは、衝動を高め、命さえ顧みない危険な行動に走りやすくする。

GO／NO-GO課題の成績が、七九年の時点で、すでに六九年よりも悪化がみられていると前に述べた。この前頭前野機能の低下が、脳が発達段階にある時期に、テレビなどのメディアと長時間接することに起因するならば、映像メディアの普及・発展とともに、前頭前野の機能低下が生じ、それが後年自傷や自殺企図を助長している可能性も否定できない。

子ども時代にテレビと最初に遭遇したテレビ世代は、いまや五十代ということになる。彼らがうつに苦しみ、大量の自殺者を出す世代となったことに、幼い頃の映像メディアとの接触が関係している可能性はないのか、そう問うことは、非常に正当な根拠をもった問いに思える。ただ、それが心配しすぎであることを祈るのみである。なぜなら、それに続く後の世代は、ますます大量の時間、映像メディアと接して暮らしてきた世代だからである。

実際、若者の間にあまりにも安易に広まっているともいえる自傷や自殺企図は、ゲーム世代、ヴァーチャル世代において、一層激しいものとなっている。コロンバイン・ハイスクール事件を起こした二人の少年のように、他人の命を奪うことにも、自分の命を奪うことにも、ひどく無頓着な若者が、この日本においても、決して珍しくはなくなっている。

ウェルテル効果かリセット型行動か

日本ではあまり知られていないが、メディアの自殺への影響については、実は、かなり以前から問題とされていたのである。アメリカやカナダで、テレビの普及以前と以後では、自殺率がおよそ三倍に増加したという事実がある。無論、自殺にはいくつもの要因が関与するので、単純に論ずることはできない。テレビの普及と並行する他の要因、たとえば経済的な豊かさ、家族や社会での人間関係の希薄化などが関与している可能性もある。

また倒産件数と自殺者数がきれいに相関することは、よく知られている。手塩にかけて育てた会社が倒産したとき、すべてを失った喪失感と債権者や従業員への責任を果たせないという自責の念から、経営者は自殺の危機に見舞われるのである。

だが、こうした短い時間経過での因果関係以外に、より長期的に影響を及ぼしている要因も考慮しなければならない。

これまで、メディアの自殺への影響という点で論じられてきたのは、「ウェルテル効果」と呼ばれるものである。このネーミングは、ゲーテの『若きウェルテルの悩み』が出版されたとき、主人公ウェルテルのように失恋して自殺するものが続出したことに由来する。確かに、主人公が自殺するドラマや映画に感化されて自殺する者が増えるという現象がみられ、メディアからの模倣的な影響が認められることがある。模倣的な影響については、短期的な影響が主に調べられているが、行動の学習という観点でいうと、もっと長期的なスパンで影響が起きている可能性もある。

ところが、メディアの自殺への影響は、これまで論じられてきた模倣や行動の学習だけにとどまらない可能性が出てきている。メディアの影響により前頭前野機能の低下が進んでいるとすると、その結果、粘り強い取り組みや忍耐が苦手になり、より衝動的な傾向が助長され、自殺企図に対しても歯止めを失いやすくなっている可能性が疑われるのだ。

前頭前野機能の低下とも関わるが、若者たちの行動様式の特徴として指摘される「うまくいかないと、すぐリセットすればいいという安易な考え」は、ねばり強く方法を模索し、生き抜いていくことを困難にし、短絡的で、衝動的な反応を起こしやすくする。そうした短絡的な〈リセット型行動〉の最悪のものが自殺企図だと言える。このリセット型行動の根底には、認知スタイル（物事の受け止め方や考え方）の変化とともに、前頭前野機能の低下がからんでいる可能性が高い。

過密効果を加速するメディア

以前からよく知られている生物学の原則の一つに、個体の密度が増すと、子孫を残すことや子どもの世話に無関心になり、同種間の争いや自滅的な行動を誘発しやすくなるという現象がある。過密のストレスは、ホルモン分泌に影響を及ぼし、本来備わった本能さえも狂わせていく。こうした過密効果は、一般に、人口密度、すなわち単位面積当たりの個体数が高まり、ある閾値《いきち》を超すと急激に強まってくる。しかし、人口密度だけで、個体にかかる心理的ストレスが計れたのは、通信や情報伝達手段が未発達の時代においてである。世界中の情報が映像となって、人々の日常生活にまで押し寄せてくる高度情報化社会においては、人口密度をはるかに超えた密度で、各個体は、さまざまな怒りや悲しみや衝撃にさらされることになる。世界中で起きている、もっとも悲惨な出来事が、一人一人の人間に、あたかも目の前で起きているかのように押し寄せてくるのである。それは、あたかも七十億人分の悲劇が、一人の人間にのしかかってくるようなものである。心理的な人口密度が、果てしなく濃縮されることになる。そうでなくても狭くなる地球が、よけい狭く感じられることになる。

感情は、自分自身の生活よりも、見知らぬ土地で起きている出来事に対する驚きやショックや不安や悲しみで、飽和状態になってしまう。自分自身のことを感じようと思ったときには、感情はすり切れてしまって、何も感じることができなくなってしまう。世界中で起きている驚くべき出来事にさえ慣れきってしまった神経は、些細な日常の出来事に対しては、ほとんど感情を動かすこともなくなる。ただ退屈と気だるさを感じる。こう感じるべきだと思うように、ただ感じている振りをするだけの、形骸化した感情の儀式の中で人々は暮らすようになる。

こうした無感覚、無感情の蔓延も、高度に発達したメディアによる過密効果の副産物である。

優しい心をキレやすく冷酷な脳に

優しく、順調に育っていた子が、次第に些細なことでもイライラするようになり、ふさぎ込み、人を傷つけたり、自分を傷つけるようになる。そうしたことが、日本だけでなく、世界中で起きている。それも、ある時期を境目に、急速に同じような現象が広まっているのだ。年々小さな子どもにも、そうした異変が起きている。まるで、ある種の「奇病」か「流行性疾患」のように、世界中を席巻しているのだ。

ただし、この「奇病」は、世界中で一律に猛威をふるっているわけではない。この「奇病」が世界で最初に流行りだしたのは、五〇年代から六〇年代のアメリカであり、それから遅れて、ヨーロッパや日本といった先進国に広がり、今や新興の国々にも広がり始めている。つまり、文明がもたらした「症候群」なのである。文明そのものが内包する問題ともからんでいる可能性が高いのだ。同時に、文明が運んできた「文明の利器」やライフスタイルの変化に、この「奇病」の原因はひそんでいると考えられる。その正体が一体何なのかを、何十年もかけて多くの研究者や臨床家、教育家らが追いかけてきたのである。

その結論は、私が当初危惧したものよりも、もっと深刻で、驚愕すべきものであった。若者たちが、薬物中毒の末期の患者のように、無気力、無感覚となり、現実世界に積極的な関心や主体的な関与をすることをやめ、ただ目の前の快・不快だけに左右され、自らを傷つけることも、他人を傷つけることにも無頓着になっていくという現象の、根本的な原因の一つが明らかにされたと思っている。その影響範囲は、従来から指摘されている犯罪や非行、暴力的な行動にとどまらず、子どもたちの発達障害の問題や若者に広がる人格障害の問題を深刻化させていく、大きな助長要因となっている可能性も指摘した。それは、必然的に、自傷行為や自殺の急増とも関連していることを示唆する。

親の愛情と献身に見守られながら育ったはずの子どもや若者たちが、異常な振る舞いに走ることについて、親の愛情や養育の問題が指摘されることが多かったのだが、親に帰せられた責めの、少なくとも一部は濡れ衣だった可能性もある。本当の犯人は、善意の第三者を装い、子どもたちの異常な振る舞いについて、悲痛な声を張り上げてレポートしているかもしれない。自分たちがこれまで垂れ流してきた悪の種の責任については、おくびにも出さず、子どもや親の非を責め立てながら、その片方で、異常な犯罪や非行、未熟でキレやすい人格、暴力や非共感性、悲観的で、破壊的な考えをばらまき、人々の心に強烈に植え付け続けたのは、急速に発展を遂げた映像メディアなのである。

ファイル XIII

脳の中で起きる「公害」

水俣の奇病

熊本県の南部に位置する水俣は、不知火伝説でも知られる八代海に臨む、豊かな自然に恵まれた漁業の町であった。太平洋戦争後の混乱の余韻が残るとはいえ、昭和二十六、七年頃の水俣周辺は、のどかな漁村そのものであった。

ただ、当時から小さな異変が起きていることに気づいている人々もいた。カラスや海鳥が飛べなくなって、地上に落ちてきたり、死んだ魚が大量に浮いてくるといった現象であった。それとともに、漁獲量が減ってきたのである。豊かな海の幸をもたらしていた水俣湾に何が起きているのか、最初に不審を抱いた一人が、熊本県水産課の三好礼治氏であった。

三好氏は水俣にあるチッソの工場からの排液が関係しているのではないかと睨み、工場に対して説明を求めたが、工場側は、廃液は有害でないと突っぱねただけであった。三好氏は工場排水の分析が必要であることを報告したが、その指摘に関心を払う者はいなかった。

昭和二十八年頃には、奇妙な現象が多発するようになった。漁村の猫が突然駆けだしたかと思うと、壁や塀にぶつかって死んでしまうという奇妙なことが、再三起きるようになったのである。地元住民は怪しみ、マスコミはこの奇病を「猫踊り病」と名付けて、取り沙汰するようになった。

奇病の発生は鳥や猫だけにとどまらなくなる。まっすぐ歩けなくなったり、体を不随意運動させる原因不明の症状をかかえた患者が、ちらほら医療機関を訪れるようになったのである。この奇病「水俣病」を最初に報告したのは、皮肉にもチッソ附属病院の院長をしていた細川一氏であった。昭和三十一年五月のことであった。実はこの時点で、すでに五十四人の患者が発生し、十七人が亡くなっていたのである。最初の兆候から、すでに五年ほどが経過していた。

この事態を県衛生部は厚生省に報告、同年十一月には、熊本大学の研究チームと厚生省の研究チームは、いずれも水俣病の原因が工場排水にあることを強く示唆する報告を行った。チッソ附属病院長細川一氏は、猫に工場廃水を与えると同病を発症することを確認、水俣病の要因解明は大きく前進していた。

昭和三十三年、チッソは問題を糊塗しようとしてか、排水路を水俣湾から有明湾に変更。しかし、この措置は問題を解決するどころか、被害の範囲を拡大することになる。水俣湾以外の地域からも、水俣病が発生することになったのである。昭和三十四年、熊本大学の研究チームは、水俣病の原因が排液に含まれる有機水銀にあるとの説を発表した。だが、会社側は、排液に有機水銀が含まれていることをなかなか認めようとしなかった。

これを後押しするように、日本化学工業協会（日化協）の意を受け、日本医学会会長田宮猛雄氏を委員長として原因究明のために設けられた田宮委員会は、有機アミン説を発表した。これは有機水銀説を否定するものであった。実は、問題の製造工程において、有機水銀が発生することは、ヨーロッパでは大戦前からすでに知られていたし、日本でもそれに関する文献は出ていたのであるが。

その結果、有機水銀説は一旦後退を余儀なくされる。有機水銀説が再浮上することになったのは、さらに六年後の昭和四十年、新潟県阿賀野川上流で水俣病に酷似した症状の患者が続発し、その原因が有機水銀であることを新潟県庁が発表してからである。

チッソ水俣工場が問題の製造工程を中止したのは、昭和四十三年五月で、「水俣病」の最初の報告の後も、十二年の間、排液は垂れ流し続けられたのである。チッソはその後も抵抗を続け、国や県の責任もからんで、二〇〇四年十月の関西訴訟最高裁判決による最終決着まで、実に半世紀近くを要することになる。

水俣の悲劇は、高度経済成長期の日本の落とし子として、過去のものととらえられがちである。人々の健康や安全よりも、企業の利益追求が優先された時代の不幸な出来事として、歴史の領域に属し始めている。水俣病以降、公害問題に対する人々の認識は急速に進み、有毒物質だけでなく、大気汚染や騒音などの問題にも、一定の規制が整備され、住みやすい環境が回復されてきた。企業は、環境を守るために一定の出費をすることを社会的な義務とみなし、環境を守るという企業モラルも確立されていった。こうした変化を推進する上で、水俣病問題が果たした役割は極めて大きかったと言える。

だが、水俣病の教訓は、これですっかり役目を終えたと言えるだろうか。水俣の悲劇は、もう過去のものなのだろうか。この情報化社会においては、物質的な環境だけで安全を論じることに、落とし穴はないだろうか。物質以上に情報によって、人々の健康や安全が脅かされているのではないのか。今起きている子どもたちの「奇病」は、情報やメディアにひそむ「毒素」によって、子どもたちの脳に、心や行動に、「公害」が起きているということではないだろうか。そうした疑問を感じずにはいられないのである。

物質より情報が危険な時代

水俣病は、当初、「奇病」「脳神経系の病気」とされた。比較的早い段階から、工場廃液との関係が疑われていたし、有毒物質による中毒という因果関係が比較的立証しやすい問題であったにもかかわらず、魚介類などと一緒に摂取された有毒な有機水銀が原因だと判明するまでには長い時間を要し、被害が拡大し続けたのである。このことは、本書でわれわれが取り扱ってきた問題を考えていく上でも、非常に教訓的である。当然、もっと因果関係の立証が微妙な問題となれば、共通認識を得るのがもっと難しく、被害の拡大を食い止めるのはより困難となるのである。

現代社会は、情報化社会である。われわれが日々さらされている危険は、さまざまな化学物質や放射能、電磁波、紫外線だけではない。有害物質や電磁波と同じように、有害な作用をもつ情報をのせたメディアにも、われわれは日々さらされている。われわれの古い常識では、単なる情報が、有毒物質と同じように「毒性」をもつとは考えにくい。だが、実際に起きていることは、これまで本書で述べてきたように、情報が、物質に劣らず、場合によっては、それ以上にわれわれの精神や肉体に有害な影響を及ぼしている事態なのである。

今や情報は高度に加工され、映像化され擬似体験化されて、さまざまなメディアを介して、洪水のように人々に押し寄せる。こうした情報は、幼い子どもほど、現実の体験とほとんど区別されずに、脳に取り込まれていく。かつて化学産業が、天然の物質から、これまで存在しなかった化学物質を合成したように、現代の情報産業は、五十年前には誰も体験したことのない合成体験を、映像とヴァーチャルリアリティの技術によって提供する。かつて化学産業が、人々を健康で豊かにしようとして、意図に反して有害な物質を生み出してしまったように、情報産業も、人々に娯楽と希望を与えようとして、その意図とは裏腹に、有害な合成体験を生み出し、過度に悲観的で破壊的な世界観をばらまいている。そして、その影響が、もっとも吸収力の高い脳をもつ子どもや若者を直撃しているのである。

高度情報化社会に生きるわれわれは、メディアの有害性と危険性について認識しなおす必要がある。われわれは体験化した情報が、物質と同様に、あるいはそれ以上に、有害な力をもちうる時代に生きているのだ。かつて水俣において、アルデヒドの合成過程で生じた有機水銀が「奇病」を引き起こしたように、合成された情報の「毒性」が、それにもっともさらされる若者の心や行動に異常を引き起こしている。脳にとっては、物質以上に情報が、物質が体に及ぼすのと同じような有害作用をもちうるのである。その事実を、危機感をもって認識すべきときに来ている。

われわれの脳は、毒物によってだけでなく、有害な情報や擬似体験によっても汚染される。いま起きている事態を無視して、有害な情報の垂れ流しに歯止めがかけられないならば、水俣で起きたのと同じ悲劇がくり返されることになる。原因がおよそわかっていながら、被害の拡大を食い止めることができないという轍《てつ》を踏むことになってしまう。

水俣病の原因の特定に多くの時間が浪費されてしまったことについては、さまざまな要因がからんでいたが、何と言っても最大の要因は、企業の利益が、人々の健康や安全な暮らしよりも優先されたということである。利害がからむと、市民の健康や人生さえ、二の次になってしまうのである。

しかも、人の生命を守るはずの医学会が、企業側の弁護に回って多大な時間を損失し、被害を拡大させたことは、非常に残念と言わざるを得ない。医学さえも、さまざまな利益がかかわると、必ずしも正義を行うわけではないことの好例であろう。現場からの切実な申し立ては、権威ある存在の、利害のからんだ発言によってねじ伏せられる。

また、病因解明に当たって、当初患者の症状にばかり目を奪われ、生活について調べることが十分でなかったため、脳神経系の「奇病」とされ、真の病因に気づくのが遅くなったことも指摘されている。何か奇妙な現象が起きたとき、その「症状」だけでなく、「生活」をチェックすることは、疫学的にみても非常に重要なのである。この点は、本書で扱ってきた問題にとっても示唆的である。

本書で取り上げた問題には、水俣病をはるかに凌ぐ規模の、膨大な数の人々の健康や人生がかかっている。だが、その一方で、はるかに莫大な利益がからむ問題でもある。その影響は、日本だけでなく、アメリカやヨーロッパやアジア、オセアニアの国々までを覆う。多くの企業と利害関係者がもつれあっている。学者や研究者といえども、当然その利害の渦に巻き込まれている。政治家やマスコミさえ、その柵から自由ではない。中立性を保ち、利益集団の利害と無関係に発言をすることは、非常に難しく、勇気がいるのである。

いくら論理的に、客観的に証拠立てて論証しようとしても、さまざまな中傷や反撃が襲いかかってくる。もっと権威ある存在を担ぎ出してきて、事実を巧みにねじ曲げようとするだろう。だが、それに気づいた者が一人でも多く、真実の叫びを上げるしか、これ以上の不幸を押しとどめる手だてはないのである。

免疫をもたない脳　迫り来る未知の危険

今、世界で起きている事態は、未開の地や宇宙からやってきた新型ウイルスが、またたくまに世界を席巻し、人々を冒しているさまに酷似している。

人類の脳は、自らが生み出した高度に加工された情報の魔力に対して、免疫をもたないのである。それは丁度、自らの手で作ってしまった核やVXガスに対して、人類がそれを使用しないという理性の力以外には、防御の術をもたないのと同じことである。高度に加工された興奮性の情報は、人々の脳にとりつき、やみつきにさせ、その結果、人々の中枢神経系を蝕んでいく。さらに、危険で有害な情報は、遺伝子兵器さながらに、脳に「感染」すると、シナプスや受容体の構造さえ組み替えて、一生を左右するほどの影響力と呪縛力を人間の心に及ぼしてしまう。

かつて、人は「DNAの乗り物」であると言った学者がいたが、脳は「情報の乗り物」であるということもできるだろう。そこで主体性をもつのが脳ではなく、情報になる時代にわれわれは生きている。情報に自分の脳を知らない間に簒奪されることも起こりうるのだ。

このタブーなき社会においては、完全に成熟した者だけが触れていた情報に、あまりにも幼い子どもが、あまりにも無造作にさらされるのである。それは、人々が情報というものの有害性、毒性について、まだ認識をもたないためである。レントゲンによって、X線が初めて発明されたとき、人々はおもしろがって、自分の骨を映し出し、自分の身体を透かしたりした。この新発明が白血病やガンなどの恐ろしい病魔を引き起こすことが知られるようになったのは、無防備にX線を扱っていた人たちが、次々に白血病に倒れてから後のことである。人々がX線の怖さについて無知だったように、われわれも、高度に加工された感覚的情報の怖さを十分に認識しているとは言えないのである。

しかも、「興奮性情報」という新型ウイルスの怖さは、嗜癖性をもつということである。その使用が心地よさやカタルシス効果をもつために、一旦その魔力に取り憑かれると、自ら進んでどんどん摂取を続ける。その結果が、今世界中で起きている事態なのである。

巨大化するメディア・ゲーム産業

メディアは、今や一大産業であり、それだけに大きな支配力をもつ。

産業規模でみた場合、テレビは最大のメディアであり、二〇〇三年度において、民放およびNHKを合わせた営業収入は三兆円、そのうちCM広告費に三分の二を依存する。

メディアの多様化も顕著である。地上波の放送に加えて、衛星放送、ケーブルテレビの普及が著しく、二十四時間お好みの番組を視ることができる。衛星放送の市場規模は四千億円、ケーブルテレビは三千三百億円を超す。

テレビに次ぐメディア産業となっているのが、ゲーム業界である。平成九年（一九九七年）にゲームの総出荷額は一兆円を超し、平成十三年（二〇〇一）一兆五千億円に迫った。その内訳は、国外への出荷額が三分の二以上を占めており、ゲームをめぐる問題は、国内のみならず国際的な規模の問題になっている。この年、日本国内でもゲーム産業の売り上げは、映画の興行収益を上回り、名実ともに最大の娯楽産業となった。その後、若年人口の減少とともに、国内の市場規模は縮小傾向とはいえ、アーケードゲームが六千億円弱、ビデオゲームが五千億円弱と、合計一兆円強となっている。

世界全体のビデオゲーム市場は、約二十億ドル（およそ二兆円）規模であるから、日本のゲーム産業が四分の三のシェアを誇っていることになる。一方、ゲームの最大の消費国はアメリカである。アメリカだけで、世界の半分以上を消費している。

また、劇場映画は二千億円強、ビデオソフトは五千億円を突破し、さらに拡大中である。また、マンガ本は五千億円強、アニメーションは二千億円となっている。

さらに映像メディアの中の新興勢力であるインターネットは、接続市場だけで、七千五百億円、映像系コンテンツ市場が三百億円強、ゲーム系コンテンツ市場が四百億円に迫る勢いで、急拡大を続けている。

このように映像メディアだけでも、国内に七兆円を超える市場規模をもつ巨大産業となっている。

マスコミ関係者の多くからは、ゲームについて否定的な記事を載せることは躊躇《ためら》われるとの話をよく聞く。そんなことをすれば、重要な広告主を失うことになりかねないという。危険に誰もが気づいていても、それを表だって言うわけにはいかないという構造があるのだ。

ビデオゲームに関する論文をほとんどすべて検索し、あらまし目を通したが、その結果わかった事実の一つは、ビデオゲームの危険についての論文が海外では盛んに出されているのに、日本の研究者の論文が非常に少ないということである。

研究者たちも、ゲームを否定する研究を出すことは、日本では、非常に勇気がいるという。義理の上でも、そうしたことはできないと語る研究者もいる。「お金をもらっているから」

と苦笑混じりに語る人もいる。脳科学などの分野の研究者に、ゲーム業界が急接近をはかり、研究資金提供などの形で、物心両面の結びつきが深まっているのである。

そうした状況で、もっとも客観的に意見を述べるべき研究者たちも沈黙するか、逆に「御用研究者」として、うまく利用されている。

結局は、それほどゲーム産業が巨大な資金力をもつ存在だということである。当然、表裏に、権力機構やマスコミともさまざまな癒着があり、それに対して、異を唱えることは非常に難しいのである。

だが、そうして問題がうやむやにされている間にも、次々と被害は拡大している。子どもたちの心や体は蝕《むしば》まれ、人生の大切な時間が奪われていく。それは、大人になって取り戻そうとしても、できない相談なのだ。

小学校に上がるまでにゲームを覚えた者の何割かは、小学校六年間、ゲームを長時間やり続けた上に、中学生になっても一日三時間以上ゲームをするゲーム中毒となる。そして、中学時代に長時間ゲームをしている子では、二十歳、三十歳になってもゲームをしている可能性が、あまりゲームに関心のない子に比べてはるかに高い。

小学校低学年で始めた者も、やや割合は減るが、同じ傾向を示す。小学校高学年で始めた者でさえも、少ない割合だが重度の中毒に陥る者が一定割合いる。一日三時間という時間は、年間に直せば、約一千時間だ。小学校から中学校までやり続けたら、一万時間だ。それは、小学校と中学校の九年間の授業時間を合わせたものよりも多い。大学の四年間の講義時間などは、せいぜい二千時間である。どれだけ貴重な時間が、「楽しみ」のために費やされているかおわかり頂けるだろう。

逆に、ゲーム産業の側から見れば、幼いユーザーを獲得することは、末永く利用してくれる固定客を獲得することにほかならない。しかも、こうしたコアなユーザーは、ゲームの強い擁護者であり、支持者でもある。早い段階で、「洗脳」して「信者」にしてしまうようなものなのである。その快感を組み込まれ、「信者」となった幼い脳は、親や教師の言うことにも耳を貸さない。その点は、カルト宗教の「信者」に近いものがある。幼い頃に、一旦できあがった「信仰」は、生涯変わらない刻印を心に残すともいえる。彼らは、大人や他人を信じなくても、「ゲーム」を信じるのである。

今、求められるべきは、嗜癖性や有害なコンテンツを有するメディアの安全性と「副作用」について、ことに成長期の子どもへの影響について、もっと厳しいチェックが必要であるということだ。高度に「体験化」した情報であるゲームなどのメディアは、脳にとっては、食品というより、薬物に近い働きを及ぼすのである。食品であれ、薬品であれ、人への投与が認可されるまでに、厳しい安全性のテストが課せられる。ことに、薬品の場合には、何段階もの動物実験や臨床実験を経て、安全性と有効性が裏付けられて初めて、一般の人に使われるのである。

子どもに投与される薬は、もっと厳しい。通常、大人に最低でも数年、通常は十年程度使用された上で、安全性に問題のないものが、小児に対する臨床試験を行った上で、初めて使用が許されるのである。使用に際しても、子どもの年齢や体重に応じて、厳格に投与量が調節される。

そうした状況と、ゲームやメディアの子どもへの与えられ方を比べてほしい。いかに危険なことが平気で行われているかは、ほとんど唖然とするほどだ。

食品、薬品と同じく、高度に加工され、合成された情報についても、安全性と副作用について、十分なチェック体制の早急な確立が求められるだろう。

ゲーム業界サイドにも危機感はある。ゲーム依存の危険性、長期の連用による副作用や後遺症の問題がクローズアップされるにつれ、それに対して防衛する必要に迫られているのである。

防衛の方向としては、ゲームの嗜癖性や悪影響について反証を行うという路線と、「良い」ゲームと「悪い」ゲームを差別化するという路線がある。ただ、ゲーム業界は、ゲームの嗜癖性や悪影響という問題に正面から反証することは諦めかけているようだ。むしろ、後者の路線で、防衛を図っていこうとしているようだ。しかし、「良いゲーム」という言葉にも、落とし穴がひそんでいる。

ゲームが嗜癖性をもたないためには、すぐに飽きるものにする必要がある。つまり、おもしろさやワクワク感を犠牲にすれば、ゲームの嗜癖性は小さくなる。だが、嗜癖性がなくなるわけではない。これまでにも述べたように、それは、入口の敷居が低くなるだけのことで、やがて、もっとも刺激的で、嗜癖性の高いものを求めるようになるのが、依存というものの問題の本質なのだ。

それは、アルコールをストレートで飲むか、水割りで飲むかの違いのようなものだ。確かに、ストレートで飲んでいる方が、早く依存形成が起きるだろうが、水割りで飲んでいても、飲み続けていれば、やがては依存が形成されてしまう。そうなれば、今度はストレートで飲むようにもなるのだ。

「安全だ」、「良い」という言葉で消費者や保護者たちを安心させるとすれば、それは、嗜癖性の危険について十分に説明責任を果たしていない可能性がある。その言葉を信じて、ゲームをわが子に与え、ゲームをする習慣をもつようになった子どもの何割かは、確実に、より深刻なゲーム依存へと進んでいくのである。その可能性を知りながら、「安全だ」「良い」ということは、良心に反する行為と言わざるを得ない。

問題が表面化する頃には、子どもたちは、もっとスリリングで、悪質なゲームにのめり込んでいるだろう。それは、そうした悪質なゲームが悪いのだということではすまされないだろう。そもそもの発端を作ったことにも、大きな責任があるのだ。

レイティング・システムやVチップは有効か

一九九六年アメリカのクリントン大統領は、テレビ業界にレイティング・システムの導入を課すとともに、新しく販売されるテレビに、Vチップの搭載を義務づける法律に署名した。レイティング・システムは、番組がどの程度暴力的な内容や性的な描写を含んでいるかを評価し、表示するものである。Vチップは、特定の番組の放送をブロックする装置で、レイティング・システムと組み合わせることによって、暴力的、性的な内容を含む番組を自動的に排除することができる。親が知らない間に、子どもがそうした番組に接触する危険を取り除けるわけである。

アメリカでは、犯罪の急増という状況の中で、その原因については究明が進められ、犯罪の増加や青少年の非行にメディアが深刻な影響を及ぼしているとの認識がすでに確立していた。そうした中で、レイティング・システムとVチップの導入が行われたのである。

ただし、この方式は、当初から有効性が疑問視されていた。Vチップが搭載されていても、それを使用するかしないかは、各家庭の判断に委ねられる。自分も暴力的で刺激的な内容の番組が見たい親は、Vチップなど使わないことは目に見えていた。また、古いテレビには、Vチップは搭載されていない。生活にゆとりがなく、養育もいい加減な家庭ほど、有効性が期待できないという矛盾を抱えていたのである。そうした恵まれない家庭の子どもほど、非行や犯罪に走るリスクが高いことを考えると、まさにもっとも必要なところに、手だてが講じられないという歯がゆい状況であった。

さらに、複雑な問題があった。レイティング・システムの導入によって、もっとも暴力的な描写を含む「R」のレイティングを与えられて、これまで家庭のテレビ番組には登場しなかったような、どぎつい場面を含む映画などが、堂々と放映されるようになったのである。つまり、レイティング・システムが、逆に正当性のお墨付きを与える結果になってしまったのだ。「R」だと表示しているのだから、それを知って見る方が悪いという理屈である。しかも、皮肉なことに、それまではテレビ用に大人しい内容に編集しなおして放映されていた映画も、オリジナルのまま放映されることが普通になったのである。

　無論、Vチップなど使っていない家庭の子どもたちにとっては、ただ番組の内容が過激になった効果しかなかったことになる。

　一方、ゲームの有害性に関する認識は比較的早く、一九九四年には、ビデオゲーム・レイティング法が成立し、一年以内に自主的なレイティング・システムを確立することが求められた。同年九月には、PC、ビデオゲームのレイティングを行う機関であるエンターテインメント・ソフトウェア・レイティング委員会（ESRB）が設立され、現在に至っている。その際、モデルになったのは、SEGA《セガ》がすでに自主導入していたレイティング・システムであった。

　ただし、レイティングを参考にするかどうかの判断は、保護者や利用者にゆだねられ、テレビ番組のレイティング・システムと同様、実効性という点で問題を抱えている。

　実際、一九九九年に起きたコロンバイン・ハイスクールのような惨劇の発生に対して、何ら防止的な効力をもたなかったのである。レイティングを与えることで、責任を保護者や利用者に押し付け、逆に責任を免れるという事態も起こりうる。事実、アメリカのレイティング・システム自体、訴訟対策という意味合いが少なくないのである。

　勿論、ゲームメーカーの中には、そうした事件を契機として、良心的な取り組みを行っているところもある。今後、企業、政府、社会（家庭や学校）の三者が連携して、有害な影響を防ぐための取り組みを続けていくことが、不可欠となっている。

ここ数年アメリカでは犯罪率の低下がみられており、それがどの程度Vチップの効果によるかはなんとも言い難いが、こうした取り組みが一部では奏効している可能性もある。

イギリスやカナダでも、もっと早くからレイティング・システムが採り入れられている。それに対して、家庭用ゲーム機産業のメッカともいうべき日本での取り組みは、かなり遅れている。コンピュータエンターテインメントレーティング機構（CERO）が、年齢別レイティング制度をスタートさせたのは、ようやく二〇〇二年十月からである。レイティングの結果は、「全年齢対象」、「12歳以上対象」、「15歳以上対象」、「18歳以上対象」というように、ゲームソフトのパッケージに表示されているが、実際の購入時にどれくらい参考にされているだろうか。ちなみに、全タイトルのうち約七割が「全年齢対象」のレイティングを与えられているという。

また、二〇〇四年四月からは、内容についての表示も付け加えられた。

一方、テレビ番組にレイティング・システムやVチップを導入すべきかどうかについては、検討段階であり、コンセンサスが得られていない。メディアの問題を認識している人も、レイティング・システムやVチップの導入については、デメリットの面や有効性の問題など、二の足を踏む人が少なくない。

いずれにしろ、テレビ番組の中身については、放送局や制作者の良心にゆだねられているというのが実情であるが、その結果はといえば、暴力的な映像がともすれば野放図に茶の間に流れるという状況が現出している。今や日本は、世界でもっとも暴力や性描写に寛容な国となっている。

八〇年代までは、日本は世界でももっとも治安の良い国の一つで、犯罪というものは、どこか遠い世界の出来事という観があった。そうした状況下で、メディアの影響についての危機意識も乏しかったといえる。だが、九〇年代以降、かつての治安大国日本も、遅ればせながら、犯罪や少年事件の急増、凶悪化という事態に直面している。

さらなる事態の悪化を食い止めるためには、社会が一丸となって、この問題に真剣に取り組む必要があるだろう。

メディア・リテラシー教育はワクチンとなりうるか

メディア・リテラシーとは、メディアにアクセスし、それを使いこなす能力だけでなく、情報を鵜呑みにせず、批判的な目をもち、真偽を見分ける能力でもある。情報が洪水のように溢れた現代社会において、メディア・リテラシーを育むことは、情報にたやすく影響されたり操作されずに、主体的に判断し行動する上で不可欠であり、また有害なメディアの影響に対する免疫力を高めるとされる。

ある意味で、メディア・リテラシーは現実と仮想を区別し、仮想から現実的な意味を適切に読み取る能力だともいえる。現代人に広がっている「仮想現実失調」は、メディア・リテラシーとは対極にある状態である。だが、残念ながら、進化的に見て、ホモ・サピエンスの脳はその目で見たものをすぐに信じてしまうし、そのまま学習してしまう段階にとどまっている。それは、何百万年もの進化の歴史の中で、そうプログラムされてしまっているのである。それに対して、ビジュアライズされた現実は、必ずしも現実ではないということを見抜くためには、それなりの教育と訓練を積むことが必要になる。

メディア・リテラシーを養う教育には、メディアという「食事」をバランス良く摂る習慣を身につけさせることから、批判的に情報を受け止める技術を訓練すること、さらには、その背後にある目的や利害にまで目を向け、その情報の真価を見極める力を培うことまでが範囲に入る。親や教師が幼い頃からそうした視点でメディアとの接し方を子どもに教えていくことは、子どもにメディアとの上手な付き合い方を学ばせ、その害から守る上で大変有意義であろう。

ただ、情報とは、まるで空気感染するウイルスのようなものだ。どんな小さな隙間からでも、侵入してきてしまう。いくら注意を払い、その怖さを教えていても、無邪気な子どもの心が、ひとたびそうした刺激に触れてしまえば、たやすく「感染」を起こしてしまうのだ。

すでに述べたように、六〜八歳までの脳は、ことに仮想と現実を区別する能力が不足している。メディア・リテラシーが身につくためには、批判的な能力がある程度育ってくるもう少し後の年齢まで待つ必要がある。小学校低学年頃までの発達段階の脳は、目にするものの感覚的刺激の方に圧倒され、それを理性的、批判的に判断するには未熟すぎるのである。メディア・リテラシーが身につき、それがワクチンとして免疫力を発揮するのは、ある程度の年齢になってからということになる。

したがって、メディア・リテラシーに対する意識を高め、教育を行うとともに、やはり、まだ幼すぎる時期には、有害な刺激への接触から脳を守ることが不可欠なのである。きちんとした評価システムを構築し、嗜癖性や有害な感化を与える危険が高いものについては、脳が発達途上の十八歳未満の子どもたちには、極力接触させない対策が採られるべきである。ことに、内容だけでなく嗜癖性についても、客観的な評価がなされるべきだ。

そのためには、個人の努力では限界がある。社会が問題意識を共有して、一丸となって取り組まなければ、切れ切れの堤防と同じことで、何の役にも立たないからである。逆に、そうした地道な努力をするものが、ますます攻撃的で、サイコパス的に行動する人たちから、あべこべに被害を受けるという不条理も発生しかねない。

現実に起きている被害や影響の大きさを考えれば、現在、競馬やパチンコに適用されているルールが最低限必要だと考える。つまり未成年者および学生に、高い嗜癖性や有害なコンテンツを含むゲーム、ビデオ、ネットサイトなどの利用を禁じるという法制度の確立である。当然、未成年者や学生に嗜癖性や有害性があると認められたソフトやビデオを販売することも禁じられる。また、保護者や大人が、その年代の子どもや若者にゲームやビデオを与えたり、使わせたり、受動的に視聴させることも禁じられる。こうした方針を社会全体が共有することが、これまで述べてきた悲劇から子どもや若者を守るためには、必須不可欠なのである。

嗜癖性の高い薬物であれ、ギャンブルであれ、すべて厳重な法律のもとに管理されているのである。ひきこもりや社会生活の破綻、犯罪までをも引き起こす重要な要因となっている嗜癖性の「遊技装置」だけを例外扱いして、幼い子どもにまで開放しているということの方が、よほど異常なのである。

これまでの議論で明らかなように、接触や暴露が低年齢で起きるほど、その影響は大きく拭いがたいものになる。生涯にわたって持続する依存と嗜癖を生んでしまっている。また、攻撃的な行動パターンや倒錯的な嗜好という悪の種を植え付けてしまうのである。

こうした事態を防ぐためには、脳が完成する以前に、こうした有害な刺激に接触する機会を食い止めることがもっとも有効である。

その一方で、メディアとの正しい付き合い方について、小さい頃からしっかりと教えていくことが、この情報化社会をサバイバルする上で重要になってくる。メディアを安易に教育現場に取り入れる前に、その危険性について、早い段階で、学校でもしっかり教えてほしい。また、メディア自体の意識がさらに前進し、心の健康への配慮やプログラムの安全性を重要視するようになれば、状況はがらっと変わるだろう。メディア自体に期待される役割は大きいのである。

どのメディアも、危険なワナに陥らないように使いこなすことができれば、大きなメリットが得られる分野もある。ゲームについても、学習や訓練用にビデオゲームが大きな有用性をもっていることが指摘されている。たとえば、学習障害をもつ子どもでも、ゲームを採り入れたプログラムを使うことで、困難なく学習が進められるようになる。また、外科手術の訓練などでは、ビデオゲームは非常に有効との報告もある。教育学、医療の分野で今後、健全な活躍の場が広がるはずだ。また、老人福祉などの福祉分野での活躍も期待されている。

安全性の問題と有用性をきちんと秤にかけた上で、リスクを十分上回るだけのメリットが期待できる領域については、大いに用途が開発されるべきだろう。本当の努力はこうした領域においてなされるべきなのである。それに対して、副作用が有用性を上回る危険がある使用については、適切な基準を設け、子どもの貴重な時間と能力を損なうことがないことを最優先すべきである。

こうした問題はわが国だけでなく、広く情報化が進む世界中の国々において、取り組まねばならない緊急の課題となっているのである。

ファイル XIV

脳内汚染は回復できるのか

困難な「汚染」除去

脳の発達過程で摂取され、一旦定着してしまった有害な情報は、まるで有機水銀や狂牛病を引き起こすプリオンのように細胞の奥深くにまで取りつき、神経の働きを狂わせていく。こうした脳内の情報汚染を、完全にクリーンアップすることは、現在の医学では非常に難しい。

たとえば、強い恐怖や強い興奮をともなう感覚刺激に対する情動記憶は、一旦扁桃体などの器官に刻まれると、消し去ることが困難なのである。しかし、まったく打つ手がないわけではない。扁桃体の情動記憶自体は取り除くことが困難でも、前頭前野に働きかけることによって、過剰な興奮をある程度コントロールすることが可能である。それは、たとえば、恐怖症の治療が一つのモデルとなるだろう。

恐怖症は、ある体験によって、実際にはそれほど怖がらなくてもいいものや状況を、不合理なまでに怖がる状態である。何が起きたかといえば、不合理な情報が、情動記憶として刻み込まれてしまったのである。「クモは死ぬほど怖い」という情報が扁桃体に刷り込まれてしまったクモ恐怖症の人は、それが不合理だとわかっていても、恐怖感をコントロールすることができない。

だが、行動療法などの治療を行うと、この不合理な恐怖心をコントロールできるようになる。その方法は、苦手な場面を比較的耐えやすいものからイメージしたり、実際の場面に向かい合うことで、扁桃体の暴走に対する前頭前野のコントロールを強化・回復していくのである。

薬物やギャンブルの依存の治療でも、前頭前野によるコントロールを高めるという点で、基本的な構造は似ている。ただ違う点は、不快な反応とは逆に、薬物やギャンブルによって得られる心地よい興奮や快感の記憶からくる「甘い誘惑」に対して、行動をコントロールすることが目標となる。恐怖をコントロールすることよりも、短期的には容易であるが、長期的には容易でない。脳は快楽の記憶を決して忘れず、常にスキをうかがっているからである。

ある種の刺激に対して嗜癖を生じ、「快楽の回路」ができているケースでは、この方法を、快楽の誘惑に対して行うということになる。数ヶ月をかけて治療を行っても、アルコール依存症の克服に持続的な成功を収める確率が一割程度であるように、性的サディズムや幼児性愛の克服に成功する確率も、あまり楽観すべきものではない。

三十歳になってもやめられない

このように脳が発達段階にある時期に形成された嗜癖や嗜好というものは、非常に強力な呪縛力をもつ。ましてや、臨界期と呼ばれる、もっとも活発に周囲の刺激から脳が学習してしまう時期に触れたものは、「三つ子の魂百まで」の諺通り、生涯にわたって行動を支配するといっても言い過ぎではない。

実際、子どもの玩具であったはずのもので遊ぶことを、三十歳になってもやめられない若者は多いのである。この世代は、家庭用のゲーム機が爆発的に広がった八〇年代半ばに、十歳前後だった世代である。小学校高学年くらいからゲームをやり始めたという人が多い。それでも、三十歳になっても、まだやり続けているのである。

三十歳より下の世代では、もっと幼い時期にゲームと出会った人が多くなっていく。今では、小学校に上がるか上がらない、三〜六歳の子どものほぼ六割が自らゲームで遊んでおり、八割近い家庭（七七・九％）にテレビゲームがあって、受動的にプレイを体験している。

さらに、映像メディアは多様化し、その中には、小さな子どもにとって非常に有害なコンテンツのものも含まれる。大人や年長の兄弟が見ることによって、受動的な視聴の機会も、必然的に増えていく。そうした影響は、年少の者の方により強く顕れることになる。自らの意志で見たわけでもないものによって、心に強いスティグマ（傷痕）を生じてしまい、それに行動や嗜好を左右されかねないのである。多くのケースで見てきたように、ときには、非常に悲惨な事態を引き起こす遠因ともなるのである。

映像メディアが家庭に本格的に普及してから、すでに四十年以上、家庭用ゲーム機の登場と、爆発的な普及から二十年以上が経ち、耽溺を生じているケースも、非常に長い経過を背負っていることが普通である。ゲーム青年たちは、もう十数年、ゲームとともに過ごしてきている。ましてや、毎日数時間テレビを見ることは、多くの人にとって、当たり前の行動となっている。

そうした状況下で、当たり前の習慣となっていることを再点検することは、非常に大きな困難と抵抗をともなう。その点では、喫煙の問題に非常に似ていると言える。それが当たり前の習慣であった時代には、その有害性が指摘されていても、なかなかその習慣を改善しようという動きは出にくかった。周囲の者も、受動喫煙の危険にさらされ続ける状況を、ただ我慢するしかなかった。しかし、一旦意識が変わり始めると、状況は大きく変わる。ことに、脳が発達途上にある若年層への影響の大きさについて認識が深まり、人々の危機意識が高まるだけで、将来的な改善が望めるのである。

予防に優る治療なし

ただし、どんな嗜癖も依存症も同じだが、一旦陥ってしまうと、そこから脱することは容易ではない。嗜癖を作ってしまうのは簡単でも、それを克服するのは非常に困難なのだ。ときには、一生ものになることも少なくない。

したがって、メディア依存に対する最良の手だては、重度の依存に陥らないように予防することである。子どもは、その危険を知らない。子どもが欲しがるままに許し、買い与えることは、その危険に手を貸すことになる。子どもの喜ぶ顔を見たいのは、誰も同じだが、安易にそうすることは、悲劇への道を用意することになるかもしれないのだ。愛する者の心を壊されてしまわないためにも、目の前の笑顔ではなく、将来の笑顔を考えてやらなければならない。子どもの人生を本気で守ろうとするならば、それは、親として、大人としての責務なのである。

さまざまな弊害の危険は、感受性の高い年齢で接触すればするほど、高まることになる。早くから与えすぎないことが一つのポイントになる。ただし、メディア依存の入口はゲームだけではない。それより前に、テレビやビデオ漬けになっているケースも多い。それが、ゲーム依存を生む下地となり、さらに複合的なメディア依存になっていく。

そうした状況を作り出してしまう原因の一つは、ある思い込みによる。それは、退屈させることが悪いことであるという思い込みである。子どもが退屈したらいけないので、すぐに気を紛らわすものを与えようとする。そこから、メディアへの依存も生まれてしまうし、将来のさまざまな依存症の種を蒔くことにもなる。家事をしているときに、退屈してぐずりだしたり、よけいなイタズラをしたら困るので、すぐに画面に頼っていると、退屈を紛らわすための刺激を与えてもらうことが、子どもにとって当たり前になっていく。それが習慣化すると、自分で退屈を紛らわす術や力を身につける機会が失われてしまう。

現代っ子たちの一つの特徴は、自分で自分を支えることが苦手だということだ。彼らは常に自分を紛らわしてくれるものを必要とする。現代っ子たちの心にみられる空虚感は、絶えず刺激を与えられ、受動的に自分を紛らわしてもらうことに慣らされた結果でもある。自分で自分のことを考えようとせず、周囲を当てにして、努力することや面倒事から逃げてしまうのは、受動的に満たされすぎた幼い日々に起因しているのである。

子どもを退屈させることが悪いことだと思ってはいけない。むしろ、逆である。子どもをほどよく退屈させることは、心の発達にとっても必要なのだ。退屈し、子ども自身が何かをしようとすることが自発性の原点なのである。その萌芽を妨げないことだ。退屈した子どもは、手近なもので遊んだり、絵を描いたり、本を取り出して眺めたりするようになる。自分自身で行う試行錯誤が、子どもの主体性や能動性を育む上で大切な役割を果たすのである。

幼いうちは、慎重に子どもを守ってやる必要がある。そして、控えめだが、温もりのある刺激を与えて上げることが、豊かな情操を育むことになる。メディア任せにせずに、親や周囲の大人が、口だけでなく体を使って関わりをもつようにすれば、メディアが主役になることは、かなり防げるはずである。習い事を無理強いしてストレスを与えたりせずに、できるだけ遊ばせること、また、小さい頃からよく手伝いをさせることも大切だ。動物を育てたり、世話をするのも、バランスのよい心の発達につながる。

テレビやゲームにのめり込むことの危険についても、幼いうちから教えることが備えになる。その場合も、頭ごなしにダメというのではなく、理解できる範囲で、理由を説明して上げよう。早い段階できちんと指導することが、後年の悲劇を防ぐ上で、もっとも有効なのである。

もう一つ、日頃から心がけるべきことは、子どもにお金や物を与えすぎないことである。メディア依存は、多剤乱用型の薬物依存に似ている。一つのものに飽きても、次にまた、もっと強烈な新しい刺激を求めていく中で、重度の依存に陥っていくのだ。この流れを止めるためには、新しい刺激の供給に歯止めをかけることである。ひきこもりの子の家に行くと、ゲームソフトやマンガやビデオが溢れているという状況がよくある。ゲーム依存の子には、過保護な子が多いという調査結果が裏付けるように、次々と愛情の代わりに与えられた代用品が、彼らを損なってしまっている。

刺激で溢れないように、心をほどよく退屈させることと並んで、物やお金の面でも、ほどよくハングリーな状態におくことは、子どもを元気に育てる上でのコツだとも言えるのである。

問題の自覚が第一歩

だが、すでに中毒状態に陥っている子も多い。中学生の二割近い子にゲーム、ネット依存やその傾向が疑われるのである。小学生では、もっと高率だろう。そういう場合、どうすれば、事態の進行にブレーキをかけることができるだろうか。

悪循環を脱するための第一歩は、問題を自覚することだ。そこからすべては始まる。

青年期以上の年齢で、かなり理解力や自己洞察ができる人の場合は、耽溺している状況によって失われるものを自覚し、それを脱して、人生を自分の手に取り戻そうと決意することが出発点となる。これは、アルコールであれ、薬物であれ、ギャンブルであれ、すべての依存症からの回復に言えることだ。

だが、すべての嗜癖や依存症と同様、ゲームやメディアへの耽溺も、それに夢中になっている本人が、その有害性について認識するのは容易でない。マイナスの影響が明らかに出ている場合でも、あれこれ屁理屈をこね、否認したり、それを合理化して考えたり、あるいはその問題に向き合うのを避ける。客観的な理解や自己反省の苦手な子では、ますます自覚が困難となる。分の悪いことに、先に述べたように、ゲームなどに熱中する子では、自己反省が苦手な傾向がみられ、一層問題の自覚を妨げることになる。

そのことを言い続けたり、やるのを控えさせたり、やめさせようとしようものなら猛烈に反発する。暴言を吐き、ときには暴力をふるってくることもある。中毒が重いほど、問題性について認識することが困難となる。そうした点も、薬物やギャンブルの中毒者と何ら変わらない。

その場合も手遅れと諦めてはいけない。メディア依存は、放っておくともっと進行していく。つまり、今が手遅れなのではなく、手をこまねいていることで、本当の手遅れになってしまうのだ。早い段階で対処するほど、まだ何とかなりやすいのだ。対処の時期が遅れるごとに、ダメージも抵抗もさらに大きくなってしまう。

こうした場合の対処の基本は、無理矢理取り上げたり、やめさせるのではなく、まず、話し合うことである。その場合も、叱ったり、責めることは避けなければならない。そういう態度で臨むと、話し合い自体を受けつけなくなってしまう。また、一度に結論を出させようと急がないことである。本人に考えさせ、話させることが大切だ。さまざまな害が生じる可能性を教え、本人の意見も聞き、本人自身の自覚と意志を尊重することである。「やめたくない」「どうして、やめないといけないの」という答えしか返ってこないとしても、焦らないことだ。それはある意味で正直な答えであり、大きな一歩なのである。

すべての依存症同様、本人の自覚もないのに、それを無理矢理やめさせようとしても、うまくいかないばかりか、ウソをついたり、陰でこそこそやるようになってしまう。大切なものを奪われたという被害者意識や恨みの感情を抱く場合もある。逆に、すぐには事態が改善しなくても、問題について気軽に話ができるようになれば、子どもの考えや行動も徐々に変わってくるものである。一度にこちらの結論を押し付けずに、むしろ子どもの思いを受け止めるという態度が、変化を引き出しやすい。

親や大人自身のメディアとの付き合いを再点検することも不可欠だ。親がいつもテレビをつけっぱなしにしていては、子どものことだけをあげつらっても、説得力はない。家族みんなでの取り組みが必要になる。

「できない」「見えない」環境が元気を回復する

ゲームやネットなどに耽溺していたケースでは、ゲームやネットに依存した生活を脱することが、劇的な人間性や活力の回復をもたらす。

たとえば、施設にきた子どもたちが、元気になり、社会性を回復していく上で、さまざまな働きかけとともに、ゲームなどができない環境が重要な役割を果たしているのである。社会にいるときは、毎日数時間を、そうしたメディアに浸っていた子どもたちは、代わりに、現実の人間の中でもまれながら過ごすことになる。その体験は、一人でゲームをしながら部屋にこもっているよりも、不快で煩《わずら》わしいことに思えるが、そうした日々の中で、彼らは人と交わることの楽しさや喜びにも目覚めるのである。

ことに、回避的で対人関係を好まないタイプの子どもたちの場合、苦痛なことの連続であるが、ゲームなどの仮想現実への逃げ場が社会に比べてずっと限られているため、やむなく現実にふれあうようになる。昔の子どもたちが、家にいても遊ぶものもなく退屈なので、自然にほかの子どもと外で遊ぶようになったのと同じ原理だ。すると、もともと組み込まれているプログラムが働きだして、ほかの子どもに対して無関心でポーカーフェイスだった子どもも、みんなとともにすることに関心を共有するようになり、一緒に笑ったり、一緒に声を上げたりするようになる。

施設に限らず、病院に入院した若者たちについても同じことが言える。ゲームやネットが思うようにできなくなったり、好きな番組が見られず、最初はイライラしたり、人と馴染もうとしないのだが、そのうち憑きものが取れたように表情が軟らかくなり、人との交流を楽しむようになる。そうした変化は、よく見かけるものである。

このように、「できない」環境が、本来の元気と明るさを回復していくのを見るにつけても、仮想現実への耽溺が、彼らの精神的健康を歪め、人間としての成熟を阻害していた状況を思わずにはいられない。

施設や病院の話は決して特殊な例ではなく、すべての燃え尽きた心の回復に当てはまることに思える。宗教的な場所にしろ、修練のための場所にしろ、そこには共通点がある。過剰な刺激と情報から守られた静寂があるということだ。それによって、過剰ではなく、ほどよく不足した状態が生まれること。それが再び生きようとする力が蘇ってくるための必要条件なのである。

無論、一般の家庭で、同じことを実行するのは至難の業《わざ》である。せめて、出かけたり、旅行に行ったときだけは、ゲームやテレビはなしという取り決めをするのもいいかもしれない。ところが、そうした時間まで、携帯用のゲーム機が脅かそうとする。今日の状況は、ゲーム依存から脱出しようとする試みにとっては、極めて不利なのである。

是非トライしてほしいのは、学年が上がったり、進学したり、一人暮らしや新生活を始めたときに、それを機に、テレビやゲームのない生活をしてみることだ。最初は寂しかったり、退屈したりするかもしれないが、馴れるにつれ、時間がものすごく長く、有効に使えることに気づくだろう。以前は感じなかったように、さまざまなことを感じ、考えるようになるはずだ。そこに新しい世界を発見するだろう。

手作りの体験が心を育てる

メディア依存によって、もっとも発達が損なわれやすいのは、社会性や共感性の能力である。この部分が弱いと、対人関係や共同生活がうまくいかず、現実の生活に不適応を起こしやすくなる。それがまた、メディアへの傾斜を強めさせる要因となる。

メディア依存からの回復のためには、社会性や共感性の部分を高め、社会生活がより快適に過ごせるようにリハビリをすることも必要になる。だが、こうした能力は現実の人との関係の中でしか鍛えられない。それが、メディア依存とセットになった社会的消極性やひきこもりからの脱出を困難にする。

この場合、一旦目標をぐっと下げ、先入観を振り払って、本人が動きやすくすることが大切である。不登校気味になっている場合も、登校を焦らず、学校に行くという観点だけにとらわれず、もっと広い視野で子どもに活動させる機会を与えることだ。子どもは学校に行っていないので、どこにも行ってはいけないように思い込んでいることもある。そうした場合も、学校だけが人生でないと、むしろ開き直って考えた方が、気が楽になって動きやすくなる。

親が思い込んでいる選択肢からではなく、もっと多様な選択肢から、子どもにやりたいことを選ばせることも大事だ。外に向かって動きやすくすることが、メディア依存からも脱しやすくなる。

また、勉強や学校のことにばかりこだわらず、家の手伝いをさせたり、役割を決めてやってもらうのもいい。教科書通りに、これをやればいいというものではなく、手作りの体験が心を蘇らせていくのである。

脳を解放する

海外では、専門の治療部門を擁する医療機関もあるが、残念ながらわが国では、メディア依存症に対する取り組みは、まだほとんど行われていないのが実情だ。したがって、メディア依存からの脱出は、本人の自覚と家族や学校の指導や支えによるしかない。

今後、ひきこもりや家庭内暴力の問題にたずさわる治療者や援助者が、メディアへの依存がもつ影響力の大きさや回復を妨げている状況を再認識することによって、折角の働きかけがもっと有効なものとなっていく可能性がある。現実の治療現場においては、メディア依存の問題について、あまりにも少ない関心しか払われていない。いくら通院し、カウンセリングを受け、薬を投与されたところで、ゲームやネットに何時間も費やしている状況が変わらなければ、問題の改善は覚束ないのだ。薬物やギャンブル自体には目をつぶって、慢性中毒の症状を治そうとしているようなものである。

問題の指摘と自覚が最初の出発点となる。言われなければわからないことも、言われてみれば腑に落ちるのである。三十歳になってもまだゲームから卒業できず、毎日何時間かを費やして過ごしている若者たちも、自分の身に起きている事態を理解するようになる。最初は、そんなことはない、自分は別に依存しているわけではないと抵抗するかもしれないが、そうした視点が持ち込まれることによって、自分の生活を違った目で振り返るようになる。すると、これまでどれほどの時間とエネルギーが浪費され、人生が狭められてきたかがわかるようになる。本来の自分を取り戻すために、ゲームやメディアへの依存を脱しようという意志をもち始めるのである。

ゲームにしろ、どういう嗜癖にしろ、それに溺れている状態を断ち切り、バランス良く時間を使うようになると、心と脳は、次第に活力と主体性を取り戻し始める。自分がどれほど自由を奪われ、奴隷のように暮らしていたかがわかってくる。そうした認識が得られるためには、依存しているものから、半年以上遠ざかっている必要がある。

表情が生き生きとして、活力や意欲が次第に湧いてくる。自分以外のものに、次第に関心を向けるようになる。こうした変化が起こるためにも、脳をよけいな刺激から引き離し、自分で考えるためのスペースを確保してやる必要がある。次々に刺激が洪水のように溢れた環境の中で、脳のバランスを回復することは至難の業だ。

テレビがある生活とない生活の違いは、一日の体感時間がまるで違う。テレビがないと、一日がとても長く感じられる。いっぱいいろんなことができる。一日一日が、とても違った日に感じられる。

文章を書くようになってとみに感じるのは、テレビやビデオをたくさん視ている時期は、ほとんど筆が動かないということである。受動的な頭になってしまい、自分の頭で考えなくなっていくのを感じる。ある意味で、大量の情報が映像や音響という形で絶え間なく流れ込んでくる状態は、頭がメディアに占拠された状態だといっても過言ではないと思う。

施設に来た子どもたちは、最初、ほとんど読書をしたこともなければ、作文も書いたことのない子が大部分だ。ところが、映像に触れる機会が極度に少ない環境で過ごすうちに、彼らは、猛烈に本を読み、作文を書き、止まっていた脳の成長が再開したように、理性と意欲と根気を身につけていく。

テレビをつけっぱなしにせず、見たい番組を視たら、さっとスイッチを消すこと。それを励行するだけで、あなたや家族の生活は、もっとバランスの良い、ゆとりのあるものになるはずだ。

情報が過負荷になっている状況から、脳を解放して上げよう。そのためには、安易に映像メディアに頼るライフスタイルを改め、もっと主体的に時間を使う工夫をする必要がある。退屈したり、寂しくなったら、すぐにテレビをつけたりゲームをして、無聊《ぶりょう》や孤独を慰めてもらうという生活パターンは、寂しさや孤独をアルコールやドラッグで紛らわすことと同じなのである。アルコールやドラッグは物質であり、テレビやゲームは情報であるという違いはあるが、これまで述べてきたように、脳にとっては情報だからといって、野放図に摂取して安全というわけではないのだ。情報であれ、そこに依存してしまうことは、物質依存と同じ害を引き起こすのである。

努力なしに自分を紛らわせるものに、何気なく頼ってしまう生活を断ち切ることが求められる。絶えず情報に脳をさらし続けることをやめ、刺激のない状態の静けさや、安らかさを、心と脳に取り戻してやることが大切なのだ。新たな刺激を際限なく求め続けることは、長期的に見れば、心をどんどん鈍麻させ、幸せを感じにくい心を作り出してしまう。ささやかな楽しみが楽しみとして感じられることこそが、幸せの本質なのである。ハラハラドキドキする興奮に我を忘れることにしか、心の解放を味わえなくなる状態は、まさに刺激中毒が起きているということなのだ。心や脳は疲れ切っているのに、それでも刺激を求め続けている人は多い。その先に、消耗し切った心や脳を待っているのは、無気力や意欲の低下であり、うつ状態や心の空虚感なのである。

悪循環を止め、メディア漬けの状態を一週間だけでもやめてみればいい。そうすれば、あなたはどれほど自分の脳に、余分な情報負荷がかかっていたかを感じるようになるだろう。過剰負荷から解放された脳は、徐々にダメージから回復を始め、リフレッシュしていく。過剰な情報がどれほど心に無理を強いていたかを実感するようになるはずだ。

これからの新しいライフスタイルは大量の情報をむやみに取り込むことではない。むしろ、質のいい情報を、ほんの少しだけ嗜《たしな》むスタイルの洗練が求められるのである。だらだらと情報のシャワーを浴び続けることをやめ、脳に空白とゆとりを残すことが、心の健康のためだけでなく、真の意味で豊かな生活を送ることにもつながるのである。

エピローグ

子どもたちの笑顔を取り戻すために

本書を執筆するに至った一つの理由は、冒頭に述べたように、少年犯罪の問題の根底に横たわっている原因を探ろうとしたことにあった。だが、もう一つの理由は、もっと普通の子どもたちや若者たちにみられる、何とも不甲斐なく悲しい状況に、やり場のない思いを抱いていたことである。

――どうして、青春の真っ盛りにある若者たちが、世間に背を向けるように薄暗い部屋に閉じこもり、ゲームやネットに長い時間を費やさねばならないのか。優しく、活発で、明るかった子どもが、ゲームやネットに熱中するようになって、まったく人が変わったように怒りっぽく、無気力で、悲観的な人間になってしまったのか。

そんな疑問と憤りを感じている人は、私だけではないと思う。

三十歳になっても、まだゲームがやめられず、社会に背を向けて暮らしている若者たち。

何か口出ししようものなら、罵詈雑言だけでなく、暴力までふるうわが子に、どうしてこんなふうになってしまったのか、悲嘆に暮れた親御さんたち。そうした光景を私はいくつも目の当たりにしてきた。

何が起こっているのか、私も最初からすべてを理解していたわけではない。ただ、腑に落ちない思いにとらわれながら、その正体を見極めていく中で、本書に述べてきたような事実が次第に明らかになってきたのである。ゲームやネットが、利用の仕方によっては麻薬と同じような作用を及ぼすことを理解していただければ、子どもや若者たちに起きている事態も納得がいくはずである。

覚醒剤や麻薬の中毒患者が、最初はただの好奇心で試してみただけなのに、気がついたら、それなしではいられない体になっていたという告白をどれだけ聞いてきたことだろう。だが、ゲームやネット依存においても、それとまったく同じことが起きているのである。最初は、まったく健全な娯楽の域で始まったのである。それが、いつのまにか社会生活を放棄してしまうところまで進んでしまうのである。家からほとんど出ず、夜と昼は逆転し、ゲームやパソコンのことしか考えず、絶えずイライラし、些細なことで家族に当たり散らす。そういう毎日が延々と続いていくようになるのだ。

優しく思いやりのある、快活だったわが子の笑顔を奪ったのは、一体何なのか。それは、子どもの遊びという「聖域」に侵入してきた「麻薬」だったのである。子どもに笑顔や夢を与えるはずの玩具が、子どもの顔から笑顔と希望を奪ったのである。子どもという聖域ゆえに、ガードが甘くなっているところを突かれてしまったのだ。

ゲームやメディアの影響を考えるとき、その問題の非常に不条理で、悲劇的な側面は、もっとも無抵抗で、自分を守る術をもたないものたちが、もっとも強い影響を受け、深刻な被害をこうむっているということである。自ら望んだわけでもないのに、洪水のようなメディアの刺激にさらされ、知らず知らず成長を歪められ、悪魔のような衝動を植え付けられてしまうこともある。幼い頃に覚えた刺激の奴隷になり、その興奮を一生追い求めて、他人さえ害してしまうこともあるのだ。

なぜ、子どもたちに問題が多発するのか、凶悪な少年犯罪やいじめ、不登校、ひきこもりなどの問題が、若い世代を直撃するのかを考えたとき、その答えは、これまで述べたことから明らかとなる。子どもたちは、柔軟で、吸収力と可塑性に富んだ脳をもつがゆえに、メディアの影響をこうむりやすいのである。大人が翌日には忘れている同じ場面を見ても、子どもの脳には生涯にわたる刻印が記される。

凶悪な犯罪者でさえ、何十年もかかって行き着く境地に、わずか十代前半の子どもが行き着いてしまう理由が、おわかり頂けたと思う。

ときには、親が子どものためにと思って、善意から子どもの人生を狂わせてしまう「麻薬」をプレゼントしている場合もある。そうしたことが起きてしまうのは、この問題の恐ろしさについて、あまりにわずかしか知られていないためである。

こうした異常な刺激にさらされた子どもたちが、問題行動を表面化させ始めるのは、ずっと遅れてからである。そのため、因果関係が見えにくく、心当たりがありながら、誰もそれを明確には主張できなかったのである。

だが、本書で示されたように、その因果関係は極めて明白なのである。もはや、子どもの不可解な行動を嘆いたり、非難したりしている時ではない。われわれは行動を起こさなければならない。われわれ大人は、子どもに取り返しのつかない事態が起こらないためにも、子どもたちを守らなければならない。その時が来ているのである。

メディアの影響は、視聴者、利用者が低年齢であるほど、大きなものとなる。従来のメディアの有害性に関するものは、その内容についてのものが多かったが、嗜癖性の問題については、認識があまりにも浅かったと言わざるを得ない。発達途上の脳が、嗜癖性をもつ強い刺激にさらされること自体が、極めて有害であり、まさにその嗜癖性によって、長期間にわたって悪影響が蓄積されることにより、やがて脳は「燃え尽きた」状態に陥るのである。前頭葉の機能の低下が子どもたち全般に広がり、「発達障害」的な傾向や無気力・無関心な傾向をもった若者が平均的な存在になり、さらには「サイコパス」的な特徴さえ有する若者が珍しくなくなりつつあるという事実を前にするとき、暗澹たる気持ちを禁じえない。

異常な少年犯罪も、無気力な子どもたちも、いつもイライラし、喜びよりも不満ばかり感じ、些細なことで簡単に命を絶ってしまう若者たちも、強烈過ぎるメディアの刺激に幼い頃からさらされ続けてきたためかもしれないのだ。その全部とは言わないまでも、一部に、その影響が認められるということが、はっきり裏付けられたのである。

こうした状況において、われわれがなすべきことは、一つしかない。発達途上の子どもたちが、強すぎるメディアの刺激にみだりにさらされることから守ること。

子どもの時間は大人の時間とは、まるで意味が違う。子どもの時間は、将来その子がたくましく、賢明に生き抜いていくために、さまざまな能力や知識や経験を積まねばならない貴重で二度とない時間なのである。その大切な時間が浪費されていくばかりか、それを歪めてしまうために費やされるとしたら、これは、一人一人の個人にとっては無論のこと、国家の、人類全体の未来にとっても脅威だと言えるのである。

ひとたび嗜癖が形成されてしまえば、それをコントロールするのは難しい。ことにあるタイプの子どもたちでは、そのワナにとらえられやすい。子どものためだと思って、何気なく買い与えているものが、その子の人生を破壊してしまう結果になるかもしれないのだ。

われわれは、そうした視点で、子どもを守っていかねばならない。メディアに対して厳しい目を向けねばならない。氾濫する有害な映像が、将来あなたの子どもを殺人者にしたり、自殺させることになるかもしれないのである。そして、あなた自身も、知らず知らずそうした危険にさらされていることを自覚すべきである。

この書がわずかなりとも人々の危機感を喚起し、大人や親たちが必要な行動をとり、子どもや若者たちの成長を損なわない新たなメディアとの関係を築いていくための一歩となることを願う。

最後に、文藝春秋出版局の松井清人氏、安藤泉氏の熱意ある支えと助力なくしては、本書が世に出ることはなかったことを書き添え、両氏に篤く感謝したい。

本書とリンクしたホームページを、本書の出版と同時に立ち上げる予定である。メディア依存が大丈夫か気になる方、以前に比べて、性格が短気になったり集中力、気力などが低下しているような気がする方、自分は大丈夫だが、この問題に関心がある方、どなたも是非、アクセスしてみてほしい。ご意見やご感想をどしどし寄せてほしい。依存度チェックや前頭葉機能チェック、性格テストなどのサービスを提供したいと思っている。また、ホームページを利用して、メディア中毒の実態をさらに解明するためのアンケート調査を行う予定である。多くの読者の協力によって、この問題をさらに解明し、より有効な対策を考えるのにも役立てたいと思っている。

二〇〇五年十月

著者

主な参考文献など

書籍

『情報メディア白書 2005』電通総研編　ダイヤモンド社　2004
『2005CESA ゲーム白書』社団法人コンピュータエンターテインメント協会　2005
『2005CESA 一般生活者調査報告書〜日本・韓国ゲームユーザー & 非ユーザー調査〜』社団法人コンピュータエンターテインメント協会　2005
『オンラインゲーム白書　2005』メディアクリエイト総研編　メディアクリエイト　2005
『放送研究と調査　NHK 放送文化研究所　年報 2005』NHK 放送文化研究所編　日本放送出版協会　2005
『犯罪白書』平成 11―15 年度版、法務省法務総合研究所編
『診断名サイコパス　身近にひそむ異常人格者たち』ロバート・D・ヘア　小林宏明訳　早川書房　1995
『DSM-Ⅳ-TR　精神疾患の診断・統計マニュアル』高橋三郎、大野裕、染矢俊幸訳　医学書院　2002
『心が脳を変える　脳科学と「心の力」』ジェフリー・M・シュウォーツ、シャロン・ベグレイ　吉田利子訳　サンマーク出版　2004
『脳と心の地形図　思考・感情・意識の深淵に向かって　ビジュアル版』リタ・カーター　藤井留美訳　養老孟監修　原書房　1999
『脳から見た心の世界』日経サイエンス編集部編　2005
『妄想的・分裂的世界』メラニー・クライン著作集 4　小此木啓吾・岩崎徹也責任編訳　誠信書房　1985
『悲しみの子どもたち』岡田尊司　集英社新書　2005
“Media violence Opposing Viewpoints” edited by William Dudley et al. Greenhaven Press 1999
Rose A. Dyson, “Mind Abuse Media Violence in an Information Age” Black Rose Books, 1999
Lt. Col. Dave Grossman and Gloria DeGaetano, “Stop Teaching Our Kids To Kill” Crown Publishers, 1999
Benjamin B. Lahey, Terrie E. Moffitt & Avshalom Caspi “Causes of Conduct Disorder and Juvenile Delinquency” The Guilford Press 2003
Madeline Levine, “See No Evil A Guide Protecting Our Children from Media Violence” Jossey-Bass Publishers, 1998
Otto Kernberg, “Borderline Conditions and Pathological Narcissism” Jason Aronson Inc. 1975
Dave Grossman, “On Killing: The Psychological Cost of Learning to Kill in War and Society” Little Brown and Company, 1995

論文、報告書

「青少年とテレビ・ゲーム等に係る暴力性に関する調査研究報告書」総務庁　1999
「ゲームソフトが人間に与える影響に関する　調査報告書」財団法人イメージ情報科学研究所　2003

「子どもとテレビゲームに関するNPO等についての調査研究　―米国を中心に―報告書」文部科学省　2004
「メディアの利用状況と認知などへの影響に関する調査報告書」魚住絹代　2005
寺沢宏次ほか「GO／NO-GO実験による子どもの大脳発達パターンの調査―日本の'69、'79、'98と中国の子どもの'84の大脳活動の型から―」日本生理人類学会誌、第5巻第2号、2000
C. A. Anderson, "An update on the effects of playing violent video games." J Adolesc. 27 (1), Feb., 2004
J. Archer, "The influence of testosterone on human aggression." Br J Psychol. 82 (Pt 1), Feb., 1991.
K. Bolla et al., "Prefrontal cortical dysfunction in abstinent cocaine abusers." J Neuropsychiatry Clin Neurosci. 16 (4), Nov, 2004
N. Camille et al., "The involvement of the orbitofrontal cortex in the experience of regret." Science. 304 (5674), May 2004
J. Colwell and J. Payne "Negative correlates of computer game play in adolescents." Br J Psychol. 91 (Pt 3), Aug., 2000
A.R. Damasio et al., "Individuals with sociopathic behavior caused by frontal damage fail to respond autonomically to social stimuli." Behav Brain Res. 14; 41 (2), Dec., 1990
D. A. Eldreth et al. "Abnormal brain activity in prefrontal brain regions in abstinent marijuana users." Neuroimage. 23 (3), Nov., 2004
J. B. Funk et al., "Violence exposure in real-life, video games, television, movies, and the internet: is there desensitization?" J Adolesc. 27 (1), Feb., 2004
H. L. Gallagher et al. "Imaging the intentional stance in a competitive game." Neuroimage. 16 (3 Pt 1), Jul., 2002
M. D. Griffiths and N. Hunt, "Dependence on computer games by adolescents." Psychol Rep. 82 (2), Apr., 1998
J. Harasty et al., "Language-associated cortical regions are proportionally larger in the female brain." Arch Neurol. 54 (2), Feb., 1997
K. Haninger et al., "Violence in teen-rated video games." MedGenMed. 6 (1), Mar., 2004
A. Johansson and K. G. Götestam, "Problems with computer games without monetary reward: similarity to pathological gambling," Psychol Rep. 95 (2), Oct., 2004
F. Jollant et al, "Impaired decision making in suicide attempters." Am J Psychiaty, 162 (2) Feb 2005
M. J. Koepp et al., "Evidence for striatal dopamine release during a video game." Nature. 393 (6682), May 1998
T. E. Moffitt, "Juvenile delinquency and attention deficit disorder: boys' developmental trajectories from age 3 to age 15." Child Dev. 61 (3), Jun., 1990
M. A. Oquendo et al., "Positron emission tomography of regional brain metabolic responses to a serotonergic challenge and lethality of suicide attempts in major depression." Arch Gen Psychiatry, 60 (1), Jan., 2003

M. N. Potenza et al., "Gambling urges in pathological gambling: a functional magnetic resonance imaging study." Arch Gen Psychiatry. 60 (8), Aug., 2003

Y. Sekine et al., "Association of dopamine transporter loss in the orbitofrontal and dorsolateral prefrontal cortices with methamphetamine-related psychiatric symptoms." Am J Psychiatry. 160 (9), Sep., 2003

S. Shimai et al., "Influences of TV games on physical and psychological development of Japanese kindergarten children." Percept Mot Skills. 70 (3 Pt 1), Jun., 1990

Y. Tazawa and K. Okada, "Physical signs associated with excessive television-game playing and sleep deprivation." Pediatr Int. 43 (6), Dec., 2001

B. Vollm et al., "Neurobiological substrates of antisocial and borderline personality disorder: preliminary results of a functional fMRI study." Crim Behav Ment Health. 14 (1), 2004

B. A. Vollm et al., "Neuronal correlates of theory of mind and empathy: A functional magnetic resonance imaging study in a nonverbal task." Neuroimage. 22, Aug., 2005

O. Wiegman and E. G. M. van Schie, "Video game playing and its relations with aggressive and prosocial behaviour." Br J Soc Psychol. 37 (Pt 3), Sep., 1998

B. S. Centerwall, "Television and violence. The scale of the problem and where to go from here." JAMA 267 (22), Jun, 1992

L. R. Huesmann et al., "Longitudinal relations between children's exposure to TV violence and their aggressive and violent behavior in young adulthood: 1977–1992." Dev Psychol. 39 (2) Mar, 2003

Web ページ

Wikipedia: Columbine_High_School_massacre
http://en.wikipedia.org/wiki/Columbine_High_School_massacre
Federal Bureau of Investigation - Home Page
http://www.fbi.gov/#soundz/eastwest/14.ra.
Bureau of Justice Statistics-Home page
http://www.ojp.usdoj.gov/bjs/
THE UNESCO GLOBAL STUDY ON MEDIA VIOLENCE
http://www.hinifoto.de/gaming/unesco.html
水俣病情報センター
http://www.nimd.go.jp/archives/index.html

本書はすべて書き下ろしです

著者略歴

一九六〇年香川県生まれ。精神科医。医学博士。東京大学哲学科中退、京都大学医学部卒業。同大学院の高次脳科学講座神経生物学教室、脳病態生理学講座精神医学教室にて研究に従事する。現在、京都医療少年院に勤務。著書に『人格障害の時代』（平凡社新書）『パーソナリティ障害』（PHP 新書）『悲しみの子どもたち』（集英社新書）「誇大自己症候群」（ちくま新書）「子どもの『心の病』を知る」（PHP 新書）などがある。

脳《のう》内《ない》汚《お》染《せん》

二〇〇五年十二月十五日　第一刷
二〇〇七年　三　月十五日　第六刷

定価はカバーに表示してあります

著　者　岡《おか》田《だ》尊《たか》司《し》
発行者　松井清人
発行所　株式会社文藝春秋
東京都千代田区紀尾井町三―二三
電話　〇三（三二六五）一二一一
郵便番号　一〇二―八〇〇八

印刷所　理想社
付物印刷　大日本印刷
製本所　大口製本

ISBN4-16-367840-9